热带医学特色高等教育系列教材

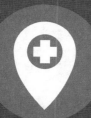 # 热带药学发展概论

张俊清　主编

U0385806

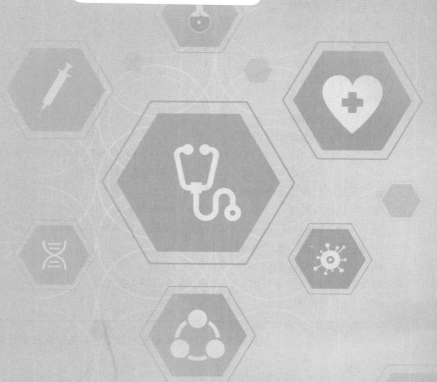

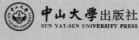 中山大学出版社
SUN YAT-SEN UNIVERSITY PRESS

·广州·

图书在版编目（CIP）数据

热带药学发展概论/张俊清主编. —广州：中山大学出版社，2021.5
（热带医学特色高等教育系列教材）
ISBN 978 - 7 - 306 - 07120 - 0

Ⅰ. ①热…　Ⅱ. ①张…　Ⅲ. ①药物学—医学院校—教材　Ⅳ. ①R9

中国版本图书馆 CIP 数据核字（2021）第 025670 号

出　版　人：王天琪
项目策划：徐　劲
策划编辑：吕肖剑
责任编辑：周明恩
封面设计：林绵华
责任校对：袁双艳
责任技编：何雅涛
出版发行：中山大学出版社
电　　话：编辑部 020 - 84110283，84113349，84111997，84110779，84110776
　　　　　发行部 020 - 84111998，84111981，84111160
地　　址：广州市新港西路 135 号
邮　　编：510275　传　真：020 - 84036565
网　　址：http://www.zsup.com.cn　E-mail：zdcbs@mail.sysu.edu.cn
印　刷　者：广州一龙印刷有限公司
规　　格：787mm×1092mm　1/16　11.25 印张　280 千字
版次印次：2021 年 5 月第 1 版　2021 年 5 月第 1 次印刷
定　　价：38.00 元

序

　　寄生虫病等热带病在历史长河中对人类的健康形成极大危害，由此产生了热带医学学科。随着气候环境、生活方式的改变，特别是旅游迁徙带来的健康问题，日益出现许多新的热带疾病。热带区域药用资源丰富，尤其是我国的南药黎药资源。热带地区的人民，尤其是我国的黎族人民，在世代的生存繁衍中利用热带药用资源进行热带疾病的预防、诊断和治疗，积累了丰富的宝贵经验，值得我们去挖掘、总结、提炼，并在此基础上进行深入研究，为诊疗热带疾病、研发新药及健康产品（食品、保健食品及化妆品等）奠定科学基础。

　　历史证明，运用现代科学技术对热带药用资源进行研究与开发，寻找防治热带疾病的方法，是我国热带药学的发展之路。南药黎药是我国重要的热带药用资源，在海南民间及临床上有着悠久的应用历史。近年来，落户于海南医学院的海南省热带药用植物研究开发重点实验室等科研机构对海南南药黎药进行了较为系统的研究与开发，为热带疾病的防治奠定了重要基础。

　　《热带药学发展概论》是海南医学院首本可用于专、本科的介绍热带药学的教材，重点介绍寄生虫、地贫等常见的热带病的防治药物，体现了海南医学院发展热带医学的办学特色。书中融入科技工作者有关海南热带药学研究的最新成果，具有鲜明的地域特色，为海南医学院"建设鲜明热带特色的医科大学"的战略发展目标添砖加瓦。

　　本教材由张俊清教授担任主编，李永辉、李泽友和张小坡担任副主编。本教材结构合理，叙述清楚，突出了实际、实用及与实践密切结合的原则。编者系统调研国内外热带医药相关文献，挖掘对热带疾病具有疗效的热带药用资源，进行总结提炼，部分结合民间及临床实地调研，由此编写完成本书。本书可为常见热带疾病的预防和治疗药物的研发提供参考，可用于药学、中药学等本科和专科教学，培养从事热带医学教学、研究等领域的人才，推动热带医学学科的发展。

Contents

目 录

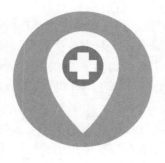

第一章 | 绪 论

一、热带医学及其发展概况

热带医学源于 19 世纪末。"热带医学之父" Patrick Manson 从 1866 —1890 年随英国殖民者来到亚洲，其研究可以被看作热带医学在中国的最早存在，主要集中于中国的台湾、厦门和香港。来自伦敦卫生和热带医学院的 Jackson 和新加坡归侨伍连德医师在抗击 1909 年的满洲（中国东三省地区）鼠疫中做出了杰出的贡献，标志着热带医学首次真正地服务于中国。

20 世纪 20 年代起，我国热带医学的发展掀起热潮。英国皇家热带医学会派出Patton教授等开展有关内脏利什曼病（黑热病）及其传播媒介白蛉的研究，为热带医学的发展提供了国际协助。北京协和医学院的 Hertig、Young 等学者开展了有关寄生虫病的大量调研。30 年代后，我国热带医学工作者钟惠澜等迅速成长起来，代表性学者还有冯兰洲、应元岳、陈心陶、苏德隆、陈子达、刘约翰等。

改革开放以来，热带医学在日益增多的国际交流、国际旅行及军事医学发展上发挥着越来越重要的作用，国家对热带医学的重视再次提上日程。近年来，我国相继成立了多所热带医学研究所，如北京热带医学研究所、广州中医药大学热带医学研究所、南方医科大学热带医学研究所和海南热带病研究所等科研机构，为我国热带医学的发展做出了突出的贡献。

热带医学是一门专项研究预防和治疗热带病，基于普通内科与卫生科学交叉结合而成的学科，即它是研究发生于热带地区的各种疾病的预防、诊断、治疗、控制和消灭这些疾病的学科。热带医学与许多学科相互交叉、渗透，它涉及寄生虫学、细菌学、病毒学、生物学、胚胎学、动物学、植物学、立克次氏体学、血液学、免疫学、流行病学、药物学等学科范畴。由于人们到热带地区旅游探险、经济贸易等带来的温带与热带地区日渐频繁交往的需要，热带医学顺应而生。

热带病按病因可分为生物因子引起的疾病、与社会文化等因素相关的疾病、气象因素引起的疾病、与遗传有关的疾病及与地理有关的疾病五类。我国南方地区处于热带和亚热带地区，热带病较为常见。需要说明的是，热带病的分布范围非常广泛，如位于北纬42°、东经101°的内蒙古额济纳旗地区，虽寒季积雪甚厚，但仍有报道称其存在着新型的局限性淋巴结利什曼病、新型皮肤型利什曼病合并淋巴结利什曼病等热带病病例。同样，在新疆，距乌鲁木齐西北约 400km 的克拉玛依市地区，则存在着地中海、中东地区常见的"东方疖"热带病（即脸面被白蛉叮咬后产生的破坏性溃疡）。由此可见，热带病的发生受许多因素的影响，研究热带病具有普遍意义。

热带地区药用资源丰富，支撑着在热带区域生活的人群世代繁衍生息。多年来，热带寄生虫病一直是威胁人们健康的重大疾病，人们积极利用热带药用资源防治疟疾、阿米巴病、滴虫病、血吸虫病、肠道寄生虫病等热带寄生虫病。其中，抗疟疾的热带药用资源有黄花蒿、金鸡纳树、白常山、桉叶、薜荔、布狗尾、鸦胆子、槟榔、草果、高良姜等。抗阿米巴病的热带药用资源有葛根、鸦胆子、翻白草、飞扬草、崖松等。抗滴虫病的热带药用资源有大蒜、蛇床子、姜、雷丸、猪牙皂等。抗血吸虫病的热带药用资源有马鞭草、南瓜子、半边莲、腹水草、龙虎草、葫芦壳、槟榔、乌臼根皮、巴豆、九莲灯等。具驱肠虫作用的热带药用资源有使君子、苦楝皮、川楝子、南瓜子、雷丸、槟榔等。此外，针对病毒性感染疾病进行治疗方面，热带药用资源也发挥了重要作用，常用的主要有南五味子、五叶藤、石韦、平地木、大叶桉叶、鱼腥草等。

随着人们对热带病概念的扩展，在热带区域发病率较高或具有特异性的皮肤病、肝炎、眼科疾病及胃肠道疾病亦成为威胁热带区域人群健康的隐患，可归为热带病范畴。热带药用资源在临床上亦广泛用于治疗这些疾病。用于治疗皮肤病的如樟脑、冰片、石榴皮；治疗各种急慢性病毒性肝炎的如茵陈、白花蛇舌草、巴戟天、橘等；用于治疗眼科疾病的如鱼腥草滴眼液，主要适用于急性卡他性结膜炎；用于肠道寄生虫感染治疗的如槟榔、川楝子、使君子、雷丸；用于调和胃肠的传统药物如益智、高良姜、沉香、砂仁，以及枫蓼肠胃康片中所含的牛耳枫、辣蓼等。此外，在长期的临床应用中，人们积累了丰富的民族药物及验方，单味药有鸡骨香、虎杖、海金沙、半边莲、老鼠簕、叶下珠等黎药，黎药复方有白茅、大青叶（路边青）、五指毛桃、火炭母、卷柏、地胆草等；苗药则以车前草、积雪草等为主；其他民族药物在热带病防治方面亦有许多应用。

此外，治疗地中海贫血的中药复方中亦配伍一些热带药用资源，如黄根、砂仁、何首乌、补骨脂、龟板胶、鳖甲等。

热带药用资源对于热带医学发展的作用主要表现在：人类经历民间及临床上的许多发现和实践，充分证实了热带药用资源在热带病防治方面的重要用途。无疑，热带药用资源的发现、研究及利用将构成热带医学发展的重要组成部分，对于热带医学的发展将形成强有力的支撑。

二、热带药学的概念、研究对象和任务

热带是指地球北纬 23°26′ 和南纬 23°26′ 之间的地带；热带地区跨非洲、拉丁美洲、部分亚洲和大洋洲太平洋群岛四大洲，约占全世界陆地面积的 1/4，人口约占全世界的 1/3。全球位于热带地区的国家有 87 个，热带地区具有地域广、人口多及经济相对落后等特点。我国热带和亚热带地区主要包括广东、海南、广西、浙江、福建、台湾、云南南部和西南的藏南部分地区。近年来，随着全球气候的日益变暖，平均气温每升高 1℃，热带地区逐年扩大向两极推进 200 km，我国长江流域中上游地区（包括四川、重庆、湖北、湖南和江西等地区）在部分季节也符合热带区域的气象条件。

热带区域的人群在世代繁衍生息中积累了丰富的防治热带病的宝贵经验。由于交通不便，使用热带药用资源成为他们防治热带病的有效方法，这为热带药学的发展奠定了良好的基础。

热带药学是一门研究与利用热带药用资源，对发生于热带地区各种疾病进行诊断、治疗、预防、控制和消灭的科学。热带药用资源包括热带药用植物资源、动物资源、矿物资源及海洋资源。

热带药学的研究对象是热带药用资源，即利用现代科学技术与方法，发现对热带病具有诊断、治疗、预防、控制和消灭作用的提取物、功效成分及有效部位，在此基础上研发对热带病有防治作用的新药及健康产品（食品、保健食品及化妆品等）。

热带药学的任务是应用传统的药学知识理论与技术方法，经过研究与实践，充分挖掘

与利用热带药用资源，诊断、治疗、预防、控制和消灭危害人们的热带病，以确保人民健康。

三、热带药学的发展思路和学科体系

热带药学一级学科体系，包含热带药物化学（包括热带天然产物化学、热带药物合成化学）、热带药理学、热带药剂学及热带生药学等二级学科。热带药学学科将依托药物化学、药理学、药物分析、药剂学、生药学等二级学科，针对热带药用资源，利用现代科学技术与方法，寻找针对热带病有诊断、治疗、预防、控制和消灭作用的物质，并加以开发利用。

热带药学是热带医学学科群的重要组成部分，对热带医学的发展起到支撑作用。热带药物化学主要着重于通过提取分离、结构鉴定、单体化合物或部位的结构改造，以获得提取物、单体化合物或有效部位；热带药理学即在热带药物化学基础上，利用细胞、分子或动物实验等现代药理学方法，研究对热带病有诊断、治疗、预防、控制和消灭作用的物质的提取物、功效成分及有效部位的作用机制；热带药物分析着重利用现代分析新技术、新方法对热带药用资源的功效成分及有效部位进行质量标准及代谢动力学研究；热带药剂学利用现代制剂技术和方法，研究与开发对热带病有防治作用的新药及健康产品（食品、保健食品及化妆品等）；热带生药学是在对热带药用资源调研的基础上，开展热带生药资源的品质鉴定和评价，建立信息资源库。

四、热带药学的发展概略

"热带医学"一词起源于西方，为时不过 100 多年。2000 多年以前，我国历代杰出的医学家在临床实践所描述的疾病中，属于热带病范畴的病种为数不少，如血吸虫病，这是一种非常古老的疾病。可见，我国古代就有多种热带病流行，只是医学古籍中无"热带医学"这个名词而已。

传统的热带病主要指多见于或常见于热带或亚热带的传染病和各种寄生虫病。当然，也有其他一些疾病，如病毒性疾病。由于现代交通及旅游业发达，因此，只要气候、传播媒介及中间宿主等条件适合，热带病亦可能在非热带区域发生。

随着科学技术的进步，过去被认为是非传染病的消化性溃疡，一直被认为与感染因子无关，现已证明其与幽门螺旋杆菌有关。生物芯片、遥感技术等在热带病及其媒介的诊断、治疗与监测中的应用，推动了热带医学的发展。社会、经济及气候等因素的变化使人类的疾病谱发生了改变，血吸虫病、天花等热带病基本得以控制和消灭。但是，莱姆病、牛海绵状脑病（疯牛病）和禽流感等新的热带病日益成为危害人类健康的疾患，尤其是2003 年暴发的 SARS，对热带病的防治及热带药学学科的发展提出了新挑战。

因此，热带病狭义上讲是指传染病及寄生虫病，广义上讲还包括热带地区或亚热带地区一些常见的疾病，如热带高温、有毒动物引起的疾病，贫血、营养不良等疾病。随着全球气温升高及交通的发展，热带病的流行区域在逐步扩展。因此，热带病防治也是一个公共卫生学的问题，应得到广泛重视。

热带药学解决的是热带病的诊断、治疗、预防、控制和消灭等科学问题，因此，应充

分挖掘热带药用资源在传统应用中的记载，分离获得对于热带病具有防治功效的提取物、单体或部位，有必要通过单体的结构获得功效显著的功能性分子，从而研发新药及健康产品，为热带病的诊断、治疗、预防、控制和消灭等提供强有力的武器。热带药学的发展要紧跟热带医学发展的步伐，利用高新技术不断开拓，势必成为热带医学发展强有力的支撑。

五、热带药学的学科地位及发展趋势

热带病的防治任重道远，建立健全的热带病监测评估体系和网络系统，加强遥感远程医疗技术在热带病防控中的应用，以提高热带病的监测水平，势在必行。同时，应加大对热带病病原体的深入研究，研发具有预防性和治疗性的疫苗。除此之外，加强对于热带药用资源的研究尤为重要。事实证明，从自然资源中寻找诊断、治疗、预防、控制和消灭热带病的途径将显得越来越重要，正如从青蒿素中发现抗疟药一样，热带药学学科在热带病的防治中将发挥越来越重要的作用。

气候的日益恶化和人们生活水平的提高带来了迅猛发展的旅游热潮，对于热带病的防治，更重要的在于预防。大力发展热带药学，即从热带药用资源入手发现并挖掘研发具有预防作用的新药及健康产品，将是一条诊断、治疗、预防、控制和消灭热带病的重要途径。

参考文献

[1] 钟惠澜．热带医学［M］.北京：人民卫生出版社，1980.
[2] 贺联印．热带医学［M］.北京：人民卫生出版社，2004.
[3] 俞守义．现代热带医学［M］.北京：军事医学科学院出版社，2012.

（张俊清）

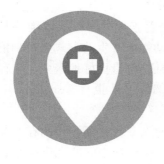

第二章 | 抗寄生虫药物

第一节 热带地区常见寄生虫疾病及治疗现状

一、寄生虫概述

寄生虫（Parasite）是指具有致病性的低等真核生物，可作为病原体，也可作为媒介传播疾病。寄生虫的特征是在宿主或寄主（Host）体内或附着于体外，以获取维持其生存、发育或者繁殖所需的营养或者庇护的一切生物。许多小动物以寄生的方式生存，依附在比它们大的动物身上。寄生虫可以改变寄主的行为，以达到使自身更好地繁殖、生存的目的。人若有一些寄生在脑部的寄生虫，如终生寄生在脑部的弓形虫（Toxoplasmosis），反应能力会降低。

随着漫长的生物演化过程，生物与生物之间的关系更为复杂。凡是两种生物在一起生活的现象，统称为共生（Symbiosis）。在共生现象中，根据两种生物之间的利害关系，可粗略地分为共栖、互利共生、寄生等。

1. 共栖

两种生物在一起生活，其中一方受益，另一方既不受益，也不受害，称为共栖（Commensalism）。

2. 互利共生

两种生物在一起生活，在营养上互相依赖，长期共生，双方有利，称为互利共生（Mutualism）。

3. 寄生

两种生物在一起生活，其中一方受益，另一方受损害，后者给前者提供营养物质和居住场所，这种生活关系称为寄生（Parasitism）。受益的一方称为寄生物（Parasite），受损害的一方称为宿主（Host）。

二、临床表现

寄生虫在宿主的细胞、组织或腔道内寄生，引起一系列的损伤，这不仅见于原虫、蠕虫的成虫，而且也见于移行中的幼虫，它们对宿主的作用是多方面的。

中医早已认识到寄生虫能引起疾病，并将之称为"虫积"，多由饮食不慎、恣食生冷瓜果及不洁食物等所致湿热内生，酝酿生虫，久而成积。虫积常见腹痛、食欲不佳、面黄形瘦等症状，严重者还会出现厥逆、腹胀不通、呕吐，甚至酿成蛊症。寄生于人体内的虫类颇多，一般有蛔虫、钩虫、蛲虫、绦虫、血吸虫等。其发病各有特征，如蛔虫寄生于肠道，则腹痛时作；钩虫病常表现为面黄肌瘦、嗜食异物；蛲虫病患者常主诉肛门、会阴瘙痒，并可在这些部位直接找到白色细小线状蛲虫；绦虫病症状较轻，患者常因在粪便中发现白色带状物或虫节片而就医；血吸虫病因患者肝脾肿大、血行不畅，而致水液停聚形成"蛊胀"。

（一）夺取营养

寄生虫在宿主体内生长、发育和繁殖所需的物质主要来源于宿主，寄生的虫数越多，宿主被夺取的营养也就越多。如蛔虫和绦虫在肠道内寄生，夺取大量的养料，并影响肠道吸收功能，引起宿主营养不良。

（二）机械性损伤

寄生虫对所寄生的部位及其附近组织和器官可产生损害或压迫作用。有些寄生虫个体较大、数量较多，这种危害是相当严重的，如蛔虫多时可扭曲成团引起肠梗阻。

（三）毒性和抗原物质的作用

寄生虫的分泌物、排泄物和死亡虫体的分解物对宿主均有毒性作用，这是寄生虫危害宿主的方式中最重要的一个类型。例如，溶组织内阿米巴侵入肠黏膜和肝时，分泌溶组织酶，溶解组织、细胞，引起宿主肠壁溃疡和肝脓肿；阔节裂头绦虫的分泌物、排泄物可能会影响宿主的造血功能而引起宿主贫血。另外，寄生虫的代谢产物和死亡虫体的分解物又都具有抗原性，可使宿主致敏，引起局部或全身变态反应。

（四）超敏反应

寄生虫在宿主体内往往会诱导宿主产生超敏反应，造成组织的损伤。这是寄生虫的致病作用之一。超敏反应一般分为 4 型，即 I、II、III、IV 型，前三型为抗体所介导的超敏反应，IV 型主要是 T 细胞和巨噬细胞所介导的超敏反应。这 4 种超敏反应又分别称为速发型超敏反应、细胞毒性超敏反应、免疫复合物性超敏反应和迟发型超敏反应。

（五）免疫反应

寄生虫及其产物对于宿主均为异物，能引起宿主产生一系列反应，也就是宿主的防御功能，它的主要表现就是免疫。宿主对寄生虫的免疫表现为免疫系统识别和清除寄生虫的反应。其中，有些是防御性反应，如宿主的胃酸可杀灭某些进入胃内的寄生虫；有的反应表现为将组织内的虫体局限、包围，以至消灭。免疫反应是宿主对寄生虫作用的主要表现，包括非特异性免疫和特异性免疫。

总之，寄生虫与宿主的关系非常复杂，任何一个因素既不能看作是孤立的，也不宜被过分强调，了解寄生关系的实质以及寄生虫与宿主的相互影响是认识寄生虫病发生发展规律的基础，是寄生虫病防治的根据。

三、主要危害

联合国开发计划署、世界银行、世界卫生组织联合倡议的热带病特别规划要求防治的六类主要热带病中，除麻风病外，其余五类都是寄生虫病，即疟疾（Malaria）、血吸虫病（Schistosomiasis）、丝虫病（Filariasis）、利什曼病（Leishmaniasis）和锥虫病（Trypanosomiasis）。

寄生虫对人体的危害主要包括其作为病原引起寄生虫病及作为疾病的传播媒介两方面。寄生虫病对人体健康和畜牧家禽业生产的危害均十分严重。在发展中国家，特别是热带和亚热带地区的发展中国家，寄生虫病依然广泛流行，威胁着人民的健康甚至生命。在经济发达国家，寄生虫病也是公共卫生的重要问题，如阴道毛滴虫、蓝氏贾第鞭毛虫的感染等。许多人兽共患的寄生虫病给经济发达地区的畜牧业造成很大损失，也危害人群的健康。此外，一些本来不被重视的寄生虫病，如弓形虫病（Toxoplasmosis）、隐孢子虫病（Cryptosporidiosis）、肺孢子虫病（Pneumocystiosis）等与艾滋病有关的原虫病，在日本、荷兰、英国、法国与美国等一些经济发达国家也开始出现流行现象。

四、热带常见寄生虫疾病

（一）疟疾

疟疾是一种由疟原虫造成的、通过以按蚊为主要媒介传播的全球性急性寄生虫传染病。疟疾在我国古代也被称为"瘴气"，国外称 Malaria［为意大利文 Mala（不良）与 Aria（空气）合成］。本病是由雌按蚊叮咬人体，将其体内寄生的疟原虫传入人体而引起的。疟疾是以周期性冷热发作为最主要特征，脾肿大，贫血，以及脑、肝、肾、心、肠、胃等受损引起的各种综合征。

1. 病原学

常见疟疾有 4 种，由 4 种不同的疟原虫引起，即：间日疟，病原为间日疟原虫；三日疟，病原为三日疟原虫；卵形疟，病原为卵型疟原虫；恶性疟，病原为恶性疟原虫。疟原虫的生活史可分为在人体内的无性生殖（裂体增殖）和在蚊体内的有性生殖（孢子增殖）两个阶段。

2. 发病机制

红内期裂殖体胀破红细胞，释放出裂殖子、虫体代谢产物、变性的血红蛋白（Hb）、红细胞碎片等，其进入血流后被多形核白细胞和巨噬细胞吞噬。内源性热源和虫体代谢产物（外源性热源）作用于下丘脑体温调节中枢，使体温调节发生紊乱，疟疾发作。致病物质被吞噬降解完后，热源消失，体温调节中枢恢复正常，出汗散热。

3. 潜伏期

疟疾的三大基本症状是周期性寒热发作、贫血和脾肿大。从人体感染疟原虫到发病（口腔温度超过 37.8℃），称为潜伏期。潜伏期包括整个红外期和红内期的第一个繁殖周期。一般，间日疟、卵形疟的潜伏期 14 天，恶性疟为 12 天，三日疟为 30 天。感染原虫量、虫株的不一，人体免疫力的差异，感染方式的不同，均可造成不同的潜伏期。温带地区有所谓长潜伏期虫株，潜伏期可长达 8～14 个月；输血感染潜伏期为 7～10 天；胎传疟疾潜伏期则更短。有一定免疫力的人或服过预防药的人，潜伏期可延长。

4. 临床症状

（1）前驱期。

前驱期的临床症状如乏力、倦怠、打呵欠、头痛、四肢酸痛、食欲不振、腹部不适或腹泻、不规则低热。一般持续 2～3 天，长者 1 周。随后转为典型发作。分为发冷期、发热期、出汗期 3 期。

（2）发冷期。

发冷期的临床症状有骤感畏寒，先为四肢末端发凉，迅觉背部、全身发冷；皮肤起鸡皮疙瘩；口唇、指甲发绀；颜面苍白；全身肌肉、关节酸痛；进而全身发抖、牙齿打战，有的人盖几床被子都不能制止寒战，持续约 10 分钟，乃至 1 小时许，后寒战自然停止，体温上升。此期患者常有重病感。

（3）发热期。

冷感消失以后，面色转红，紫绀消失，体温迅速上升，通常发冷越显著，则体温就越高，可达40℃以上。高热患者痛苦难忍。有的辗转不安，呻吟不止；有的谵妄、撮空，甚至抽搐或不省人事；有的剧烈头痛，顽固呕吐。患者面赤、气促，结膜充血，皮灼热而干燥，脉洪而速，尿短而色深。多诉说心悸，口渴，欲冷饮。持续2～6小时，个别达10余小时。发作数次后唇、鼻常见疱疹。

（4）出汗期。

高热后期，颜面、手心微汗，随后遍及全身，大汗淋漓，衣服湿透，2～3小时后体温降低，常至35.5℃。患者感觉舒适，但十分困倦，常安然入睡。一觉醒来，精神愉快，食欲恢复，又可照常工作。此刻进入间歇期。整个发作过程6～12小时，典型者间歇48小时又重复上述过程。一般发作5～10次，因体内产生免疫力而自然终止。

（5）病理变化。

疟原虫破坏红细胞因虫种差异及疟原虫侵犯红细胞的类型不一而不同。恶性疟原虫繁殖迅速，且侵犯不同年龄的红细胞，所以短期内即有10%的红细胞被破坏，因而贫血发生早而显著。间日疟原虫常侵犯网织红细胞，受染红细胞不超过2%，故贫血较轻。三日疟原虫侵犯衰老的红细胞，破坏不超过1%，贫血常不显著。事实上，红细胞被破坏的数量往往几倍于受染红细胞数，这可能与疟原虫的抗原成分沾染了正常红细胞而导致机体免疫识别有关。患恶性疟疾时红细胞被大量破坏，发生弥散性血管内凝血（disseminated intravascular coagulation，DIC），可出现溶血性黄疸。

凶险发作时可致脑组织充血、水肿；大脑白质内散在出血点、充血；软脑膜显著充血水肿，重者脑沟回变浅。显微镜下可见毛细血管充血，内含大量染疟原虫的红细胞及不含虫而聚集的红细胞；还可见环形出血灶、Durck肉芽肿、局灶性脱鞘和退行性病变。

其他器官如骨髓、肾、胃肠、肺、心、肾上腺等亦有不同程度的吞噬细胞增生，并可见吞噬有含疟原虫的红细胞和疟色素、毛细血管内有含疟原虫的红细胞，甚者可见微血管阻塞、内皮脱落、变性坏死等。

5. 诊断方法

（1）临床症状诊断。

间歇性定时发作上述临床症状，恶性疟为每日或隔日发作1次，间日疟为隔日发作1次。发作多次的患者出现脾肿大和贫血，重症病人可出现昏迷。

（2）病原诊断。

对发热病人从耳垂取血，在玻片上涂制厚血膜，用吉氏染液染色，显微镜油镜检查见疟原虫。这是目前最简单、可靠的诊断方法。

（3）血清学诊断。

用间接荧光抗体试验或酶联免疫吸附试验等方法检查疟原虫抗体，抗体呈阳性者说明曾患过疟疾。

（二）血吸虫

血吸虫也称裂体吸虫（Schistosoma）。血吸虫寄生于多数脊椎动物，卵穿过静脉壁进入膀胱，随尿排出。幼虫在中间宿主螺类体内发育。成熟幼虫通过皮肤或口进入终宿主体内。曼森裂体吸虫（S. mansoni，即曼氏血吸虫）主要分布于非洲和南美洲北部。在大肠静脉和小肠静脉中，卵随粪便排出，幼虫进入螺体，再通过皮肤回到终宿主体内。日本裂体吸虫（S. japonicum，即日本血吸虫）主要见于中国大陆、日本、中国台湾、东印度群岛和菲律宾，除人以外，还侵袭其他脊椎动物，如家畜和大鼠等。

1. 分布

全球 76 个国家和地区有血吸虫病流行。其中，日本血吸虫分布在亚洲的中国、日本、菲律宾和印度尼西亚，这种血吸虫是日本人在日本首先发现的，故命名为日本血吸虫；埃及血吸虫分布在非洲及西亚地区；曼氏血吸虫分布在中南美洲、中东和非洲。我国只流行日本血吸虫病，简称"血吸虫病"。从湖北江陵西汉古尸体内检获的血吸虫卵的事实表明，血吸虫病在我国的存在至少已有 2100 年的历史。全世界有 76 个国家和地区流行血吸虫病，流行区人口达 6 亿，有 2 亿人受感染，每年死于血吸虫病者达百万之多。

2. 临床表现

（1）急性血吸虫病。

急性血吸虫病见于夏秋季，多发生于缺乏免疫力的初次感染者，但慢性血吸虫病患者再度感染大量尾蚴亦可发病。患者多有明确疫水接触日期，潜伏期为 23 ~ 73 天，平均 1 个月左右。发热和血清病样反应是本病突出的临床表现。此外，尚有肝脾肿大、腹部和肺部症状。发热表现在：患者均有发热，可为间隙热、弛张热、不规则低热等，以间隙热和弛张热为多见，严重者可以表现为稽留热。按热度高低，可将急性血吸虫病分为轻、中、重三型。发热期短者约 2 周，长者可迁延数月，一般多在 1 个月左右。

（2）慢性血吸虫病。

慢性血吸虫病多小量反复感染，最常见的症状是慢性腹泻和慢性痢疾。轻者每日排便 2 ~ 3 次，偶尔带有少量血丝和黏液；重者似急性细菌性痢疾发作。晚期血吸虫病主要是指血吸虫病肝纤维化。

（3）并发症。

①消化道出血：2/3 以上晚期血吸虫病患者有食管下段或胃底静脉曲张。②肝昏迷：常见诱因有消化道出血、手术、麻醉、感染、水电解质平衡失调、含氨物质摄入过多等，有时无明显诱因。前者经消除诱因和积极治疗，一般尚可清醒；后者往往是肝功能完全衰竭的表现，对各种治疗反应极差。

（三）阿米巴虫病

阿米巴类感染是由根足虫纲（Rhizopoda）、阿米巴目（Amoebida）、内阿米巴科（Entamoebidae）、内阿米巴属（Entamoeba）下各种内阿米巴所引起的，临床上习惯简称"阿米巴"。其中，肠道阿米巴原虫种类虽多，但大多寄生于人体内作为共居生物而无致病能力。唯有溶组织内阿米巴寄生于人体后，在一定条件下，可引起疾病，被认为是有致病力的阿米巴。

1. 病因

溶组织内阿米巴有滋养体及包囊两期。滋养体自包囊逸出后寄生于大肠肠腔或肠壁，以大肠内容物包括细菌为养料，借助肠内乏氧和存在细菌的条件，进行分裂繁殖。滋养体大小不一，为 12 ~ 60 μm，而以 15 ~ 30 μm 为常见。

2. 临床表现

普通型阿米巴虫病一般起病缓慢，临床表现为腹部不适、大便稀薄、有时腹泻，每日数次，有时亦可便秘。腹泻时大便略有脓血痢疾样。如病变发展，痢疾样大便可增至每日10～15次或以上，伴有里急后重、腹痛加剧和腹胀。回盲肠、横结肠，尤其是直肠部可有压痛，有时像溃疡病或阑尾炎。全身症状一般较轻微，同细菌性痢疾迥然不同。粪检可有少量或大量滋养体，大便有腐败腥臭味。

3. 诊断标准

（1）从新鲜粪便标本中查到吞噬有红细胞的滋养体，或从肠壁活检组织中查到滋养体是本病确诊的可靠依据。

（2）从粪便标本中仅查到1～4个核包囊或肠腔型滋养体，应报告为溶组织内阿米巴、迪斯帕内阿米巴感染。此时即使患者有症状，亦不能据此得出肠阿米巴病的诊断，应根据流行病学史、血清抗体检测、粪抗原检测或 PCR 检测证实感染虫株确属溶组织内阿米巴后，诊断才能确立，否则必须寻找引起腹泻的其他原因。

（3）在有症状患者的血清中，若能查到高滴度的阿米巴抗体，亦是本病诊断的有力证据。

（四）滴虫病

滴虫性阴道炎是由毛滴虫引起的。寄生于人体的毛滴虫有阴道毛滴虫、人毛滴虫和口腔毛滴虫，分别寄生于泌尿生殖系统、肠道和口腔。与皮肤病有关的是阴道毛滴虫，引起滴虫性阴道炎，该病是一种主要通过性交传播的寄生虫疾病，具有传染性。

1. 临床表现

多数滴虫病病例无症状，妇女有不适的感觉可能持续1周或几个月，然后会因月经或怀孕而明显好转，阴道黏膜发炎，呈鲜红色，上覆斑片状假膜，常伴泡沫样分泌物，自觉不同程度瘙痒，少数有灼热感，白带增多且变黄绿色。

2. 检查

（1）分泌物检查。

采用涂片显微镜检查或培养的方法，取阴道分泌物、前列腺液、尿液查阴道毛滴虫。阴道分泌物常呈黄色脓性。

（2）粪便检查。

取大便或胆汁查人毛滴虫。

（3）齿槽脓汁检查。

取齿槽脓汁查口腔毛滴虫。

3. 诊断

将取自后穹隆的阴道分泌物经盐水混悬后，不必染色，用普通显微镜检查，可立即做出诊断，很容易观察到鞭毛的快速伸展运动和卵圆形原虫的冲刺活动。培养法比直接镜检更敏感。

五、抗寄生虫常用药物

我国第一部本草专著《神农本草经》共列出了几十种驱虫药物，已有世界上最早的抗疟药——常山治疟与楝实、雷丸、贯众杀三虫的记载。到唐代，《千金方》中已列杀寸白虫药方 10 余首。百年后，《外台秘要》收集可治疗寸白虫的药方近 20 首，其中常被采用的为槟榔、南瓜子、榧子等热带驱虫药物，这些药物中，槟榔、南瓜子和雷丸等至今仍在应用。

17 世纪 30 年代，发生了疟疾防治史上最重要的事件之一，即西班牙人在秘鲁发现金鸡纳树皮能治疗疟疾。此后 200 多年间，世界各地都开始使用金鸡纳。19 世纪 20 年代，化学家分离出金鸡纳树皮中的主要有效成分生物碱——奎宁。之后的 200 年间，奎宁在治疗和预防疟疾方面起到了关键作用。直至 20 世纪 40 年代，才有化学合成的奎宁问世。德国人经过反复研究，合成了扑疟喹啉，开辟了疟疾化学治疗的新天地。10 多年后，又先后找到了阿的平和氯喹。后来又合成了伯氨喹。临床上的大量应用，证明氯喹和伯氨喹具有相当良好的有效性。随后又增加了一种疟疾预防药物——乙胺嘧啶。

在发现染料类物质具有治疗作用后，砷化合物被用于控制锥虫病、丝虫病和阿米巴病。此后，一些非砷类重金属化合物如锑剂、锡、锌等被用于治疗黑热病、血吸虫病和丝虫病等。但这些药物因毒性较大而渐被淘汰。随着现代医学的发展、新技术和新方法的应用，抗寄生虫病药物被不断更新换代，其研究逐渐转向化学合成药物的研究。近 10 年来，人们已研制出一些高效、低毒的抗寄生虫药物，取得了可喜的成效，如国内研制的青蒿素及其衍生物和磷酸咯萘啶治疗耐氯喹恶性疟疾。国外研制的甲氟喹具有长效抗疟原虫的特点。吡喹酮已作为广谱杀吸虫、绦虫药物；苯并咪唑类药物，如阿苯达唑、甲苯达唑，为高效、安全的抗肠道蠕虫的药物，前者对旋毛虫病、囊虫病、包虫病也有一定疗效。另外，伊维菌素具有高效、低毒、抗虫谱广等特点，是继苯并咪唑类抗蠕虫药后的另一种具有开发前景的药物。

虽然人们在发展抗寄生虫病药物方面已取得了一些成果，但与治疗其他疾病的药物相比，抗寄生虫病药物尚属有限，并且治疗寄生虫感染的大多数化学药物为杂环化合物，尽管有驱虫作用，但也有一定的毒性。某些寄生虫（如棘球蚴、囊尾蚴等）其特定的寄生部位会影响药物的作用效果。另外，在现有的这些药物中，有的口服效果差，需静脉给药；有的毒性大，幼虫对药物的敏感性差和存在抗药性问题等。治疗蠕虫感染的药物只有少数几种化合物，而抗性的发展和传播已降低了多数常用药的价值，并减少了治疗的选择，发现和开发新药已成为战略的必需。因此，迫切需要发展高效、低毒、广谱的抗寄生虫病药物。

对化疗药物抗虫机制的研究也有一些新进展，如免疫依赖性、抗性逆转等，这些发现给化疗研究提供了新的思路。例如，对抗药性问题，除了研究新药或联合用药这些传统途径外，还可研究如何逆转寄生虫的抗药性，使其恢复对原已不敏感药物的敏感性。这在疟疾方面已有研究报道。又如，研究化疗的免疫协同作用和免疫依赖作用，有可能借助和利用免疫机制（如细胞因子、抗体等）改善宿主的免疫状况，增强对某些寄生虫感染的化疗效果。

第二节　抗寄生虫的热带药物

一、抗疟疾传统药物

1．黄花蒿

【概述】菊科蒿属植物黄花蒿（*Artemisia annua* L.）的干燥地上部分。

【分布】分布于我国南北各地。

【功效】退虚热，凉血，解暑，截疟。

【用法用量】内服：煎汤，6～15g，治疟疾可用20～40g，不宜久煎；鲜品用量加倍，水浸绞汁饮；或入丸、散。外用：适量，研末调敷；或鲜品捣敷；或煎水洗。

【临床应用】①治疟疾寒热。②治小儿食积、疳癖。③祛湿热，消痰。治痰火嘈杂眩晕。④利小便，凉血，止大肠风热下血，退五种劳热、发烧怕冷。⑤用于疥瘙痂痒、恶疮，虱。⑥留热在骨节间，明目。

2．金鸡纳树

【概述】为茜草科金鸡纳树属金鸡纳树（*Cinchona ledgeriana*）的树皮。

【分布】台湾、广东、广西、云南等地有栽培。原产南美洲。

【功效】抗疟，退热。用于疟疾、高热。

【用法用量】内服：煎汤，3～6g；或研末。

【临床应用】治瘙痒、血管神经性水肿及支气管哮喘等。

3．白常山

【概述】为茜草科常山属植物玉叶金花（*Mussaenda pubescens* Ait. f.）或展枝玉叶金花（*Mussaenda divaricata* Hutch.）的根。

【分布】玉叶金花分布于四川、广西、广东、福建、台湾等地。展枝玉叶金花分布于四川、湖北、云南等地。药材产于四川、广西、福建等地。

【功效】截疟。

【用法用量】内服：煎汤，6～10g。

【临床应用】治疟疾、恶心与呕吐、咳嗽。

4．桉叶

【概述】为桃金娘科桉属植物蓝桉（*Eucalyptus globulus* Labill）的叶。

【分布】产于四川、云南、广东、广西等地。

【功效】抗疟，退热。用于疟疾、高热。

【用法用量】内服：煎汤，6～15g。外用：适量，煎水洗；研末撒，或调敷；或捣敷；或用桉叶油涂擦。

【临床应用】治感冒、流感、痢疾、肠炎、关节痛、膀胱炎、烫伤、疥癣、丹毒、神经性皮炎、湿疹、痈疮肿毒。

5. 薜荔

【概述】桑科榕属植物薜荔（*Ficus pumila* L.）的茎、叶。

【分布】分布于江苏、浙江、贵州、江西、湖北、广东、安徽等地。

【功效】祛风除湿，活血通络，解毒消肿。

【用法用量】内服：煎汤，9～15g（鲜品100～150g）；捣汁，浸酒，或研末。外用：捣汁涂，或煎水熏洗。

【临床应用】治风湿痹痛、坐骨神经痛、泻痢、尿淋、水肿、疟疾、闭经、产后瘀血腹痛、咽喉肿痛、睾丸炎、漆疮、痈疮肿毒、跌打损伤。

6. 布狗尾

【概述】豆科狸尾草属植物长穗猫尾射（*Uraria crinita* Desv. *var. macrostachya* Wall.）的全草。

【分布】分布于福建、台湾、广东、广西、云南。

【功效】清热，止血，消积，杀虫。

【用法用量】内服：煎汤，15～60g。

【临床应用】治感冒、咳嗽、疟疾、吐血、咯血、尿血、外伤出血、小儿疳积、丝虫病。

7. 鸦胆子

【概述】为苦木科鸦胆子属植物鸦胆子（*Brucea javanica*）的干燥成熟果实。

【分布】分布于福建、台湾、广东、海南、广西、贵州、云南等地。

【功效】清热燥湿，驱虫。

【用法用量】内服：多去壳取仁，用胶囊或龙眼肉包裹吞服，治疟疾第1次10～15粒，治痢疾第1次10～30粒。外用：适量，捣敷；或制成鸦胆子油局部涂敷；或煎水洗。

【临床应用】治痢疾、疟疾，外治赘疣、鸡眼。

8. 槟榔

【概述】为棕榈科槟榔属植物槟榔（*Areca catechu* L.）的成熟种子。

【分布】原产马来西亚。福建、台湾、广东、海南、广西、云南等地有栽培。

【功效】利水，驱虫。

【用法用量】内服：煎汤，6～15g，单用杀虫，可用60～120g；或入丸、散。

【临床应用】治绦虫病、蛔虫病、青光眼、钩虫病、蛲虫病。

9. 草果

【概述】为姜科豆蔻属植物草果（*Amomum tsaoko* Crevost et Lemarie）的干燥成熟果实。

【分布】分布于广西和云南南部地区。

【功效】燥湿，温中，祛痰，截疟。

【用法用量】内服：煎汤，3～6g；或入丸、散。

【临床应用】治脘腹冷痛、恶心呕吐、胞膈痞满、泄泻、下痢、疟疾。

10. 高良姜

【概述】为姜科山姜属植物高良姜（*Alpinia officinarum* Hance）的干燥根。

【分布】分布于台湾、海南、广东、广西、云南等地。

【功效】温中散寒，理气止痛。

【用法用量】内服：煎汤，3～6g；或入丸、散。

【临床应用】治胃气疼，肚腹疼痛。健脾胃，宽噎膈，破冷癖，除瘴疟。治脚气欲吐，目卒赤，头痛，风冷痹痛。治寒疝湿痹。

二、抗阿米巴病药

1. 鸦胆子

【概述】为苦木科鸦胆子属植物鸦胆子（*Brucea javanica*）的干燥成熟果实。

【分布】分布于广东、广西、海南等地。

【功效】清热解毒，截疟，止痢；外用腐蚀赘疣。

【临床应用】①治疗阿米巴痢疾：大多采取口服法与灌肠法并用，7～10 天为一疗程。口服每日 3 次。成人每次用鸦胆子仁 10～20 粒，也有少至 4 粒的；小儿每岁 1～2 粒。装胶囊吞服。灌肠用鸦胆子仁 15～20 粒，打碎后浸于 1% 碳酸氢钠溶液 200 毫升中 2 小时，然后行保留灌肠每日 1 次，或隔日 1 次。与口服法同时进行，或在口服 4 天后再单独使用。②治阿米巴原虫性阴道炎：鸦胆子仁 40 粒打碎后加水 400 毫升，煎成 40 毫升，行阴道灌洗，每日 1 次。

2. 飞扬草

【概述】为大戟科植物飞扬草的干燥全草。一年生草本。

【分布】分布于浙江、江西、福建、台湾、湖南、广东、四川、云南等地。

【功效】清热解毒，利湿止痒，通乳。

【用法用量】6～9 g。外用适量，煎水洗。

【临床应用】治肺痈、乳痈、疔疮肿毒、牙疳、痢疾、泄泻、热淋、血尿、湿疹、脚癣、皮肤瘙痒、产后少乳。

3. 崖松

【概述】景天科景天属植物细叶景天（*Sedum elatinoides* Franch. ）的带根全草。

【分布】分布于湖北、四川、云南等地。

【功效】清热解毒。

【用法用量】内服：煎汤，25～50 g。外用：捣汁涂。

【临床应用】治热毒痈肿、丹毒、睾丸炎、烫火伤、湿疮、细菌性痢疾、阿米巴痢疾。

三、抗滴虫病药

1. 大蒜

【概述】百合科葱属植物蒜（*Allium sativum* L.）以鳞茎入药。

【分布】全国各地均有栽培。

【功效】温中行滞，解毒，杀虫。

【用法用量】10～15 g；外用适量。

【临床应用】治脘腹冷痛、痢疾、泄泻、肺痨、百日咳、感冒、痈疖肿毒、肠痈、癣疮、蛇虫咬伤、钩虫病、蛲虫病、带下阴痒、疟疾、喉痹、水肿。

2. 蛇床子

【概述】为伞形科蛇床属植物蛇床 [*Cnidium monnieri*（Linn.）Cuss.] 的干燥成熟果实。

【分布】分布于全国各地。

【功效】温肾壮阳，燥湿杀虫，祛风止痒。

【用法用量】3～9 g。外用适量，多煎汤熏洗，或研末调敷。

3. 姜

【概述】姜科姜属植物姜（*Zingiber officinale* Rosc.）的新鲜根茎。

【分布】我国中部、东南部至西南部各省广为栽培。

【功效】散寒解表，降逆止呕，化痰止咳。

【用法用量】内服：煎汤，3～10 g；或捣汁冲。外用：适量，捣敷；或炒热熨；或绞汁调搽。

【临床应用】治风寒感冒、恶寒发热、头痛鼻塞、呕吐、痰饮喘咳、胀满、泄泻。

4. 雷丸

【概述】多孔菌科脐菇属植物雷丸（*Omphalia lapidescens* Schroet.）的干燥菌核。

【分布】生石城山谷，生汉中土中。今出建平、宜都间。

【功效】追风散寒，行气止痛。

【用法用量】入丸、散，每次 6～15 g。

【临床应用】消积，杀虫。治虫积腹痛，疳疾，风痫。

5. 猪牙皂

【概述】豆科皂荚属植物皂荚（*Gleditsia sinensis* Lam）的干燥畸形果实（不育果实）。

【分布】主产于四川、贵州、云南、山东等地。

【功效】去顽痰，通窍开闭，祛风杀虫。

【用法用量】1.5～5 g。烘焦存性，研粉吞服，每次 0.6～1.5 g。

【临床应用】通窍、涤痰、搜风、杀虫。治中风口噤、头风、风痫、喉痹、痰喘、痞满积滞、关格不通、痈肿、疥癞、癣疾、头疮。

四、抗血吸虫病药

1. 马鞭草

【概述】为马鞭草科马鞭草属植物马鞭草（*Verbena officinalis* L.）的干燥地上部分。

【分布】原产欧洲。我国华东、华南和西南大部地区均有分布。

【功效】清热解毒，活血散瘀，利水消肿。

【用法用量】研粉或制成丸剂内服，每日 3 次，每次 1 丸（每丸含马鞭草 3 g），8～10 日为一疗程，对治疗早、中期血吸虫病有一定疗效，部分病例大便复查转阴。

【临床应用】治外感发热、湿热黄疸、水肿、痢疾、疟疾、白喉、喉痹、淋病、经闭、癥瘕、痈肿疮毒、牙疳。治疗血吸虫病。

2. 南瓜子

【概述】葫芦科南瓜属植物南瓜（*Cucurbita moschata* Duch.）的种子。

【分布】主产于浙江、江西、河北、山东。全国各地广泛分布。

【功效】驱虫。

【用法用量】炒黄、碾细末。每日服 60 g，分 2 次，加白糖，开水冲服。以 15 日为 1 疗程。

【临床应用】治绦虫病、血吸虫病。

3. 半边莲

【概述】为桔梗科半边莲属多年生草本植物半边莲（*Lobelia chinensis* Lour.）的干燥全草。

【分布】分布于海南、江西、福建、贵州、云南等地。

【功效】利水，消肿，解毒。

【用法用量】煎服，干品 10～15 g，鲜品 30～60 g。外用适量。

【临床应用】治黄疸、水肿、臌胀、泄泻、痢疾、蛇伤、疔疮、肿毒、湿疹、癣疾、跌打、扭伤、肿痛。治疗晚期血吸虫病肝硬化腹水。用于大腹水肿、面足浮肿、痈肿疔疮、蛇虫咬伤、晚期血吸虫病腹水。

4. 腹水草

【概述】为玄参科腹水草属植物爬红岩［*Veronicastrum axillare*（Sieb. et Zucc.）Yamazaki］或毛叶腹水草［*Veronicastrum villosulum*（Miq.）Yamazaki］的全草。

【分布】分布于海南、江西、福建、台湾、广东。

【功效】行水，消肿，散瘀，解毒。

【用法用量】内服：煎汤，干品 10～15 g，鲜品 30～60 g；或捣汁服。外用：鲜品适量，捣敷；或研粉调敷；或煎水洗。

【临床应用】肝硬化腹水、肾炎水肿、跌打损伤、疮肿疔毒、烫伤、毒蛇咬伤。

5. 龙虎草

【概述】为大戟科大戟属植物大戟（*Euphoia pekinensis* Rup.）的干燥根。

【分布】广布于全国（除台湾、云南、西藏和新疆以外），北方尤为普遍。分布于朝鲜和日本。

【功效】泻水沈，利二便。

【用法用量】1.5～3 g。入丸、散服，每次 1 g；内服醋制用。外用适量，生用。

【临床应用】治疗晚期血吸虫病腹水或肝硬化腹水。治水肿、水臌、痰饮、瘰疬、痈疽肿毒。

6. 葫芦壳

【概述】为葫芦科葫芦属植物瓠瓜［*Lagenaria siceraria*（Molina）Standl.］的干燥成熟果皮。

【分布】我国各地均有栽培，亦广泛栽培于全球热带至温带地区。

【功效】利水消肿。

【用法用量】25～50 g。煎汤，绞汁，或煮食等。

【临床应用】用于水肿腹水、脚气肿痛等证。

7. 槟榔

【概述】为棕榈科槟榔属植物槟榔（*Areca catechu* L.）的干燥成熟种子。

【分布】主产于海南、广东、云南。

【功效】杀虫，消积，行气，利水，截疟。

【用法用量】煎服，3～10 g；驱绦虫、姜片虫30～60g。或入丸、散。外用：煎水洗，或研末调敷。适量。生用力佳，炒用力缓；新鲜者又优于陈久者。

【临床应用】治虫积腹痛、积滞泻痢、里急后重。

8. 巴豆

【概述】为大戟科巴豆属乔木植物巴豆（*Croton tiglium* L.）的成熟种子。

【分布】产于海南、广西、贵州、四川和云南等地。

【功效】外用蚀疮。属泻下药下属分类的峻下逐水药。

【用法用量】巴豆霜3 g，轻粉1.5 g，放于四五层纱布上，贴在肚脐上，表面再盖两层纱布，经1～2小时后感到刺痒时即可取下，待水泻，若不泻则再敷。

【临床应用】肝硬化腹水。

9. 九莲灯

【概述】双子叶植物药兰科石仙桃属植物九莲灯（*Liparis bootanensis* Griff.）的全草。

【分布】分布于台湾、广东、广西、香港。

【功效】利湿通浊，清透虚热，凉血止血。

【用法用量】内服：煎汤，6～15 g。

【临床应用】用于白浊、血吸虫病腹水、疮疥等证。

五、驱肠虫药

1. 使君子

【概述】使君子科使君子属使君子（*Quisqualis indica* L.）的干燥成熟果实。

【分布】主产于福建、台湾、江西南部、湖南。

【功效】杀虫消积。

【用法用量】内服：煎汤，6～15 g，捣碎入煎；或入丸、散；去壳炒香嚼服，小儿每岁每日1～1.5粒，总量不超过20粒。

【临床应用】治蛔虫病、蛲虫病、肠道滴虫病。

2. 苦楝皮

【概述】楝科楝属植物川楝（*Melia toosendan* Sieb. et Zucc.）或楝（*Melia azedarach* L.）的干燥树皮和根皮。

【分布】分布于江西、福建、台湾、湖南、广东、广西，以及西南等地。

【功效】收敛止血，止痢，杀虫。

【用法用量】治蛔虫病，可单用水煎、煎膏，或制成片剂、糖浆服用；亦可与使君子、槟榔、大黄等同用，如化虫丸。煎服，3～6 g。

治蛲虫病，与百部、乌梅同煎，取浓液于晚间做保留灌肠，连用2～4天。与石榴皮同煎服之，可治钩虫病，如楝榴二皮饮。煎服，3～6 g。

【临床应用】治咯血、吐血、尿血、便血、赤白痢疾、崩漏带下、劳伤脱力、痈肿、跌打、创伤出血。

3. 川楝子

【概述】楝科楝属落叶乔木川楝树（*Melia toosendan* Sieb. et Zucc.）的成熟果实。

【分布】分布于湖南、广西、四川、贵州、云南等地。

【功效】疏肝泄热，行气止痛，杀虫。

【用法用量】杀虫生用，3～10 g。

【临床应用】治脘腹胁肋疼痛、疝气疼痛、虫积腹痛、头癣。

4. 南瓜子

【概述】葫芦科南瓜属一年生蔓生藤本植物南瓜［*Cucurbita moschata*（Duch. ex Lam.）Duch. ex Poiret］的种子。

【分布】主产于浙江、江苏、河北、山东、山西、四川等地。

【功效】止咳，平喘。

【用法用量】治疗绦虫病：一般采用煎剂口服。常用量为 60～100 g，但也有用至 120 g 或更多的。治疗蛔虫病：南瓜子煎服或炒熟吃。儿童一般每次用 50～100 g，于早晨空腹时服。

【临床应用】驱虫、消肿。用于治疗绦虫病、蛔虫病、产后手足浮肿、百日咳、痔疮。

5. 雷丸

【概述】为白蘑科真菌雷丸（*Omphalia lapidescens* Schroet.）的干燥菌核。

【分布】分布于甘肃、四川、云南、贵州等地。

【用法用量】入丸、散，每次 6～15 g。

【临床应用】消积，杀虫。治虫积腹痛、疳疾、风痫。

 ## 第三节 抗寄生虫药物的新进展

在我国近代抗寄生虫中药研制过程中，最具里程碑意义的药物就是青蒿素。20 世纪 70 年代，屠呦呦团队从青蒿中分离、纯化得到青蒿素结晶，鉴定其结构，确定其抗疟活性并最终验证其抗疟疗效。青蒿素以其全新的结构和独特的抗疟活性，改写了只有生物碱成分抗疟的历史，为世界疟疾治疗做出了重大贡献。

与西药相比，传统药防治动物寄生虫病具有安全、环保、不易产生耐药性等优点。传统的治疗体外寄生虫病的西药多为剧毒药物，不能用于水产动物体外寄生虫的防治。而传统药物符合上述要求，并能适应人们对农产品低毒、低残留的公共卫生要求，因此，在寄生虫防治方面，传统药物具有一定的应用前景。

目前，开发的抗寄生虫传统药物既可以直接作用于虫体（如麻痹、杀死虫体，分解虫体蛋白，抑制虫体能量代谢，阻断虫体营养吸收通路等）来抑制和杀灭寄生虫，又可以加入增强机体免疫功能的微量元素，扶正祛邪，同时施以泻下药以排出虫体、虫卵，调理脾胃功能，真正达到标本兼治的目的。

从药物创新研究的总体趋势来看，在1981—2002年全球上市的小分子药物中，有6%直接来自天然产物，而有55%来自天然产物的合成工作或受天然产物结构的启发而进行的合成工作。进入21世纪后，天然产物的合成研究依然活跃，不仅新发现的天然产物类型引起了合成化学家和临床应用的众多关注，而且一些原有的天然产物分子也随着合成技术而再次成为合成目标。

一、传统药物的功效

利用我国热带药用植物资源优势，特别是广东、广西、云南、贵州、四川、海南等地特有的热带资源及治疗寄生虫疾病的历史和经验，开发具有抗耐药性、安全、有效的现代新型药物，包括新的复方、制剂等。充分应用现代药理学发展带来的先进技术和成果，结合实用、高效的现代药理模型，系统评价复方、单方等的功效，并采用药物安全评价体系，考察其安全性。

二、传统药物的活性物质

诸多在临床上使用的传统药物，其所含的活性物质并不明确。系统应用天然药物化学的新技术，包括液相色谱、液质联用等分离体系，获得传统药物中所含的成分，并应用高分辨质谱、超导核磁共振仪等结构鉴定技术，对化合物的结构进行确认，同时应用高通量筛选技术，快速完成化合物的活性确认，为新型药物的研发提供化合物。

三、作用机制研究

分子生物学技术的迅猛发展，使传统药物或者活性物质作用机制的阐明成为可能。应用蛋白质组学、基因组学及传统分子生物学手段，对化合物或提取物作用的分子机制进行研究，阐明它们作用的靶点或通路，为创新药物的研制提供科学基础。

四、合成与修饰

采用有机化学、药物化学方法，对活性化合物进行系统的结构合成或者结构修饰，探索它们的构效关系，寻找高效、专属、低度的现代新型药物。在计算机辅助药物设计的指导下，系统完成活性成分合成、修饰，是今后抗寄生虫药物研究发展的重要途径。

五、临床研究

从现有临床上使用的药物入手，针对它们在使用过程中出现的生物利用度、毒性等方面的问题进行研究，解决它们在临床上使用的问题，也是一条较好的途径。

参考文献

[1] 钟惠澜. 热带医学 [M]. 北京：人民卫生出版社，1980.

[2] 贺联印. 热带医学 [M]. 北京：人民卫生出版社，2004.

[3] 俞守义. 现代热带医学 [M]. 北京：军事医学科学院出版社，2012.

［4］汪世平．医学寄生虫学［M］.北京：高等教育出版社，2004.

［5］甘绍伯．抗寄生虫药物临床应用指南［M］.北京：人民卫生出版社，2009.

［6］李原．抗寄生虫药物作用机理的研究及最新进展［J］.辽宁医学院学报，2011，32（6）：563－568.

［7］张雪强，秦元华，任一鑫，等．抗寄生虫新型药物研究进展［J］.中国病原生物学杂志，2015，10（10）：955－957.

［8］ZHOU S Y, LIU Y M, ZHANG Q Z, FU Y W, LIN D J. Evaluation of an antiparasitic compound extracted from Polygonum cuspidatum against Ichthyophthirius multifiliis in grass carp［J］. Vet Parasitol, 2018, 253：22－25.

［9］LAGO E M, XAVIER R P, TEIXEIRA T R, SILVA L M, da Silva Filho A A, de Moraes J. Antischistosomal agents：state of art and perspectives［J］.Future Med Chem, 2018, 10（1）：89－120.

［10］FAN Y L, CHENG X W, WU J B, LIU M, ZHANG F Z, XU Z, FENG L S. Antiplasmodial and antimalarial activities of quinolone derivatives：An overview［J］. Eur. J. Med Chem., 2018, 2146：1－14.

［11］ALARCON-VALDES P, ORTIZ-REYNOSO M, SANTILLAN-BENITEZ J. Perspective on the Genetic Response to Antiparasitics：A Review Article［J］. Iran J. Parasitol., 2017, 12（4）：470－481.

［12］TAHGHIGHI A, BABALOUEI F. Thiadiazoles：the appropriate pharmacological scaffolds with leishmanicidal and antimalarial activities：a review［J］. Iran J. Basic. Med. Sci., 2017, 20（6）：613－622.

［13］GEBREYOHANNES E A, BHAGAVATHULA A S, SEID M A, TEGEGN H G. Anti-malarial treatment outcomes in Ethiopia：a systematic review and meta-analysis［J］. Malar J. 2017, 16（1）：269.

（张小坡）

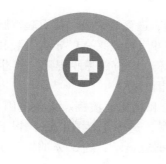

第三章 | 调节胃肠功能药物

胃肠疾病是临床上常见的多发病之一，包括胃食管反流病、肠易激综合征、急慢性胃炎、消化性溃疡、功能性消化不良等疾病。根据发病缓急，胃肠疾病可分为急性和慢性胃肠疾病两种。急性胃肠疾病发病急，主要与细菌感染有关。慢性胃肠疾病主要与饮食不节，进食生、冷、辛辣食物，生闷气等有关。美国胃肠疾病发病率男性为 10%，女性为 5%；日本为 5%～10%；德国为 12.3%。我国胃肠疾病平均发病率为 11.43%，且有逐年升高的趋势。

引起胃肠疾病的致病因素主要包括：

（1）环境因素：①饮食因素，即饮食无规律、暴饮暴食、进食过快等，可引起胃肠负担过重等。②精神饮食，即紧张、焦虑、恐惧等精神因素，可使神经兴奋，导致胃酸和胃蛋白酶分泌过多。③药物因素，解热镇痛类药物可直接破坏、损伤胃黏膜屏障，产生胃炎、消化性溃疡。④其他因素，如吸烟、寒冷、放射和生物因素等。

（2）体质因素：①遗传因素，溃疡性结肠炎、慢性胃炎和消化性溃疡。②免疫因素，致胃黏膜萎缩和肠道炎症、溃疡。③胃肠道结构或功能异常，造成急性胃扩张、胃下垂等。幽门螺旋杆菌是很多胃肠疾病的致病因素。近年来，有研究显示，约 60% 的胃肠疾病患者以精神症状特别是抑郁症状为主诉就诊。

第一节　热带地区常见胃肠紊乱疾病及治疗现状

热带是指南、北半球副热带高压脊线之间的地带，通常指南、北回归线以内的地区，这一地区约占全球面积的一半，主要分布在亚洲、非洲、大洋洲及中美洲、南美洲。热带地区是地球上热量的净得区，大气低层经常处于高温、高湿和气候条件不稳定状态。最显著的特点是全年气温较高，四季界限不明显，日温度变化大于年温度变化。由于高温高湿的自然环境，热带微生物繁衍迅速，因此，传染性疾病是热带地区主要疾病之一。同时，人体在持续的高温高湿环境中，抵抗力下降，造成了一系列热带常见的胃肠紊乱性疾病。

一、肠道菌群失调

肠道微生态是人体微生态的重要组成部分，参与了人体生理、生化、病理和药理的过程。肠道壁的薄厚、肠绒毛的高低、隐窝的深浅、淋巴器官的发育等均与肠道正常微生物群存在密切关系。在正常情况下，肠道微生物群（包括细菌、病毒、真菌、原虫及其他微生物）与宿主和内外环境是相互平衡、相互依赖、相互制约的，它们共同维护着肠道菌群平衡。

1. 临床表现

本症以严重腹泻或慢性腹泻为主要临床表现，腹泻多为淡黄绿色水样便，有时如蛋花样。真菌感染可呈泡沫样稀便，有腥臭味，脓血便；葡萄球菌感染可排黄绿色稀便，每日 3～20 次，伴有腹胀，腹痛一般不显著，吐泻严重者可伴有脱水、电解质紊乱、血尿素氮升高、血压下降；白色念珠菌感染一般多从上消化道开始，蔓延到小肠甚至肛周，鹅口疮常是白色念珠菌肠炎最早的信号，如小肠黏膜糜烂或溃疡可引起多次的无臭黏液脓性粪便，有时可呈水泻，伴有消化不良，如治疗不及时，可扩散至呼吸道、泌尿道甚至脑组织；绿脓杆菌感染能产生蓝绿色荧光素而使粪便带绿色，但并不经常引起腹泻，个别病例粪便中有粉，一般腹痛轻，少数伴恶心、呕吐，多有水、电解质紊乱，重症可导致休克。

2. 治疗情况

（1）中药治疗。

①补虚类中药及复方：主要用于精神萎靡、体倦乏力、面白脉弱等肠道菌群失调后长期消化不良的症状。常用补虚类中药治疗，作为良好的微生态调节剂，与益生菌合用可达到合生元的效果；与抗生素合用，起到边抗边调的作用。代表性药物及方剂有黄芪、锁阳、补中益气汤等。

②清热药及复方：主要用于治疗里热证的肠道菌群失调症，临床表现为黏膜充血、水肿与炎症，以及细菌经淋巴、血液致淋巴结、肝脾、腹膜及全身感染，表现出发热、红肿、腹泻等症状。临床常用的治疗药物有金银花、五味消毒饮等。

③消食药及复方：主要用于饮食积滞型肠道菌群失调症，临床可见脘腹胀满、嗳腐吞酸、不思饮食的消化不良症状。临床常用的治疗药物有神曲、砂仁等。

④其他：除了常用的补虚类、清热类、消食类药物以外，多种其他中药及复方也对肠道菌群失调起着很好的调理作用，如收涩类药物山茱萸，利水渗湿类药物茯苓，以及由附片、白术、茵陈、丹参、赤芍、薏苡仁组成的温阳解毒化瘀方等。

（2）西药治疗。

①饮食调整：发酵性腹泻应限制碳水化合物的摄入，腐败性腹泻应限制蛋白质的摄入。增强肠黏膜的局部防御屏障功能，防止细菌易位，应增加纤维食物。

②抗菌药物：应根据菌群分析和抗菌药物敏感试验，选用合适的抗生素抑制过度繁殖的细菌，从而间接扶植肠道繁殖不足的细菌。此外，还可采用广谱抗菌药物将肠道大部分细菌消灭，然后再灌入正常肠道菌群的菌液以使其恢复。

③益生菌制剂：目前，常用的益生菌制剂有嗜酸乳杆菌、保加利亚乳杆菌、乳酸乳杆菌、芽孢乳杆菌、双歧杆菌、粪链球菌、大肠杆菌、粪杆菌和枯草杆菌等。还可以用正常人的大便悬液做成复方活菌制剂来治疗艰难梭菌引起的伪膜性肠炎，收到较好的效果。

④益生元制剂：口服益生元制剂，亦可达到扶植正常菌群的目的。如用乳糖扶植肠杆菌，用叶酸扶植肠球菌。应用半乳糖甙－果酸，受细菌分解后形成乳酸或醋酸，使 pH 降低，抑制其他细菌，从而支持乳杆菌生长。

⑤耐药性肠球菌制剂：日本目黑氏等采用增厚传代培养法获得了耐链霉素、红霉素、四环素、氨苄西林的肠球菌Ⅰ类链球菌 BIO-4R 株。

二、急性胃肠炎

急性胃肠炎是多种原因引起的、以腹泻或呕吐症状为主的疾病，大多数由食入带有细菌或毒素的食物（如变质、腐败、受污染的食物）等引起，是世界公认的公共卫生问题。

1. 临床表现

急性胃肠炎可分为急性胃炎、急性肠炎、急性胃肠炎三型。急性胃炎表现为恶心、呕吐、上腹部疼痛不适等。急性肠炎表现为腹痛、腹泻，一日数次或十数次，粪便为糊状或黄色水样，可带有泡沫或少量黏液。急性胃肠炎则具有急性胃炎和急性肠炎两者的表现。有的病人可有发热、全身不适、过敏等症状。一般 2 ～ 5 天恢复。据 WHO 统计，全球每年仅 5 岁以下儿童的腹泻患者达 15 亿，造成 300 万名儿童死亡。亚太地区每年有 70 万患者死于食源性胃肠系统疾病。

2. 治疗情况

（1）中药治疗。

中医学无急性胃炎之病名，但根据其主要表现，可将其归属于中医"胃脘痛""呕吐""心下痛"等范畴。其病因病机多为寒邪犯胃、热邪犯胃、湿滞中焦、饮食停滞、肝郁气滞、瘀血阻滞和虫积扰胃。常用的治疗中药有胃活血汤（丹参 20 g，蒲黄 20 g，延胡索 15 g，黄芩 20 g，五灵脂 20 g，大黄 5 g，栀子 15 g，川楝子 15 g，白芍 20 g，甘草 15 g）、平胃散（苍术 15 g，厚朴、陈皮各 10 g，甘草 8 g）、香蒲四君汤（党参 12 g，丹参 10 g，石菖蒲 9 g，焦三仙各 9 g，茯苓 15 g，砂仁 5 g）等方剂。

急性肠炎的中医分型主要有肠胃湿热型、食滞胃肠型和脾胃虚弱型。肠胃湿热者起病较急，腹痛即泻，泻下急迫如注，便味臭秽，血随便下；食滞胃肠者腹泻，便下赤白黏冻，白多赤少，或为纯白冻，腹痛拘急，里急后重，口淡乏味；脾胃虚弱者腹痛即泻，泻下痛减，少顷复又痛泻，泻下的粪便臭如败卵，腹痛拒按，肠鸣，脘腹胀满。急性肠炎的治疗以温中散寒、行气止痛、消食导滞、理气和胃为主要原则，临床常用的治疗方剂为葛根芩连汤、藿香正气汤、枫蓼肠胃康等。

（2）西药治疗。

①去除病因。停止食用对胃肠有刺激性的食物或药物，症状较轻者，经对症解痉药物治疗即可好转。同时尽量卧床休息。病情轻者口服葡萄糖—电解质液以补充体液的丢失。如果持续呕吐或明显脱水，则需静脉补充 5% ～ 10% 葡萄糖盐水及其他相关电解质。鼓励摄入清淡流质或半流质食品，以防止脱水或治疗轻微的脱水。

②对症治疗。抗胆碱能药物：可减少胃酸分泌，解除平滑肌和血管痉挛；改善局部黏膜营养和延缓胃排空，从而达到止痛的作用。常用的药物有阿托品 0.3 mg，颠茄 16 mg，溴丙胺太林 15 ～ 30 mg，均为每日 3 ～ 4 次，餐前半小时至 1 小时服用。症状严重者，可肌注阿托品 0.5 mg 或 6542（消旋山莨菪碱）10 mg。

抗酸剂：能中和或减弱胃酸，降低胃蛋白酶活性，缓解疼痛。常用的药物有碳酸氢钠 0.5 g，氢氧化铝凝胶 10 ～ 30 ml，氢氧化镁 10 ～ 30 ml 或氢氧化铝与镁乳 30 ml，每日 3 ～ 4 次，口服。

钙拮抗剂：可减少细胞内钙离子，抑制平滑肌收缩；抑制化学介质释放，使胃肠收缩蠕动下降，减少腺体分泌，解除胃肠平滑肌痉挛。常用的药物有心痛定 10 ～ 20 mg，嚼碎后含化或口服，5 ～ 10 分钟即可见效。

止吐药：为胃肠道多巴胺拮抗剂，可提高食管下端括约肌张力，促进胃运动及排空，抑制延脑的催吐化学感受器，具有较强的镇吐作用。常用的药物有吗丁啉 10 ～ 20 mg，每日 3 ～ 4 次；甲氧氯普胺 10 mg，每日 3 ～ 4 次，餐前半小时服用。

止泻药：复方地芬诺酯 2 片，每日 3 次，可止痛止泻。泻立停，口服 1 次 2 片，第一天服 3 次，以后每日 2 次，可止泻、止痢、抗炎，用于痢疾杆菌和其他肠道致病菌引起的胃肠炎。

胃黏膜保护剂：三钾二枸橼酸铋盐（TDB），又称胶体次枸橼酸铋。该药在胃酸影响下，胶态铋变成不溶性沉淀与溃疡面的蛋白结合形成保护膜，隔绝胃酸和胃蛋白酶对炎症病灶的侵蚀，促进黏膜分泌和黏膜再生。用法是 TDB 120 mg，每日 4 次，餐前半小时及睡前口服。

硫糖铝：在胃内形成糊状物覆盖黏膜表面，刺激胃黏膜合成和释放内源性前列腺素、黏液和重碳酸盐，起到保护胃肠黏膜细胞的作用。剂量 1.0 g，每日 4 次，餐前及睡前服用。

前列腺素制剂：具有保护细胞的作用，可加强胃黏膜屏障，减少 H^+ 逆弥散，增加胃黏液分泌及重碳酸盐分泌，促进胃肠黏膜血循环。常用的药物是米索前列醇 200 μg，每日 4 次，口服。

H2 受体阻滞剂：能抑制基础和夜间泌酸。常用药物有西咪替丁 0.2 g，每日 3 次，睡前服 0.4 g；雷尼替丁 150 mg，每日 2 次或 300 mg，每晚 1 次；法莫替丁 20 mg，每日 2 次。

三、肠道寄生虫病

寄生虫在人体肠道内寄生而引起的疾病统称为肠道寄生虫病。常见的肠道寄生虫有原虫类和蠕虫类（包括蛔虫、钩虫、蛲虫、绦虫、鞭虫、阿米巴、贾第虫、滴虫等）。不同的肠道寄生虫可导致不同的症状。

1. 临床表现

（1）鞭虫病。

为人体肠道常见的寄生虫病。轻度感染多无明显症状，感染严重时，患者可有下腹阵痛和压痛、慢性腹泻、大便带鲜血或隐血。严重感染的患儿会出现脱肛、贫血、营养不良和体重减轻。

（2）阿米巴痢疾。

为人体肠道常见的原虫病。受感染的人多数为无症状的病原体携带者，少数可有典型的临床症状，表现为腹绞痛、脓血黏液便，一日可达数十次。可伴有腹胀、消瘦、贫血等。阿米巴痢疾尚会并发肠出血、肠穿孔，以及肝、肺、脑、泌尿生殖道和邻近皮肤等的脓肿。

（3）贾第虫病。

为人体肠道常见的原虫病。受感染的人多数为无症状的病原体携带者。急性期典型症状是暴发性水泻，有恶臭，多伴有腹胀、臭屁和嗳气、恶心、厌食、呕吐、疲劳及中上腹绞痛等。若不及时治疗，多发展为慢性，表现为间歇性稀便，黄色泡沫状，亦有恶臭，反复发作，病程可长达数年。儿童患者会因腹泻而导致贫血及营养不良。当虫体寄生在胆道系统时，会引起胆囊炎或胆管炎。

（4）蛔虫病。

为人体肠道常见的寄生虫病。患者可不产生任何症状，但儿童、体弱或营养不良者症状出现的机会多。以反复发作的脐周痛较常见。有时伴食欲不振、恶心、呕吐、腹泻及便

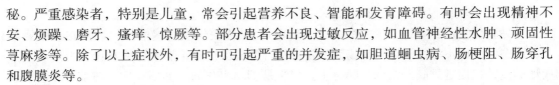

秘。严重感染者，特别是儿童，常会引起营养不良、智能和发育障碍。有时会出现精神不安、烦躁、磨牙、瘙痒、惊厥等。部分患者会出现过敏反应，如血管神经性水肿、顽固性荨麻疹等。除了以上症状外，有时可引起严重的并发症，如胆道蛔虫病、肠梗阻、肠穿孔和腹膜炎等。

（5）钩虫病。

为人体常见且危害较严重的肠道寄生虫病。感染初期，感染处有奇痒和烧灼感，继而出现小出血点、丘疹或小疱疹。数日内可消失。抓痒可继发细菌感染、局部淋巴结肿大。受染后 3～5 天，患者常有咳嗽、喉痒、声哑等。重者有剧烈干咳和哮喘等呼吸系统症状，大多持续数日自行消失，长者可达 1～2 个月。患病初期尚有上腹部不适、隐痛等，后期常因贫血出现恶心、呕吐、腹痛腹泻、顽固性便秘或大便潜血等消化系统症状。有些患者喜食生米、生豆，甚至泥土、碎纸等，通常称为"异嗜症"。贫血为钩虫病的主要症状，重度贫血患者皮肤蜡黄，黏膜苍白，并可导致头昏、乏力、心悸、水肿等心脏功能不全症状。儿童重症患者可致发育障碍。

（6）猪肉绦虫病和囊虫病。

患者一般无明显症状，少数有腹部隐痛、消化不良、腹泻、体重减轻等。粪便中发现白色片状物（节片）是最常见的就医原因。当人误食猪肉绦虫的虫卵，虫卵在人体内发育成幼虫（囊虫）时，就会患囊虫病。囊虫主要寄生在皮下、肌肉、眼和脑等组织内，对人的危害比绦虫大得多：侵入皮下或肌肉的囊虫形成结节，可自觉肌肉酸痛无力、发胀；寄生于脑部，可引起癫痫发作、头痛、头晕、记忆力减退、肢麻、听力障碍、精神障碍等；寄生于眼部，可引起视力下降甚至失明。

（7）蛲虫病。

蛲虫，线头状，乳白色，是寄生在肠道内的小型线虫，可引起蛲虫病。当人睡觉后，雌虫移行到肛门外大量排卵，排出的卵就黏附在肛周外的皮肤上，主要引起肛门和会阴部皮肤瘙痒，以及因此而引起继发性炎症。此外，患者常有烦躁不安、失眠、食欲减退、夜惊等表现。如果雌虫在肛门外产卵后进入阴道、子宫、输卵管、尿道或腹腔、盆腔等部位，即可引起阴道炎、子宫内膜炎、输卵管炎及其他炎症。

2. 治疗情况

（1）中药治疗。

早在两千多年前，我国古代的《神农本草经》就已经收入了 30 多种传统的驱虫药物，包括常山、贯众、雷丸等，这是世界上最早有记载的肠道寄生虫驱（杀）虫药物。许多中药驱虫药如鹤虱、槟榔、南瓜子、石榴根、狼牙等至今仍在临床上使用。中药复方的驱虫剂在临床也有广泛应用，具有驱除和杀灭寄生虫的作用，是用于治疗肠道寄生虫病的方剂。如驱虫散（鹤虱 30 g，雷丸 30 g，贯众 60 g，使君子 30 g，槟榔 30 g，芜荑 30 g，乌梅 30 g，百部 30 g，诃子肉 30 g，大黄 30 g，炒干姜 15 g，制附子 15 g，木香 25 g），此方具有驱杀攻逐虫体的功效，可用于驱杀胃肠道寄生虫；贯众散（使君子 30 g，芜荑 30 g，鹤虱 30 g，贯众 60 g，大黄 40 g，槟榔 30 g，苦楝子 15 g）具有下气行滞、驱杀胃肠道寄生虫的功效，临床上用于肠道寄生虫的治疗。

（2）西药治疗。

①喹碘仿：别名药特灵、安痢生、磺碘喹。为 8 - 羟喹啉类药物，在肠内浓度较高，通过抑制肠内共生细菌的生长繁殖，阻断滋养体的给养，从而间接杀灭肠内阿米巴滋养体。主要用于慢性阿米巴痢疾及无症状的带虫者，对急性阿米巴痢疾及较顽固的病例，可与其他药物如依米丁、甲硝唑合用，有根治效果。对各种肠外阿米巴病均无效。

用法与用量：口服，每次 0.5 g，每日 3 次，3 日后，每次 1 g，每日 3 次，连服 10 日。小儿每次每千克体重 5 ～ 10 mg，每日 3 次，连服 7 ～ 10 日。

②氯碘羟喹：别名氯碘喹啉、消虫痢、维沃仿。作用与喹碘仿类似，杀灭肠道中阿米巴滋养体，主要用于慢性阿米巴痢疾。

用法用量：口服，每次 0.25 g，每日 3 次。小儿每次每千克体重 5 mg，每日 3 次，连服 10 日。

③依米丁：别名吐根碱，为吐根中提取出来的生物碱，能干扰阿米巴滋养体的分裂与繁殖，杀灭阿米巴滋养体。本品可快速消除急性症状，但对包囊无作用，不能根治，不适用于无症状带包囊者。主要用于急性阿米巴痢疾急需控制症状者，常与其他肠道内抗阿米巴药物合用。

用法用量：深部皮下注射每日每千克体重 1 mg，最大剂量 60 mg，分 1 ～ 2 次使用，连用 6 ～ 10 日。小儿每次每千克体重 500 μg，每日 2 次，连用 4 ～ 6 日。

④哌嗪：别名驱蛔灵、哌哔嗪、胡椒嗪，对蛔虫、蛲虫有效，对钩虫、绦虫、鞭虫无效。本品通过阻断神经肌肉接头处的乙酰胆碱受体，从而使虫体肌肉麻痹，使之不能附着于肠壁而排出体外。由于本品对虫体无刺激性，因此，即使严重感染的病人，亦不引起肠道、胆道梗阻的危险。

用法用量：a. 治疗蛔虫感染。成人口服每次 3 ～ 3.5 g，每日 1 次，晚饭后服用；儿童口服每日每千克体重 120 mg，最多不超过 3 g，分 1 ～ 2 次服用，连服 2 日。b. 治疗蛲虫感染。成人口服每次 1 ～ 1.2 g，每日 2 次，连服 7 日；儿童口服每日每千克体重 50 mg，最多不超过 2 g，早晚服用，连服 7 日。

⑤复方甲苯咪唑：别名速效肠虫净，是由甲苯咪唑和盐酸左旋咪唑组成的复方口服制剂。甲苯咪唑可以直接作用于蠕虫的肠细胞，抑制对葡萄糖的摄取，使寄生虫的肠管发生不可逆的变质及营养缺乏性死亡，且能抑制虫卵发育。盐酸左旋咪唑能抑制蠕虫肌肉中琥珀酸脱氢酶的活性，阻断延胡索酸还原酶系统的作用，使虫体麻痹而随肠蠕动排出体外，故疗效较甲苯咪唑迅速，但需服用较大剂量。两者合用后，驱虫效力大增，可消除单用甲苯咪唑吐虫的不良反应，又可减少盐酸左旋咪驱的剂量和不良反应，使排虫时间集中提前，确保驱虫效果。用于驱蛲虫、蛔虫、钩虫及鞭虫等。

用法用量：a. 驱蛲虫：1 片顿服，未达效果者，在用药 2 周或 4 周后重复用药 1 次。b. 驱蛔虫：2 片顿服。c. 驱钩虫和蛔虫、钩虫及鞭虫混合感染：每日 2 次，每次 1 片，连服 3 日。

⑥噻苯唑：别名噻苯达唑、噻苯咪唑。本品为广谱驱肠虫药，对蛲虫、蛔虫、钩虫、圆线虫疗效较好，对鞭虫也有较好的疗效，还可用于治疗毛线虫属感染。用于治疗蛔虫、蛲虫、钩虫、圆线虫、鞭虫感染，对寄生虫的混合感染效果也较好。

用法用量：口服，每次每千克体重 25 mg，早晚饭后各 1 次，连服 2～3 天。一天剂量不超过 3 g。

⑦鹤草酚：本品系从仙鹤草根芽中提取的有效成分，对绦虫有直接杀灭作用，可使虫体痉挛致死，也可抑制虫体细胞代谢，切断维持生命的能量供应，导致虫体死亡。对蛔虫、血吸虫及滴虫感染者均有效。对蛔虫有显著刺激作用。用于蛔虫感染者，应先驱蛔虫。主要用于治疗绦虫病，也可用于治疗滴虫和血吸虫感染。

用法用量：a. 驱绦虫：成人每日 0.7～0.8 g，儿童每日每千克体重 25 mg，清晨空腹顿服，当天早晚禁食，1.5 小时后用酚酞或硫酸镁导泻。b. 治疗滴虫性肠炎：口服，每次 0.3 g，每日 3 次，连服 14 日。

四、热带性口炎性腹泻

热带性口炎性腹泻又称热带脂肪泻，是空肠中细菌过度繁殖引起黏膜结构和功能改变，后期可发生吸收不良的疾病。临床上表现为腹泻及多种营养缺乏。主要在热带流行。近年来，发生在热带的本病被归类于"感染性小肠吸收不良"类型，并将本病分为寄生虫性（即贾第虫病）和非寄生虫性（热带性口炎性腹泻）两种，后者的轻型又称热带性肠病。

1. 临床表现

此病临床经过 3 个演变期：腹泻吸收不良期、营养缺乏期和贫血期。第 1 期又称早期，表现为腹泻、乏力、衰弱及体重下降，甚至出现脂肪泻；第 2 期以出现营养缺乏为特征，临床上表现为舌炎、口炎、唇干裂及过度角化；第 3 期以出现大细胞贫血为特征，其他期的临床表现亦加重。一般在热带居住 2～4 年可出现以上演变。

2. 治疗情况

（1）中药治疗。

此病主要发生在非洲地区，未发现有中药治疗的记载。

（2）西药治疗。

①一般治疗：治疗早期，低乳糖、低脂肪饮食有助于临床症状改善。对于重症腹泻和吸收不良患者，应适当补液，纠正电解质、酸碱平衡失调。体重下降明显，多种营养物质缺乏的患者，考虑肠内或静脉高营养治疗。对于伴血管症状的严重贫血患者，采用成分输血，少量多次输入红细胞。

②补充叶酸和维生素 B12：应用叶酸、维生素 B12 治疗后，血液迅速改变，网状红细胞数目显著增加。最佳治疗方法为叶酸口服每天 5 mg，疗程为 1 年。如症状超过 4 个月和存在维生素 B12 缺乏，应同时连续注射维生素 B12 7 天，剂量为 1000 μg，以后每月肌肉注射 1 次，每次 1000 μg。

③抗生素治疗：四环素和基本不吸收的磺胺药是治疗热带性口炎性腹泻的有效药物，1 个月的短期疗法可以改善小肠黏膜形态，改善小肠吸收功能。对于长期居住在热带地区的慢性病变患者，治疗需要维持 6 个月或更长时间。四环素起始剂量为 500 mg，口服，每日 4 次，服用 4 周左右。如 1 个月后症状明显改善，可将四环素剂量减低为 500 mg，每日 2 次，服用 5～11 个月。亦可用磺胺噻唑，每日 4 g，服用 1 个月后，随后每日 2 g，服用 5 个月。

五、炎症性肠病

炎症性肠病（Inflammatory Bowel Disease，IBD）又称"非特异性"炎症性肠病，包括溃疡性结肠炎、直肠炎和克隆氏病。炎症性肠病的发病机制有多种因素参与，如临床状况、宿主抵抗力、对应激的耐受力、免疫力、遗传素质、行为模式及环境中的致病源等。

1. 临床表现

溃疡性结肠炎的发病年龄多为 20～40 岁，临床症状差异很大，轻者仅有少量出血，重者可有显著的全身和消化道症状，甚至危及生命。常见的症状有腹痛、腹泻、便血等，严重病例可有发热及体重减轻。出血原因可以是溃疡、增生和血管充血所致的炎症及黏膜假息肉。腹泻多继发于黏膜损害，常伴有水和电解质吸收障碍，血清蛋白渗出。偶有肠外表现，约 10% 患者可有坏疽性脓皮病、结节性红斑、虹膜炎、口腔阿弗他性溃疡和多关节炎。

克隆氏病起病较溃疡性结肠炎隐匿。多数病例有腹痛、腹泻和体重减轻。腹部痉挛性疼痛可表现为急腹症，甚至大便失禁。各种类型的肛周、直肠周围病变也较常见。便血较溃疡性结肠炎少见，但更严重。发热和贫血均较常见，青少年期发病者可出现生长发育障碍。并发症中最常见的是肠梗阻，其次是腹腔内脓肿，亦可出现吸收不良综合征及中毒性巨结肠等。

2. 治疗情况

（1）中药治疗。

炎症性肠病包括溃疡性结肠炎和克隆氏病，二者均无明确的中医学病名。根据溃疡性结肠炎腹痛、腹泻、黏液脓血便等临床症状，多将其归类于"肠澼""下痢""泄泻""痢疾""脏毒"等范畴，少数患者表现为便秘，又将其归于"便秘"项下。炎症性肠病的中药配伍组方，主要遵循的是补气健脾、利水渗湿、清热燥湿、温里祛寒消除病因，理气、活血药兼顾治疗继发病变，收涩、止血药缓解主要症状。

大肠湿热证治以清热利湿、解毒止泻、调和气血，予芍药汤加减，药味组成为赤芍、大黄、黄芩、黄连、当归、槐花、苦参、木香、槟榔、肉桂。脾虚湿盛证治以健脾益气、渗湿止泻，予参苓白术散加减，药味组成为人参、白术、茯苓、山药、莲子肉、白扁豆、薏苡仁、砂仁、炒甘草。脾肾阳虚证治以健脾补肾、固肠止泻，予真人养脏汤加减，药味组成为党参、炙黄芪、炒白术、茯苓、肉豆蔻、肉桂、干姜、白芍、生地黄、乌梅、五味子。寒热错杂证治以温中补虚，清热化湿，予乌梅丸加减，药味组成为乌梅、附子、桂枝、干姜、花椒、当归、党参、黄连、黄柏、甘草。阴血亏虚证治以养阴清肠、补血宁络，予驻车丸加减，药味组成为黄连、地榆炭、白芨、槐花、阿胶、当归、干姜、党参、麦冬、五味子、甘草。

克隆氏病在我国目前尚无大样本、多中心的统计数据，中医辨证分型还未有统一标准。临床上主要包括湿热内蕴证、脾肾阳虚证、肝郁脾虚证、气滞血淤证和寒湿困脾证。湿热内蕴证治以清热化湿、凉血止痢，予白头翁汤加减，药味组成为白头翁、黄连、黄柏、秦皮。脾肾阳虚证治以健脾温肾、涩肠止泻，予参苓白术散，药味组成为人参、白术、茯苓、甘草、山药、扁豆、莲肉、砂仁、桔梗、补骨脂、肉豆蔻、吴茱萸。肝郁脾虚证治以疏肝理气、健脾和中，予痛泻要方合四逆散加减，药味组成为白术、白芍、陈皮、柴胡、甘草。气滞血瘀证以活血化瘀止痛，予少腹逐瘀汤加减，药味组成为蒲黄、五灵脂、当归、川芎、赤芍、没药、延胡索、小茴香、干姜。寒湿困脾证治以温湿散寒、理气温中和胃，予胃苓汤加减，药味组成为厚朴、陈皮、苍术、甘草、泽泻、猪苓、茯苓、白术、赤芍、黄柏、滑石、枳壳。

（2）西药治疗。

①柳氮磺吡啶（SASP）：柳氮磺吡啶是治疗溃疡性结肠炎和克隆氏病的最常用药物。SASP 是五氨基水杨酸（5-ASA）和磺胺吡啶以偶氮键相互结合的产物。SASP 作为其活性代谢产物 5-ASA 的运输工具，可将后者运抵至结肠，在结肠局部发挥抗炎作用。SASP 和 5-ASA 可抑制自然性 T 细胞介导的细胞毒，抑制免疫球蛋白的分泌，从而使异常的免疫功能恢复正常。SASP 和 5-ASA 可抑制前列腺素的合成与释放，并抑制前列腺素合成酶的活性。

对溃疡性结肠炎的治疗：轻症病例第一周内 SASP 按 4 g/d 剂量服用，第二、三周按 2 g/d 服用。维持治疗：口服 SASP 2 g/d，持续服用 1 年。

对克隆氏病的治疗：首日口服 500 mg，以后每天增加 500 mg 至 2～4 g/d，分 3～4 次服用。

②肾上腺皮质激素：用于急性期、重症或暴发型溃疡性结肠炎，以及活动性克隆氏病的治疗。激素可以控制炎症，抑制自身免疫过程，减轻中毒症状。

对溃疡性结肠炎的治疗：轻症患者口服激素 40 mg/d，至少服用 3～4 周。中型症状发作第一周口服泼尼松（40 mg/d），同时给予激素灌肠治疗，第二周口服激素量减至 30 mg/d，第三周减至 20 mg/d，持续服用 1 个月。重型症状发作口服氢化可的松 400 mg/d 或甲基泼尼松 64 mg/d，并加用局部灌肠治疗（氢化可的松 100 mg，加 100ml 生理盐水灌肠，1 日 2 次）。

对于克隆氏病的治疗：泼尼松剂量从 45～60 mg/d 开始，分 3～4 次服，连续服用 10～14 天，每 7～10 天减少 5 mg。

③免疫抑制剂：多数溃疡性结肠炎患者可用 SASP 和（或）肾上腺皮质激素治愈。对上述两种药物效果不佳者，可考虑使用免疫抑制剂，如 6－MP、硫唑嘌呤、氨甲蝶呤等，口服剂量维持治疗 2～3 年。

对于克隆氏病的治疗，免疫抑制剂可以减轻症状，减少激素使用量，改善瘘管病变。常用的治疗药物为 6－巯基嘌呤，口服 1.5 mg/kg，连续服用 1 年。

六、慢性胃炎

慢性胃炎是指不同病因引起的各种慢性胃黏膜炎性病变，在我国是一种常见病、多发病。慢性胃炎分类繁多，我国根据纤维胃镜和病理组织学检查相结合的诊断分类方法，将慢性胃炎分为浅表性胃炎、萎缩性胃炎、肥厚性胃炎和特殊类型胃炎。

1. 临床表现

慢性胃炎病程迁延，患者可有不同的消化不良症状，如饭后饱胀、嗳气等，偶有反酸和烧灼感。伴有胆汁反流存在时，常表现为持续性上腹及中腹不适和疼痛，可在进食后有恶心和胆汁性呕吐，以及食管炎的表现。

2．治疗情况

（1）中药治疗。

中医对慢性胃炎的认识最早始于《黄帝内经》，明代《景岳全书》首次以"痞满"之名立专篇。慢性胃炎在中医中属于"痞满""胃脘痛"等范畴，一般认为病因是患者饮食不当、劳倦内伤、情志失调等致脾胃虚弱，以及其他胃炎误治或失治迁延日久而致。常表现为胀、满、痛等，中医临床治疗以活血化瘀、通络止痛为主。根据慢性胃炎的临床表现不同，可以分为3种类型。

①肝胃郁热型。主症：胃脘胀痛，胁肋胀痛，嗳气，泛酸，有烧灼感，口干口苦，胸闷，食少纳差，小便短赤，大便干燥，舌质红，舌苔厚腻，脉弦或滑数。治法：清肝健脾，理中和胃。方药：栀子、陈皮、桂枝、白芍等。

②脾胃虚寒型。主症：脾胃虚弱，脾胃久病受伤，胃隐痛，喜温畏寒，脾胃温煦不足，口泛清水，便溏纳差，乏力食少，舌质淡，或边有齿痕，苔薄白，脉虚或沉细。治法：以健脾温胃、养生和气为主。方药：黄芪、桂枝、白芍、炙甘草、高良姜、大枣、延胡索。

③胃阴不足型。主症：胃脘灼痛或隐痛，胃中嘈杂，周身乏力，倦怠懒言，食欲不振。治法：以益气养阴、生津、和胃止痛为主。方药：党参、甘草、白术、麦冬、丹参、白芍、香附、陈皮、五味子。

（2）西药治疗。

治疗慢性胃炎的药物种类繁多，治疗多根据临床表现有针对性、有计划地选择使用。

①控制幽门螺杆菌（helicobacter pylori，HP）感染药：有效地控制HP感染是治疗慢性胃炎的一个重要目标。目前，常用的对抗HP感染的药物有三钾二枸橼酸铋盐、阿莫西林、瑞贝克、甲硝唑等。

三钾二枸橼酸铋盐又称胶体次枸橼酸铋，有较强的杀菌作用，可与细菌蛋白质形成螯合物，组织细菌着床，保护胃黏膜，此药物对HP的根除率为62.8%。临床用量为口服1.5 g，每日2次，连服8天后改为1.0 g，每日2次，再连服28天。

瑞贝克为新型胃内滞留型庆大霉素骨架缓释剂，可直接杀灭或抑制胃内HP细菌。临床用量为口服每次80 mg，每日2次，连服3～7天，早、晚餐后1小时服用。

甲硝唑对HP有较好的清除作用，临床剂量为口服0.4 g，每日3次，连服14天为一疗程。

联合用药具有时间短、效果快的特点，在临床上有广泛应用。第一种方案是服用羟氨苄青霉素0.5 g，每日3次；三钾二枸橼酸铋盐240 mg，每日2次，连服28天。第二种方案为服用羟氨苄青霉素0.375 g，每日3次；三钾二枸橼酸铋盐120 mg，每日4次，连服28天。治疗后第18～28天加服甲硝唑0.4 g，每日3次。第三种方案为服用甲硝唑0.4 g，每日3次，服用14天；胶体次枸橼酸铋120 mg，每日4次，服用28天。

②增强胃黏膜屏障：常用硫糖铝、麦滋林、思密达等，这类药物可与胃黏膜蛋白络合成保护膜，保护黏膜再生。硫糖铝临床用量为口服1 g，每日3～4次，饭前1小时服用。麦滋林临床用量为口服670 mg，每日3次。思密达临床用量为口服3 g，每日3次。

第二节 热带药物治疗现状

一、热带药物治疗概况

胃肠道具有消化、吸收、排泄、分泌、防御的功能。胃肠道疾病主要包括肠道寄生虫病，急、慢性肠胃炎，功能性消化不良，反流性食管炎等。急、慢性结肠炎和消化性溃疡等是临床常见的多发病。胃肠疾病的发病原因较多，如饮食不节、饮酒、吸烟、药物、精神因素及环境、遗传等均可导致胃肠疾病。中医认为，胃肠疾病的发生与中医的脾胃失和息息相关。脾主运化，胃主受纳；脾主升，胃主降。脾胃居于中焦，升降协调，才可保证正常的消化机能。如饮食不节、情志所伤、六淫邪气侵袭可致脾胃升降失调；饮食不节，积滞不化，郁遏气机；忧思恼怒，肝失疏泄，气滞胃脘；过食辛辣之味则耗伤气血，寒暖失宜损及脾胃，最终造成胃肠疾病的寒热虚实错杂，脾胃升降失调。热带传统药物治疗胃肠疾病具有独特的优势，从临床上看，多种热带药物及其制剂对胃肠疾病的治疗都起到了较好的疗效，从而说明了热带药物对于胃肠疾病的肯定疗效，尤其在肠道寄生虫领域和胃肠不和领域，呈现了明显的疗效。

二、用于治疗肠道寄生虫感染的热带药物

1. 槟榔

【概述】槟榔又名榔玉、宾门、青仔、国马、槟楠、尖槟、鸡心槟榔。本品为棕榈科植物槟榔（Areca catechu L.）的干燥成熟种子。春末至秋初采收成熟果实，用水煮后，干燥，除去果皮，取出种子，干燥。

【分布】分布于广西、云南、福建、台湾、广东等地。国外以印度尼西亚、印度、斯里兰卡、菲律宾等地产量较多。

【功效】槟榔味苦、辛，性温，归胃、大肠经。有驱虫、消积、下气、行水、截疟等功效。主治虫积、食滞、脘腹胀痛、泻痢后重、脚气、水肿、疟疾等疾病。

【胃肠系统临床应用】

①治寸白虫：槟榔二七枚。治下筛。引水二升半，先煮其皮，取一升半，去滓纳末，频服暖卧，虫出。出不尽，更合服，取瘥止。宿勿食，服之。（《千金方》）

②治诸虫在脏腑久不瘥者：槟榔半两（炮）为末。每服二钱，以葱蜜煎汤调服一钱。（《圣惠方》）

③治食积满闷成痰涎呕吐者：槟榔、半夏、砂仁、萝卜子、麦芽、干姜、白术各二钱。水煎服。（《方脉正宗》）

④治脾胃两虚，水谷不能以时消化，腹中为胀满痛者：槟榔二两，白术三两，麦芽二两，砂仁一两。俱炒燥为末。每早服三钱，白汤调服。（《方脉正宗》）

⑤治心脾疼：高良姜、槟榔等分（各炒）。上为细末。米饮调下。（《百一选方》）

⑥治伤寒发汗或下后痞满，或成寒实结胸，气塞不通：槟榔两个（一生一煨）。细末。

酒二盏，煎一盏四，分作两服，温饮之。兼治蛔厥，心腹刺痛。（《伤寒总病论》槟榔散）

【用法用量】煎服，3～10 g；驱绦虫、姜片虫30～60 g。或入丸、散。外用：煎水洗，或研末调敷。适量。生用力佳，炒用力缓；新鲜者又优于陈久者。

【使用注意】脾虚便溏、气虚下陷者忌用；孕妇慎用。

2．川楝子

【概述】别名楝实、练实、金铃子、仁枣、苦楝子、楝子、石茱萸、楝树果、川楝树子、川楝实。为楝科植物川楝（*Melia toosendan* Sieb et Zucc）的果实。

【分布】分布于甘肃、河南、湖北、湖南、广西、四川、贵州、云南等地。

【功效】疏肝泄热，行气止痛，杀虫。用于肝郁化火、胸胁、脘腹胀痛、疝气疼痛、虫积腹痛。

【胃肠系统临床应用】

①治热厥心痛，或发或止，久不愈者：金铃子、玄胡索各一两。上为细末，每服二三钱，酒调下，温汤亦得。（《活法机要》金铃子散）

②治膀胱疝气，闭塞下元，大小便不通，疼痛不可忍者：金铃子肉四十九枚（锉碎如豆大，不令研细，用巴豆四十九枚，去皮不令碎，与金铃子肉同炒至金铃子深黄色，不用巴豆），茴香一两（炒）。上件除巴豆不用外，将二味为细末，每服二钱，温酒调下，食前。（《杨氏家藏方》金铃子散）

③治寒疝，以及偏坠，小肠庙痛：川楝子三钱，小茴香五分，木香一钱，淡吴茱萸一钱。长流水煎服。（《医方简义》导气汤）

④治脏毒下血：苦楝子炒令黄。为末，蜜丸。米饮下十丸至二十丸。（《经验方》）

【用法用量】5～10 g。外用适量，研末调涂。

【使用注意】本品有小毒，不宜过量或持续服用。又因性寒，脾胃虚寒者慎用。

3．使君子

【概述】别名留球子，为使君子科植物使君子（*Quisqualis indica* L.）的干燥成熟果实。秋季果皮变紫黑色时采收，除去杂质，干燥。

【分布】生于平原灌木丛或路旁。分布于福建、台湾、广西、江西、湖南、四川、贵州、云南、广东、海南岛等地。主产于四川、广东、广西。此外，福建、江西、云南、贵州等地亦产。

【功效】杀虫消积。用于蛔虫病、蛲虫病、虫积腹痛、小儿疳积。

【胃肠系统临床应用】

①治小儿蛔虫咬痛，口吐清沫：使君子（去壳）为极细末，用米饮调，五更早空心服。（《补要袖珍小儿方论》使君子散）

②治小儿疳蛔：使君子十个（瓦上炒，为末），甘草（胆汁浸一夕）、白芜荑各一份，苦楝子五个（炮，去核）。上末之，每服一钱，水煎服。（《幼科准绳》使君子散）

③治小儿五疳，脾胃不和，心腹膨胀，时复疞痛，不进饮食，渐致羸瘦：厚朴（去皮，姜汁炙）、陈皮（去白）、川芎各一份，使君子仁（浸，去黑皮）一两。上为细末。炼蜜丸如皂子大。三岁以上一粒，三岁以下半粒，陈米饮化下。（《局方》使君子丸）

④治小儿痞块腹大，肌瘦面黄，渐成疳疾：使君子仁三钱，木鳖子仁五钱。为末，水

丸龙眼大。每以一丸，用鸡子一个破顶，入药在内，饭上蒸热，空心食。(《简便单方》)

⑤小儿脾疳：用使君子、芦荟，等分为末。每服一钱，米汤送下。

⑥小儿痞块（腹大，肌瘦面黄，渐成疳疾）：用使君子仁三钱、木鳖子仁五钱，共研为末，滴水做成丸子，如龙眼大。每取一丸，放入一个破了顶的鸡蛋中，饭上蒸熟，空心服。

⑦蛔虫病。用使君子为末，五更时以米汤调服一钱。

【用法用量】使君子9～12 g，捣碎入煎剂；使君子仁6～9 g，多入丸散或单用，作1～2次分服。小儿每岁1～1.5粒，炒香嚼服，一日总量不超过20粒。

【使用注意】过量服用可致呃逆、眩晕、呕吐、腹泻等反应。若与热茶同服，亦能引起呃逆、腹泻，故服用时忌饮浓茶。

4. 雷丸

【概述】别名竹苓、雷实、竹铃芝，为白蘑科真菌雷丸（*Omphalia lapidescens* Schroet.）的干燥菌核。秋季采挖，洗净，晒干。

【分布】分布于长江流域以南各省及甘肃、陕西、湖北、河南等地。主产于四川、贵州、云南、湖北、广西、陕西。此外，浙江、湖南、广东、安徽、福建等地亦产。

【功效】杀虫、消积、消肿瘤，用于肿瘤、绦虫病、钩虫病、蛔虫病、虫积腹痛、小儿疳积。

【胃肠系统临床应用】

①下寸白虫：雷丸一味，水浸软去皮，切焙干为末，每有疾者，五更初先食炙肉少许，便以一钱匕药，稀粥调半钱服之。(《经验前方》)

②治三虫：雷丸（炮）一两，芎劳一两。上二味捣罗为细散，每服一钱匕，空腹煎粟米饮调下，日午、近晚各一服。(《圣济总录》雷丸散)

③消疳杀虫：雷丸、使君子（炮，去壳）、鹤虱、榧子肉、槟榔各等份。上药为细末，每服一钱，温米饮调下，乳食前。(《杨氏家藏方》雷丸散)

④治小儿风痫，瘛疭戴眼，极者日数十发：雷丸、莽草各如鸡子黄大，猪脂一斤。上先煎猪脂去滓，下药，微火上煎七沸，去滓，逐痛处摩之，小儿不知痛处，先摩腹背，乃摩余处五十遍，勿近朋及目，一岁以帛包膏摩微炙身。及治大人贼风。(《普济方》雷丸膏)

⑤治小儿寒热，惊啼不安：雷丸三分，牡蛎三分，黄芩三分，细辛三分，蛇床子一两。上药以水一斗，煎取七升，去滓，分为两度，看冷暖，用，先令浴儿头，勿令水入耳目，次浴背膊，后浴腰以下，浴讫避风，以粉扑之。(《圣惠方》雷丸浴汤)

⑥治少小有热不汗：雷丸四两，粉半斤。捣和下筛，以粉儿身。(《千金方》二物通汗散)

⑦治风瘙皮肤瘾疹疼痛：雷丸、人参、苦参、牛膝（润、浸、切、焙）、白附子（炮）、防风（去叉）、白花蛇（润、浸，去皮、骨，炙）、甘草（炙，锉）各二两，丹参一两半。上九味捣罗为散，每服二钱匕，食前温酒调下。(《圣济总录》雷丸散)

⑧治牡痔生鼠乳疮：雷丸、鹤虱（炒）、白矾灰各一两，皂荚针灰、舶上硫黄（研）各半两。上五味，捣研为散，醋煮面糊丸，如梧桐子大，以雄黄末为衣；每服二十丸，空

心食前麝香温酒下。(《圣济总录》雷丸散)

【用法用量】15～21 g，不宜入煎剂，一般研粉服，一次5～7 g，饭后用温开水调服，1日3次，连服3天。

三、用于调和胃肠的传统药物

1. 益智仁

【概述】别名益智子(《开宝本草》)、摘芋子(《中药材手册》)，为姜科植物益智(*Alpinia oxyphylla* Miq.)的果实。5～6月间果实呈褐色、果皮茸毛减少时采摘，除去果柄，晒干。

【分布】分布于广东和海南，福建、广西、云南亦有栽培。

【功效】温脾、暖肾、固气、涩精。治冷气腹痛、中寒吐泻、多唾、遗精、小便余沥、夜多小便。

【胃肠系统临床应用】

①治伤寒阴盛，心腹痞满，呕吐泄利，手足厥冷，以及一切冷气奔冲，心胁脐腹胀满绞痛：川乌(炮，去皮、脐)四两，益智(去皮)二两，干姜(炮)半两，青皮(去白)三两。上件为散。每服三钱，水二盏，入盐一捻，生姜五片，枣二个，擘破，同煎至八分，去滓，温服，食前。(《局方》益智散)

②治腹胀忽泻，日夜不止，诸药不效，此气脱也：益智子仁二两。浓煎饮之。(《世医得效方》)

③治疝痛，连小腹挛搐，叫呼不已：益智仁、干姜(炮)、甘草(炙)、茴香(炒)各三钱，乌头(炮，去皮)、生姜各半两，青皮(去白)二钱。上细切。每服四钱，水二盏，入盐少许，煎至七分，去滓，空心食前温服。(《济生方》益智仁汤)

④治白浊腹满，不拘男妇：益智仁(盐水浸炒)、厚朴(姜汁炒)等分。姜三片，枣一枚，水煎服。(《永类钤方》)

【用法用量】煎汤，3～9 g；或入丸、散。

2. 高良姜

【概述】别名风姜、小良姜，为姜科植物高良姜(*Alpinia officinarum* Hance)的干燥根茎。夏末秋初采挖，除去须根及残留的鳞片，洗净，切段，晒干。

【分布】主要分布于海南及雷州半岛、广西、云南、台湾等地，广东、云南亦有栽培。

【功效】温胃散寒、消食止痛。用于脘腹冷痛、胃寒呕吐、嗳气吞酸。

【胃肠系统临床应用】

①治卒心腹绞痛如刺，两胁支满，烦闷不可忍：高良姜五两，厚朴二两，当归、桂心各三两。上四味，以水八升，煮取一升八合，分三服，日二。若一服痛止，便停，不须再服，若强人为二服，劣人分三服。(《千金方》高良姜汤)

②养脾温胃，去冷消痰，大治心脾疼痛，宽胸下气，进美饮食，疗一切冷物所伤：良姜(去芦)、干姜(炮)等分。上为细末，面糊为丸，如梧桐子大。每服十五丸至二十丸，食后橘皮汤下。妊娠妇人忌服。(《局方》二姜丸)

③治心脾痛：高良姜、槟榔等分，各炒。上为细末，米次调下。(《百一选方》)

④治心口一点痛，乃胃脘有滞或有虫，多因恼怒及受寒而起，遂致终身不瘥：高良姜（酒洗七次，焙，研）、香附子（醋洗七次，焙，研）。上二味，须要各焙、各研、各贮。如病因寒而得者，用高良姜二钱，香附末一钱；如病因怒而得者，用高良姜一钱，香附末二钱；如因寒怒兼有者，用高良姜一钱五分，香附末一钱五分，以米饮汤加入姜汁一匙，盐一撮，为丸服之。（《良方集腋》良附丸）

⑤治霍乱吐痢腹痛：高良姜，火炙令焦香。每用五两，打破，以酒一升，煮取三四沸，顿服。（《备急方》）

⑥治霍乱呕吐不止：高良姜（生锉）一味，粗捣筛。每服三钱匕，水一盏，枣一枚（去核），煎至五分，去滓，用水沉冷，顿服。（《圣济总录》冰壶汤）

⑦治诸寒疟疾：良姜、白姜各等分。二味火上煅，留性，为末。每服三钱，雄猪胆一个，水一盏，温和胆汁调下。（《续本事方》）

⑧心脾冷痛（即胃痛）：用高良姜四两，切片，分成四份。一两以陈米半合炒黄，去米；一两以陈壁土半两炒黄，去土；一两以巴豆三十四个炒黄，去豆；一两以斑蝥三十四个炒黄，去蝥。另取吴茱萸一两，酒浸一夜后，同高良姜一起再炒，共研为末，以浸吴茱萸的酒调药做成丸子，如梧子大。每服十五丸，空腹服，姜汤送下。此方名"高良姜丸"。又方：高良姜三钱，五灵脂六钱，共研为末。每服三钱，醋汤调下。

⑨养脾温胃，去冷消痰，宽胸下气：用高良姜、干姜等份，炮过，研细，加面糊做成丸子，如梧子大。每服十五丸，饭后服，橘皮汤送下。孕妇忌服。

【用法用量】内服：煎汤，3～6 g；或入丸、散。

3. 沉香

【概述】别名蜜香、栈香、沉水香，为瑞香科植物白木香［*Aquilaria sinensis*（Lour.）Gilg］含有树脂的木材。全年均可采收，割取含树脂的木材，除去不含树脂的部分，阴干。

【分布】沉香分布于印度、印度尼西亚、越南、马来西亚等国，我国热带地区有引种。白木香分布于福建、台湾、广东、海南、广西。

【功效】行气止痛，温中降逆，纳气平喘。主脘腹冷痛，气逆员息，胃寒呕吐呃逆，腰膝虚冷，大肠虚秘，小便气淋。

【胃肠系统临床应用】

①治胸膈痞塞，心腹胀满，喘促短气，干哕烦满，脚气上冲：香附（炒，去毛）四百两，沉香十八两半，缩砂仁四十八两，甘草（炙）一百二十两。上为细末。每服一钱，入盐少许，沸汤点服，空心食。（《局方》沉香降气丸）

②治脾肾久虚，水饮停积，上乘肺经，咳嗽短气，腹胁胀，小便不利：沉香一钱，乌药三钱，茯苓、陈皮、泽泻、香附子各半两，麝香半钱。上为细末，炼蜜和丸如梧子大。每服二三十丸，熟水下。（《鸡峰普济方》沉香丸）

③治胃冷久呃：沉香、紫苏、白豆蔻各一钱。为末。每服五、七分，柿蒂汤下。（《活人心统》）。

④治大肠气滞，虚闭不行：沉香磨汁八分，以当归、枳壳、杏仁泥、肉苁蓉各三钱，紫菀一两，水煎，和沉香汁服。（《方脉正宗》）

【用法用量】煎汤，2～5 g，后下；研末，0.5～1 g；或磨汁服。

4．砂仁

【概述】别名春砂仁，海南砂仁，为姜科植物阳春砂 *Amomum villosum* Lour.、绿壳砂 *Amomum villosum* Lour. *var.* xanthioides T. L. Wu *et* Senjen 或海南砂 *Amomum longiligulare* T. L. Wu 的干燥成熟果实。夏、秋间果实成熟时采收，晒干或低温干燥。

【分布】阳春砂仁分布于福建、广东、广西、云南等地，现广东、广西、云南等地区均有大面积栽培。绿壳砂仁分布于云南南部。海南砂仁分布于海南。

【功效】化湿开胃，温脾止泻，理气安胎。用于湿浊中阻，脘痞不饥，脾胃虚寒，呕吐泄泻，妊娠恶阻，胎动不安。

【胃肠系统临床应用】

①和胃气，消宿食，理腹痛，快膈，调脾：沉香一两，缩砂仁、乌药各二两，净香附四两，甘草（炙）一两二钱。上除沉香不过火，余四味锉焙，仍同沉香研为细末。每服一钱，用温盐汤无时调服，或空心烧盐汤调下亦好，紫苏、枣汤尤妙。（《活幼心书》缩砂饮）

②消食和中，下气止心腹痛：砂仁炒研，袋盛浸酒，煮饮。（《纲目》缩砂酒）

③治痰气膈胀：砂仁捣碎，以萝卜汁浸透，焙干为末。每服一二钱，食远，沸汤服。（《简便单方》）

④治气虚肿满，痰饮结聚，脾胃不和，变生诸症者：人参一钱，白术二钱，茯苓二钱，甘草七分，陈皮八分，半夏一钱，砂仁八分，木香七分，生姜二钱。水煎服。（《古今名医方论》香砂六君子汤）

⑤治妊娠胃虚气逆，呕吐不食：缩砂仁不拘多少。上为细末。每服二钱，入生姜自然汁少许，沸汤点服，不拘时候。（《济生方》缩砂散）

⑥治冷滑下痢不禁，虚羸：缩砂仁、炮附子（末）、干姜、厚朴、陈橘皮等分。为丸。日二，服四十丸。（《药性论》）

⑦治小儿滑泄，肛头脱出：缩砂一两。去皮为末，每用一钱，以猪腰子一片批开，入药末在内，绵系，米泔煮熟，与儿食之，次服白矾丸。（《小儿卫生总微论方》缩砂散）

【用法用量】3～6 g，入煎剂宜后下。

5．枫蓼肠胃康片

【组成】牛耳枫、辣蓼。

【功能主治】理气健胃，除湿化滞。用于急性胃肠炎，属伤食泄泻型及湿热泄泻型者，症见腹痛腹满、泄泻臭秽、恶心呕腐或有发热恶寒、苔黄脉数等。亦可用于食滞胃痛而症见胃脘痛、拒按、恶食欲吐、嗳腐吞酸、舌苔厚腻或黄腻脉滑数者。

【药理作用】经动物试验显示本品可抑制胃酸和胃液分泌量，对动物在体回肠收缩幅度和频率均有明显的抑制作用；另外，还对实验性胃炎模型有较好的治疗作用。

【规格】片剂，0.2 g；颗粒剂，8 g/袋。

【用法用量】片剂，口服，一次4～6片，一日3次；开水冲服，一次8 g（1袋），一日3次。

附：牛耳枫

【概述】为虎皮楠科植物牛耳枫（*Daphniphyllum calycinum* Benth.）的根。

【分布】分布于江西、福建、广东、广西、海南、云南等地。

【功效】清热解毒，活血化瘀，消肿止痛。主外感发热、咳嗽、咽喉肿痛、胁下痞块、风湿骨痛、跌打损伤。

【用法用量】煎汤，9～15 g（鲜品加倍）。

附：辣蓼

【概述】辣蓼草，为蓼科蓼属植物水蓼（*Polygonum hydropiper* L.）的全草。

【分布】分布于我国南北各省区，生河滩、水沟边、山谷湿地，海拔 50～3500 米。

【功效】祛风利湿，散瘀止痛，解毒消肿，杀虫止痒。用于痢疾、胃肠炎、腹泻、风湿关节痛、跌打肿痛、功能性子宫出血；外用治毒蛇咬伤，皮肤湿疹。

【用法用量】25～50 g；外用适量，煎水洗。

第三节　调节胃肠功能药物的新进展

随着我国卫生条件的改善，尤其是自农村改水改厕工作以来，人们的居住环境与卫生条件有了很大的改善，并且随着改厕覆盖率的提高，肠道传染病和寄生虫感染率都有了一定程度的降低，肠道寄生虫病的发病率越来越低。

然而，随着肠道功能的研究深入，肠道菌群在调节胃肠功能方面的作用越来越突出。肠道菌群参与机体食物消化、营养代谢吸收、药物代谢、能量供应、必需维生素的生成、免疫调节、胃肠道稳态的维持等重要生理过程，肠道菌群失调与肠易激综合征（IBS）、炎症性肠病（IBD）、结肠癌、肥胖、糖尿病等疾病的发生均有一定相关性。越来越多的研究表明，通过调节肠道微生物的基因及其组成，可以影响肠道菌群的结构和功能，进而促进多种肠道菌群相关疾病的治疗。调节肠道菌群的主要药物分为抗菌药物、益生菌制剂、益生元制剂、耐药性肠球菌制剂和传统药物等。

传统药物对肠道菌群的作用还在研究阶段，以补益类和清热解毒类中药研究为多，包括单味药和中药复方。补益类中药多含多糖类成分，具有益生元的作用，这些成分进入肠道后可以促进肠道益生菌（如双歧杆菌、乳酸杆菌、嗜热链球菌等）的生长，益生菌的生长其产生的代谢产物可间接抑制有害菌（如大肠杆菌、肉毒梭菌、产气夹膜菌等）的生长。体外实验表明，枸杞子、地黄、黄芪等补益类中药对两歧双歧杆菌、嗜酸乳杆菌具有促进作用。宋克玉研究发现，党参能显著提高肠道乳杆菌水平并降低大肠杆菌水平，茯苓能显著提高肠道双歧杆菌的水平，对肠道菌群都有较好的调节作用。孙立群研究发现纳米黄芪对溃疡性结肠炎大鼠肠道微生态失调具有很好的调整作用。薏米、红参等不仅在体外可以促进生长双歧杆菌和鼠李糖乳杆菌生长，而且也可促进肠道益生菌的生长。

清热解毒类中药往往可以抑制病原微生物尤其是肠道有害菌的生长。金银花、黄连、连翘、穿心莲、蒲公英等药物对体外痢疾杆菌有较强的抑制作用。金银花水提物则抑制双歧杆菌、乳酸杆菌在体外的生长。黄连解毒汤长期应用的时候会引起肠道菌群失调，并损伤小鼠肠道黏膜组织。山楂、神曲等可以调整菌群。蔡子微研究发现，神曲具有调整脾虚小鼠的肠道菌群的作用并可促进损伤肠组织的恢复。闫瑶发现，砂仁对抗生素所致肠道菌群失调小鼠有明显的恢复作用。王艳金发现，金樱根多糖组小鼠的肠道主要菌群的数量基本恢复，其中，肠球菌、肠杆菌、双歧杆菌优于自然恢复组。

参考文献

［1］黄象谦.胃肠道疾病治疗学［M］.天津：天津科学技术出版社.1996.

［2］任丽文.4647例体检人群胃镜检查结果分析［D］.太原：山西医科大学，2017.

［3］曾彬，胡阳黔，姜红梅，等.湖北十堰地区消化性溃疡发病因素的调查研究［J］.中国医学前沿杂志（电子版），2015，7（5）：71－74.

［4］张小平，陈建平，张中平.某地区功能性胃肠病流行病学及其相关因素调查研究［J］.中华临床医师杂志（电子版），2013，7（24）：11329－11332.

［5］安婉丽，李雪丽，孔冉，等.中医药治疗肠道菌群失调症方剂用药规律分析［J］.中国实验方剂学杂志，2018，24（12）：1－6.

［6］石天闻，牟新，周迪夷.中医药对肠道菌群影响的研究进展［J］.浙江中西医结合杂志，2017，27（12）：1105－1109.

［7］冯文林，伍海涛.中医药治疗肠易激综合征肠道菌群失调的作用研究［J］.辽宁中医杂志，2017，44（8）：1787－1788.

［8］李琦.中医辨证施护在急性胃炎治疗中的效果分析［J］.当代医学，2017，23（3）：151－152.

［9］张叶华.中医辨证施护在急性胃炎治疗中的效果分析［J］.内蒙古中医药，2015，34（11）：174.

［10］吴萌，万生芳，王凤仪，等.中医药治疗急性胃炎研究进展［J］中医临床研究，2015，7（4）：140－141.

［11］柴妃，宋伟，李明.中西医结合治疗急性肠炎患者的疗效观察［J］.中西医结合心血管病电子杂志，2016，4（21）：173－176.

［12］董长河，马艳锋.用葛根芩连汤治疗急性肠炎的效果探析［J］.当代医药论丛，2016，14（5）：22－23.

［13］张勇，翁素晶.葛根芩连汤治疗急性肠炎临床观察［J］.亚太传统医药，2017，13（9）：124－125.

［14］李怀庆.用枫蓼肠胃康颗粒剂治疗急性肠炎的效果观察［J］.当代医药论丛，2015，13（22）：278－279.

［15］陈晓兰，贾纪萍，杨海峰，等.中药在动物寄生虫疾病中的应用研究进展［J］.黑龙江畜牧兽医，2017（17）：98－100.

［16］胡梁及.抗寄生虫中药复方C研究［D］.广州：广东药科大学，2016.

［17］张雄飞.抗寄生虫中药研究［D］.广州：广东药学院，2015.

［18］刘翔宇，常玉君.中药在抗寄生虫上的应用及研究进展［J］.养殖技术顾问，2013（5）：196.

［19］吴中兴.中药槟榔驱虫作用的综合报告［J］.江苏中医药，1963（2）：22－25.

［20］王晖，黄海涛，梁三红，等.益气健脾法联合益生菌对炎症性肠病患者血清炎症因子的影响［J］.中华全科医学，2017，15（9）：1574－1576.

［21］陈珠．砂仁对炎症性肠病大鼠的治疗作用及其初步机理研究［D］.昆明：云南中医学院，2017.

［22］谢建群．中医药对炎症性肠病免疫调节的研究［J］.中国当代医药，2014，21（19）：181－183.

［23］吴璐一，季光，赵继梦，等．中医药治疗克罗恩病的研究与思考［J］.环球中医药，2014，7（5）：393－397.

［24］魏子坚，邱铕滇．黄芪建中汤配合穴位敷贴治疗脾胃虚寒型慢性胃炎的疗效观察［J］.内蒙古中医药，2017，36（20）：20－21.

［25］邹殿强．中西医结合治疗幽门螺杆菌感染慢性胃炎的临床效果分析［J］.世界最新医学信息文摘，2017，17（78）：119.

［26］李文婷．益气健脾和胃法治疗慢性萎缩性胃炎（脾胃虚弱证）的临床观察［D］.哈尔滨：黑龙江中医药大学，2017.

［27］葛静，朱成栋．温中健脾中药治疗慢性胃炎的疗效以及安全性［J］.内蒙古中医药，2017，36（9）：28.

［28］国家中医药管理局《中华本草》编委会．中华本草［M］.上海：上海科学技术出版社，1999

［29］张渝渝，杨大坚，张毅．槟榔的化学及药理研究概况［J］.重庆中草药研究，2014（1）：37－41、44.

［30］李振华，鞠建明，华俊磊，等．中药川楝子研究进展［J］.中国实验方剂学杂志，2015，21（1）：219－223.

［31］沈宇峰，沈晓霞，王志安，等．药用植物使君子的研究综述［J］.时珍国医国药，2008（7）：1704－1705.

［32］郭炜．雷丸古今临床应用概述［J］.辽宁中医杂志，2014，41（9）：1866－1867.

［33］陈萍，王培培，焦泽沼，等．益智仁的化学成分及药理活性研究进展［J］.现代药物与临床，2013，28（4）：617－623.

［34］熊远果，沈瑶，张洪．高良姜药理活性研究新进展［J］.中南药学，2017，15（10）：1418－1421.

［35］王灿红，郭鹏，王帅，等．沉香药用记载、临床应用及药理作用研究进展［J］中国药理学与毒理学杂志，2016，30（10）：1082－1083.

［36］陆山红，赵荣华，幺晨，等．砂仁的化学及药理研究进展［J］.中药药理与临床，2016，32（1）：227－230.

［37］赵丹，安妮，陈常玉，等．枫蓼肠胃康的研究进展［J］.现代药物与临床，2014，29（12）：1446－1450.

（李永辉）

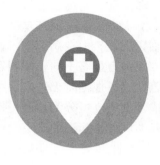

第四章 | 抗肝炎药物

第一节　热带地区常见肝炎疾病及治疗现状

一、疾病概况

肝炎（Hepatitis）是肝脏炎症的统称，常由病毒、细菌、寄生虫、药物、酒精、化学毒物、自身免疫因素等多种致病因素导致肝脏细胞被破坏，肝脏功能受损，引起身体不适，以及肝功能指标的异常。因肝炎病因不同，虽有类似的临床表现，但在病原学、血清学、损伤机制、临床经过及预后、肝外损害、诊断及治疗等方面常有显著不同。按照发病缓急及病程长短，肝炎可分为急性肝炎和慢性肝炎。其中，急性肝炎根据有无黄疸，可分为急性黄疸型肝炎和急性无黄疸型肝炎；而慢性肝炎根据病情轻重程度可分为轻度慢性肝炎、中度慢性肝炎和重度慢性肝炎。按照致病因素的不同，肝炎可分为病毒性肝炎、细菌性肝炎、药物性肝炎、酒精性肝炎、非酒精性脂肪性肝炎、中毒性肝炎、自身免疫性肝炎。现将临床常见的各型肝炎特点简述如下。

（一）病毒性肝炎

病毒性肝炎是最常见的肝炎类型，具有易传染性、传播途径多样、流行性广泛、发病率高、病程迁延长等特点。临床特点是乏力、食欲减退、恶心、呕吐、肝脾肿大、肝功能损害等，部分患者可见黄疸和发热，常见隐性感染。目前，按照病毒类型不同，病毒性肝炎可分为7类，即甲型、乙型、丙型、丁型、戊型、己型和庚型肝炎。其中，流行最广泛、危害最严重者为乙型肝炎。另外，丙型肝炎由肠道外传播，戊型肝炎由肠道传播。急性肝炎患者大多在6个月内恢复，乙型、丙型和丁型肝炎易转为慢性肝炎，少数可转化为肝硬化，极少数为重症患者。慢性乙肝和慢性丙肝与肝细胞癌症发生存在密切联系。中医认为肝炎发生的原因主要是正气不足。由于饮食不节、失节，损伤了脾胃而不能化湿，湿热内生，困脾伤肝，造成肝胆脾胃不和，从而加剧对正气的损伤，导致肝炎的发生。另外，由于正气不足，极容易感染病毒。故引起肝炎流行的主因是大众不良的饮食习惯。目前，A型、B型、D型病毒性肝炎的疫苗已研发成功，但C型、E型、F型者尚无疫苗。

1. 甲型病毒性肝炎

甲型病毒性肝炎（简称"甲型肝炎"）是一种由甲型肝炎病毒（HAV）传播导致肝脏损害的疾病，可分为急性黄疸型、急性无黄疸型、淤胆型、亚临床型、重型肝炎、暴发型甲型肝炎。任何年龄的人群均可患本病，但主要为儿童和青少年。成人患甲肝的临床症状一般较儿童为重。其传染源是急性期患者和亚临床感染患者，通过粪—口途径传播。传染期是潜伏期后期及症状出现最初一周内。带有病毒的粪便污染水源、蔬菜、食品、用具等均可导致此病流行。成人感染后多表现为显性感染，而儿童或老人感染后易表现为隐性感染。

2. 乙型病毒性肝炎

乙型病毒性肝炎（简称"乙型肝炎"）是由乙型肝炎病毒（HBV）导致肝脏炎性损害的传染性疾病，乙肝病毒感染人体后，广泛存在于血液、唾液、阴道分泌物、乳汁、精液等处，主要通过血液、性接触、母婴传播、日常生活接触、肠胃道外传播、医源性传播等途径传播，其主要传染源是慢性无症状乙型肝炎病毒携带者，其次是急性、慢性乙肝感染患者。在我国地方性疾病流行区中，HBV 感染率相对较高。

3. 丙型病毒性肝炎

丙型病毒性肝炎（简称"丙型肝炎"）是由丙型肝炎病毒（HCV）感染引起的一种传染性疾病，可分为急性丙型病毒性肝炎和慢性丙型病毒性肝炎。单纯丙肝病毒感染极少引起肝功能衰竭。在自然状态下，其中仅有 15% 的患者能够自发清除 HCV 达到痊愈。慢性丙型病毒性肝炎的症状较轻，也可无任何自觉症状。丙型病毒性肝炎传染源主要为急、慢性丙肝患者和慢性丙肝携带者，传播途径与乙肝相似，最主要的传播途径为输血和经血制品传播，其次为经生活密切接触传播、母婴接触传播、性接触传播等。发病高危人群包括多次受血者、静脉药瘾者、血液透析者。丙肝病毒感染为全球性分布。

4. 丁型病毒性肝炎

丁型病毒性肝炎（简称"丁型肝炎"）是由丁型肝炎病毒（HDV）和 HBV 嗜肝 DNA 病毒共同感染引起的以肝细胞损伤为主的一种传染病。其临床症状与急性乙型肝炎相似，在病程中可见两次胆红素和 ALT 升高。血清中 HBsAg 先出现，然后肝内 HDAg 阳性。急性期患者，血清中 HDAg 阳性持续数日即转阴，继而抗 HDIgM 阳性，持续时间短，滴度低。抗 HDIgG 则为阴性；HDV 与 HBV 重叠感染者临床表现多样，可似急性肝炎，也可为慢性肝炎、重型肝炎。多见于慢性 HBV 感染者。丁型病毒性肝炎传染源为急、慢性丁肝患者及丁肝病毒携带者。其可表现为与乙肝病毒联合感染或重叠感染，最主要的传播途径为输血和血制品。在血制品中，危险性最大者为混合血浆制品。丁肝病毒感染也为全球性分布。其中，地中海沿岸国家、中东地区、非洲和南美洲亚马孙地区是高流行区。丁型肝炎病毒感染者易导致原有肝炎慢性化和重型化，预后恢复较差。

5. 戊型病毒性肝炎

戊型病毒性肝炎（简称"戊型肝炎"）是由感染戊型肝炎病毒（HEV）引起的肠道传染病。主要传染源为潜伏期末期和急性期患者；其传播途径与甲肝相似，为经粪—口途径传播。现有绝大部分传播为水源被粪便污染所致。食物传播和输血也是其中的途径。戊肝为地方性流行，主要分布在亚洲和欧洲的发展中国家。本病常见于青壮年，发病率男性高于女性，且孕妇对戊型肝炎病毒易感。戊肝流行性具有明显的季节性，常见于雨季或洪水后。戊肝不发展为慢性，多数患者于发病 4～6 周内症状消失，肝功能恢复正常。

6. 己型病毒性肝炎

己型病毒性肝炎（简称"己肝"）的病原尚未确定和公认，缺乏特异性诊断方法，主要采取排除法。临床上，排除甲型至庚型 6 种肝炎病毒及巨细胞病毒（CMV）、EB 病毒感染的情况下方可考虑己肝的诊断。目前，对己肝的具体传播途径还没有一致公认的看法，一般认为粪—口途径和血液传播的可能性都存在。按照以切断传播途径为主的综合防治措施考虑，既要加强切断粪—口途径，又要加强切断经血液和注射传播途径，以达到预防的目的。己肝的治疗主要是根据其临床表现类型，采用中西医结合的方法对症治疗和综合治疗。

7. 庚型病毒性肝炎

庚型病毒性肝炎（简称"庚型肝炎"）是由庚型肝炎病毒（HGV）引起的一种疾病。HGV 的传播途径与 HBV 和 HCV 相似，主要经输血等非肠道途径传播，也可存在母婴传播、性传播和医源性传播等。临床表现方面：大多数 HGV 急性感染患者呈亚临床型或无黄疸型，仅约 59% 的 HGV 感染显示有转氨酶的升高；HGV 可引起暴发型肝炎，患者临床上表现为亚急性经过，除个别患者很快发生昏迷外，多数患者从出现症状到昏迷均经过 14～19 天，有持续的 ALT 波动及血清胆红素的增高。HGV 常与 HBV 或 HCV 发生联合感染。在某些 HCV 合并 HGV 感染的病例中，可表现为 HCV 感染消失，ALT 恢复正常，而 HGV 感染持续存在。

（二）药物性肝炎

药物性肝炎（Drug-induced Hepatitis）是指由于药物或（及）其代谢产物引起的肝脏直接或间接损伤引起的疾病，以往没有肝炎史的健康者或原来就有严重疾病的患者，在使用某种药物后（正常或超剂量）发生程度不同的肝脏损害。临床上可表现为各种急、慢性肝炎，其中，急性肝损伤占绝大多数。轻者停药后可自行恢复，可以表现为肝细胞坏死、胆汁淤积、细胞内微脂滴沉积或慢性肝炎、肝硬化等。重者可能危及生命。临床症状可有肝区不适、腹胀、食欲减退、恶心、乏力等。实验室检查，最早最常见的为血清转氨酶增高，亦可发生黄疸，血胆红素增高，其他尚有血碱性磷酸酶、谷氨酰转肽酶增高。其机理主要为：药物及其中间代谢产物对肝脏的直接毒性作用；或机体对药物及药物特异质反应生成的中间代谢产物的过敏反应。随着医药工业的迅速发展，国内外新药不断问世，药物性肝病的发病率相应增加。其他与此肝炎相关的药物有三氟溴氯乙烷、甲基多巴、异烟肼、利福平和吡嗪酰胺、苯妥英锌和丙戊酸、齐多夫定、酮康唑、硝苯吡啶、布洛芬和吲哚美辛、阿米替林、胺碘酮、呋喃妥因、口服的避孕药、某些草药和食物附加品。其他毒药导致的肝炎还有如含毒伞毒素的蘑菇、黄磷、对乙酰氨基酚、四氯化碳、氯仿、乙炔化三氯和其他所有有机氯化合物等。

（三）酒精性肝炎

酒精性肝炎（Alcoholic Hepatitis）是指由于摄入过量酒精导致的肝脏损害及其一系列病变的基本病理学改变。酒精性肝炎早期可无明显症状，但肝脏已有病理改变，发病前往往有短期内大量饮酒史，有明显的体重减轻、食欲不振、恶心、呕吐、全身倦怠乏力、发热、腹痛及腹泻、上消化道出血及精神症状。体征有黄疸、肝肿大和压痛，同时有脾肿大，面色发灰，腹水浮肿及蜘蛛痣，食管静脉曲张。还会出现贫血和中性粒细胞增多，血清胆红素增高，转氨酶中度升高，并有 γ-GT、谷氨酸脱氢酶和碱性磷酸酶活力增高，凝血酶原时间延长。

（四）非酒精性脂肪性肝炎

非酒精性脂肪性肝炎（Nonalcoholic Steatohepatitis，NASH）是一种伴随有炎症及肝细胞损伤的脂肪变性现象，是与胰岛素抵抗（IR）和遗传易感密切相关的代谢性疾病，也是非酒精性脂肪肝的一种极端发展形式。NASH 可导致晚期肝脏纤维化、肝硬化、肝衰竭及肝脏肿瘤的产生。现已成为西方国家中最为常见的肝脏疾病。导致 NASH 的危险因素主要为肥胖、2 型糖尿病（T2DM）及血脂异常与代谢综合征。非酒精性脂肪性肝炎与酒精性肝炎很相似，但患者无酗酒史。本病最重要的发病机制为胰岛素抵抗和氧化应激及脂质过氧化。通过饮食调整和适当运动而缓慢减轻体重、改善胰岛素抵抗是最基础的治疗方法。但单纯依靠减肥治疗脂肪性肝病（FLD）的效果并不理想，药物在脂肪性肝炎治疗中的作用也非常重要。继丙型肝炎后，非酒精性脂肪性肝炎是肝硬化的第二大原因。

（五）中毒性肝炎

中毒性肝炎（Toxipathic Hepatitis）是由化学毒物（如磷、砷、四氯化碳等）、药物或生物毒素所引起的肝炎或所致的肝脏病变。其主要是细胞毒作用的结果。按接触毒物的时间和量，其可分为急性中毒性肝炎和慢性中毒性肝炎两类，以慢性者多见。急性中毒性肝炎发病急骤，常无前驱症状，一般在中毒 24～48 小时出现症状。其症状为食欲不振、恶心、呕吐、腹痛、肝大、血清转氨酶增高，严重者出现急性肝坏死。慢性中毒性肝炎起病隐匿，症状不明显，表现类似慢性病毒性肝炎。其中，感染中毒性肝炎是继发于细菌性感染的肝脏中毒性病变。重症感染如败血症、伤寒及暴发性流脑等都可引起中毒性肝炎。发病以年龄较小的婴儿较为多见，大多有明显的前期感染或并发感染。慢性中毒性肝炎是长期接触锑、砷、磺胺、抗结核药、镇静安眠药（如氯丙嗪、苯巴比妥类）等有毒物质引起的中毒反应。

（六）自身免疫性肝炎

自身免疫性肝炎（Autoimmune Hepatitis，AIH）是一种比较少见的由自身免疫反应介导引起的慢性进行性肝脏炎症性疾病，多与其他自身免疫性疾病相伴，多为慢性病。其临床特征为不同程度的血清转氨酶和 γ - 球蛋白血症水平升高、多种自身抗体呈阳性，肝组织出现以淋巴细胞、浆细胞浸润为主的界面性肝炎，严重病例可快速发展为肝硬化和肝衰竭。遗传易感性被认为是引起自身免疫性肝炎的主要因素，而其他因素可能是在遗传易感性基础上引起机体免疫耐受机制破坏，产生针对肝脏自身抗原的免疫反应，从而破坏肝细胞导致肝脏症坏死。该病女性发病率高于男性。在世界范围内均有发生，在欧美国家发病率相对较高；在我国，其确切发病率和患病率尚不清楚。古代医家认为自身免疫性肝炎的中医病因病机主要为外感侵袭、情志不调、饮食失宜、素体禀赋不足、它病传变等；其间又往往错综复杂，内外因相互影响，最终导致脾胃虚弱，肝肾不足，脾虚脾湿内阻，或脾胃湿热互结，虚实夹杂，缠绵难愈。

二、临床常用治疗方法和药物

（一）病毒性肝炎临床常用治疗方法和药物

1. 治疗方法

（1）急性肝炎。

常见的急性病毒性肝炎有急性黄疸型肝炎、急性无黄疸型肝炎、急性重型肝炎等，其治疗方法如下。

①一般治疗：注意休息，补充营养，合理清淡饮食，避免饮酒及使用损害肝脏的药物，适当静脉注射葡萄糖，补充维生素 C。

②对症支持治疗：根据患者实际情况针对性地用药，以促进肝细胞的修复。但要慎用肾上腺皮质激素类药物。

（2）慢性肝炎。

常见的慢性病毒性肝炎有慢性乙型肝炎、慢性丙型肝炎等，其治疗方法包括多个方面，如保肝、抗纤维化、抗病毒去除病因、预防肝癌等。其中针对不同的病因并去除病因，是慢性肝炎治疗中最重要的原则。

①一般治疗：适当休息，合理饮食。注意营养均衡，多食用新鲜蔬菜水果，尽量少食用油炸食品，严禁烟酒，注意劳逸结合，心情平和。含有丰富的多种维生素和矿物质成分的药品，如蜂胶、螺旋藻、鲜蜂王浆、虫草制剂等，对改善肝脏营养、提高免疫力也有帮助。

②药物治疗：改善和恢复肝功能药物有护肝药、降酶药、退黄药。其中，中成药治疗被证明疗效较佳；免疫调节药物有胸腺素、转移因子；抗肝纤维化药物主要有丹参、冬虫夏草、γ-干扰素等；抗病毒治疗药物主要有干扰素（IFN-α）、核苷类似物（拉米夫定、阿德福韦酯、替比夫定、恩替卡韦、替诺福韦）等。

③疾病预防：慢性肝炎疫苗预防，如通过注射乙肝疫苗预防乙肝；严格筛选献血员，减少血源性传播；预防经皮肤和黏膜途径传播，如推行安全注射，对牙科器械、内镜等医疗器具严格消毒等；性和母婴传播的预防等。

（3）重型肝炎。

①一般和支持疗法：绝对卧床休息，重症监护，预防院内感染。为控制肠内氨的来源，应尽量减少含蛋白质饮食供应，维持水、电解质、酸碱平衡，对肝、肾有损害的药物忌用。进食不足者可静脉滴注葡萄糖；补充足量的维生素 B、维生素 C、维生素 K；输入新鲜血液、白蛋白及免疫球蛋白等。

②促进肝细胞再生：如小分子多肽类等肝细胞生长因子。

③防治并发症：应积极采取治疗措施，以防治肝性脑病、上消化道出血、继发感染、肝肾综合征等并发症。

④肝移植。

2．治疗病毒性肝炎的化学药物分类

鉴于病毒性肝炎的发病原理可能与病毒株的毒力、受感染细胞的数量和患者免疫系统的效应等因素有一定关系，其治疗药物大体分为 3 类。

（1）抗病毒药物。

包括干扰素及干扰素新剂型 PEG-IFNα-2a 和 PEG-IFNα-2b、干扰素修饰物如干扰素脂质体、复合干扰素、阿糖胞苷、磷酸阿糖胞、阿昔洛韦、利巴韦林、磷羧基甲酸、聚肌胞苷，其中干扰素的疗效较为有效。此外，还有蛋白酶抑制剂：针对 NS3/4A 丝氨酸蛋白酶，包括 Telaprevir、Boceprevir、SCH446211、TMC435350、Vaniprevir、Narlaprevir 等；非结构基因 5A 抑制剂，如 BMS-790052 等。此外，还有拉米夫定（LAM）、替比夫定（LDT）、恩替卡韦（ETV）、阿德福韦酯（ADV）和替诺福韦酯（TDF）等。

（2）免疫调节剂。

包括乙肝免疫球蛋白、左旋咪唑、乙肝疫苗、转移因子、免疫核糖核酸、卡介苗、免疫抑制剂、胸腺素、猪苓多糖等，其中，以免疫核糖核酸较为有效。

（3）改善肝细胞功能药物。

如肌苷、复合维生素 B、维生素 C、维生素 K、促肝细胞生长素、齐墩果酸片等。

3．治疗病毒性肝炎的中药分类

（1）清热利湿类：适用于肝胆湿热，症见黄疸、口苦、苔黄、尿黄者。如水飞蓟宾片、复方益肝灵片、鸡骨草胶囊、垂盆草冲剂（片）、护肝宁片，能清热解毒、疏肝利胆，并有降酶的作用。用于急、慢性肝炎，以辨证属肝胆湿热者为宜。

（2）补虚扶正类：在治疗各型肝炎的同时，较适于正气不足或肝肾虚损，症见乏力、少食、腰膝酸软者。如甘得健胶囊、五仁醇胶囊、肝喜乐胶囊，有抗肝炎、降谷丙转氨酶的作用。用于急性、迁延性和慢性肝炎，以辨证属肝肾虚损者为宜。

（3）提高机体免疫能力类：如六神丸能增强慢性乙型活动性肝炎等患者的免疫机能，促进病情好转。

（4）疏肝解郁、化痰开窍类：如白金丸具有疏肝解郁、化痰开窍的功效。

（5）增强肝细胞解毒能力类：如乌鸡白凤丸能增强肝细胞的解毒能力，促进肝糖原和蛋白质的合成代谢。同时还具有调整体液免疫和细胞免疫的功能，适用于慢性肝炎。

4．治疗病毒性肝炎常用方剂与中成药

（1）治疗黄疸型肝炎方剂。

①茵陈 9 g，栀子 9 g，白芍 6 g，牛膝 6 g，红枣 9 g，百草霜 9 g，土狗 6 只，青矾 9 g，丹竹青 5 g，共研末为丸，每次服 6 g，每日服用 3 次。

②可选用一贯煎加减：生地黄 10 g，全当归 10 g，白芍 15～18 g，女贞子 10 g，五味子 10 g，麦冬 10 g，川楝子 10 g，枸杞子 10 g。煎汤服，每日 1 剂。见于无黄疸型传染性肝炎，主症为胁肋隐痛喜按，身倦乏力，眩晕耳鸣，失眠多梦，心烦急躁，腰腿酸痛，舌质红，苔薄少津，脉细数，四肢无力。

（2）治疗乙肝方剂。

①黑蚂蚁 500 g，鳖甲 200 g，全蝎 30 g，晾干研末，1 次 1 匙，1 日 2 次，注意此方急性期不可用，急性期以清热解毒利湿为主，病症缓解后方可用。

②龟甲和鳖甲各 50 g，用河沙炒干，筛去河沙，捣成粉；生黑芝麻 500 g，捣碎；再用蜂蜜将两者调匀，捏成 30 粒药丸，每日早起床后服 1 粒，连服 30 日。

③鸡骨草 60 g，红枣 10 枚（去核），煲汤水饮用。

④鳖一只，枸杞子 25 g，淮山药 30 g，女贞子 15 g，陈皮丝 2 g，共煮汤。煮好后去诸药调味，饮汤食鳖，一日 2 次。

⑤淮山药 20 g，桂圆肉 10 g，鳖一只，将鳖肉、鳖壳与淮山药、桂圆肉放炖盅内，加清水适量，隔水炖熟后分次服用。

⑥泽漆 40 g，黄芪 20 g，青皮、陈皮、猪苓、贯众和甘草各 10 g，大黄和柴胡各 12 g，苦参和赤芍各 15 g，每日 1 剂，水煎，一日 2 次，30 日为 1 疗程。

（3）治疗乙型肝炎中成药。

常用药物：乙肝解毒胶囊、乙肝健片、乙肝扶正胶囊（甘毒康）、碧云砂乙肝颗粒、护肝宁片、扶正化瘀胶囊、利肝隆胶囊（颗粒）、灭澳灵片、甘草甜素片、肝必复胶囊、肝泰舒胶囊、苦参素片等剂型，苦参碱注射液、解毒护肝颗粒、参灵肝康胶囊、澳泰乐片

（胶囊）等。

（4）治疗各种急慢性病毒性肝炎中成药。

常用药物：云芝肝泰颗粒、五灵丸、五灵肝复胶囊、健肝灵胶囊、利肝片、参芪肝康胶囊、慢肝解郁胶囊、护肝片（胶囊）、水飞蓟宾片（胶囊）、清肝利胆胶囊、清肝胶囊、熊胆舒肝利胆胶囊、珍熊胆丸、益肝灵片、肝得健、肝舒片、肝速康胶囊、芜蒿护肝片、茴三硫片、茵栀黄注射液、葫芦素片、鸡骨草胶囊、鼻炎宁颗粒等。

（5）治疗重症肝炎药物中药方剂及中成药。

①安宫牛黄丸清心开窍，证见热陷心包而昏迷者；

②清黄汤清营解毒，证见热毒入血者；牛黄承气汤（安宫牛黄丸 2 丸，大黄末 9 g）重用大黄，证见气营两燔导致神昏者；

③血府逐瘀汤（尖的去皮核桃 50 个、大黄 12 g，去皮桂枝、炙甘草和芒硝各 6 g）、桃仁承气汤（大黄 12 g、桃仁 18 颗，芒硝、当归、芍药和丹皮各 6 g）、抵当汤（大黄、石菖蒲和远志各 12 g，桃仁、水蛭和虻虫各 9 g，桂枝和五味子各 10 g，茯苓 18 g）加减。证见热毒扰黄败血，血结瘀阻以活血化瘀；

④犀羚镇痉汤（犀角和人中黄各 3 g、羚羊角 5 g、连翘和潞菊各 9 g、金银花和玄参各 6 g、生地 25 g、生甘草和莲子心各 2 g），证见肝风内动以清热息风；

⑤大黄黄连泻心汤（大黄 16 g，黄连 9 g，黄芩 6 g）；或者清热凉血，用犀角地黄汤（犀角、生地黄、牡丹皮和芍药各 4.5 g），证见热毒内壅，气化失常而少尿无尿者，以滋肾丸清利通关。或血热妄行而吐血、便血者以直泻心火。

（6）治疗肝炎经典方剂。

①茵陈蒿汤：茵陈蒿 18 g，栀子 5 g，大黄 6 g。或三药各等份。水煎服，每日 1 剂，日服 2 次。清热利湿，退黄。用于湿热黄疸，症见一身面目尽黄、色鲜明、腹微满、小便短赤不利、苔黄腻、脉滑数。加减：如见恶寒发热，或寒热往来，加柴胡、黄芩和解退热；大便秘结，重用大黄，并加枳实以泻热退便；胁痛腹胀，加郁金、川楝子疏肝理气止痛；黄疸甚，加田基黄、泽泻、车前子利湿退黄。可用于急性黄疸型传染性肝炎、中毒性肝炎。

②栀子柏皮汤：栀子和黄柏各 15 g，炙甘草 9 g。水煎服，每日 1 剂，日服 2 次。清热利湿，和中。加减：大便秘结，加生大黄、枳实泻火通便；湿热重，加龙胆草、黄芩清热泻火燥湿；黄疸较甚，加田基黄、茵陈利湿退黄；胁肋胀痛，加川楝子、郁金、枳壳疏肝理气止痛；热甚则用生甘草。用于急性黄疸型肝炎等。

（二）治疗药物性肝炎方法及药物

较严重的药物性肝病的治疗原则是保护肝脏功能，减少肝脏负担，预防并发症的发生及对症处理。包括：卧床休息，给予高蛋白，富含维生素 B、维生素 C 的饮食，保证足够的能量供应，黄疸较深者应静脉滴注高渗葡萄糖、维生素 C，维持电解质平衡，并使用护肝退黄药如苦黄、茵栀黄注射液及门冬酸钾镁等。

（1）应用解毒剂还原型谷胱甘肽以补充肝内 SH 基因，有利于药物的生物转化，可提高解毒作用；腺苷蛋氨酸可用于药物性胆汁淤积，又可降低因使用苯巴比妥药所致 γ-谷酰基转移酶（GGT）升高的状况。乙酰半胱氨酸是乙酰氨基酚中毒的唯一有效药物。

（2）淤胆者可试用苯巴比妥和熊去氧胆，前者有利于肝细胞内运载蛋白 Y 和蛋白 X 生成，使间接胆红素转化为直接胆红素，改善胆红素代谢。严重淤胆病人可服考米烯胺，减少胃肠道胆酸和药物再吸收，或短程使用糖皮质激素和强力宁。5-腺苷-L-蛋氨酸，又称腺苷蛋氨酸（SAMe），也可用于治疗肝内胆汁淤积。熊去氧胆酸可调节免疫、稳定细胞膜及保护线粒体，能促进胆酸在细胞内和小胆管运输。

（3）肝损伤保护剂：N-乙酰半胱氨酸（N-AC）。这是半胱氨酸的前体，其作用机制为通过补充血清及肝脏组织中的耗竭的还原型谷胱甘肽（GSH）水平，同时也可以通过提高血清中 NO 水平而增加组织灌流，降低肝脏组织中有毒性作用的 NO 水平而产生保护作用，N-乙酰半胱氨酸可以激活结构型一氧化氮合酶（cNOS）活性而抑制诱导型一氧化氮合酶（iNOS）活性。复方二氯醋酸二异丙胺有改善肝功能，减少肝脏脂肪堆积的作用。

（4）护肝退黄药：如苦黄、茵栀黄注射液及门冬酸钾镁等，可保护和修复肝细胞。

（5）多烯磷脂酰胆碱：可稳定肝细胞膜，从而抗氧化应激，抑制肝细胞凋亡及肝组织炎症。

（6）保肝降酶汤中药方剂：如保肝解酶汤药物等。

（三）治疗酒精性肝炎的方法与药物

1. 主要方法

第一，戒酒。治疗酒精性肝病首要方法为戒酒，其疗效与肝病严重度相关。而治疗酒精性脂肪肝唯一的方法是戒酒。同时通过补充蛋白质或氨基酸，可进一步促进肝细胞恢复。第二，重度酒精性肝病患者可考虑肝移植。第三，药物治疗。

2. 常用药物

（1）糖皮质激素（CS）。

重症酒精性肝炎（SAH）患者最常用的治疗药物是糖皮质激素。其目的是减少免疫和促炎细胞因子反应，后两者是肝脏损伤的主因。

（2）己酮可可碱（PTX）。

其为口服磷酸二酯酶抑制剂，可抑制肿瘤坏死因子（TNF-α）和其他促炎细胞因子产生。

（3）抗氧化剂。

美他多辛：糖皮质激素治疗中添加该药可改善 SAH 患者的短期存活，并减少患者肝性脑病和肝肾综合征发生或发展。此外，还有维生素及微量元素中具有抗氧化作用的锌、硒。长期饮酒者常缺乏维生素，尤其是维生素 B1、B6、A、E，以及叶酸。常用抗氧化剂还有水飞蓟。适用于急慢性酒精中毒、酒精性肝病及戒酒综合征。

（4）丙硫氧嘧啶。

长期摄取酒精的动物和人呈高代谢状态。甲状腺切除和丙硫氧嘧啶（PTU）治疗可部分地防止摄取酒精的动物发生缺氧性肝损害。

（四）治疗非酒精性脂肪性肝炎的方法与药物

1. 主要治疗方法

改变生活方式、减肥及增加运动量；重度肥胖者应考虑减肥手术；存在其他基础代谢紊乱者，如 IR 和 2 型糖尿病、血脂异常和高血压，除减肥外亦需同时治疗这些伴随疾病。

2．常用药物

（1）二甲双胍和噻唑烷二酮类药物。

胰岛素抵抗在非酒精性脂肪性肝病的发病中起着重要的作用，胰岛素增敏剂可有效改善胰岛素抵抗。其中，二甲双胍能明显增强外周组织对胰岛素的敏感性，改善胰岛素抵抗；噻唑烷二酮类药物（罗格列酮）为胰岛素增敏剂，其作用机制为可活化过氧化物酶体增殖物激活受体 - γ（PPAR - γ），同时还可降低脂肪细胞游离脂肪酸（FFA）和肿瘤坏死因子（TNF-α）的释放，增加葡萄糖的利用，提高胰岛素的敏感性，可以轻度改善包括纤维化和气球样变在内的肝组织学参数，显著增加体重为其不良反应。

（2）血管紧张素Ⅱ受体阻滞剂：替米沙坦和奥美沙坦。

血管紧张素转化酶抑制剂（ACEI）和血管紧张素受体阻断剂（ARB）不仅是降压药物，还可通过活化 PPAR-γ 缓解胰岛素抵抗，提高胰岛素敏感性。患者胰岛素抵抗和血清 ALT 水平均明显改善，且替米沙坦组效果更佳。该类药物在提高胰岛素的敏感性及肝脏的保护方面可能起着一定作用。

（3）常用中药方剂。

二陈汤加减（适用于痰浊内阻证）、膈下逐瘀汤合二陈汤加减（适用于痰瘀互结证）、苓桂术甘汤、逍遥散加减（适用于肝郁脾虚证）、茵陈蒿汤加减（适用于湿热蕴结证）。

（4）中成药。

常用中成药有益肝灵片、垂盆草颗粒、天晴甘平等甘草酸制剂、当飞利肝宁、五酯胶囊、降脂颗粒、胆宁片、金匮肾气丸联合归脾丸、逍遥散、护肝片、血脂康绞股蓝总苷片、壳脂胶囊、茵栀黄、安络化纤丸、利肝隆颗粒、六味五灵片、大黄䗪虫丸、扶正化瘀胶囊、鳖甲煎丸等。

（五）治疗中毒性肝炎方法与药物

1．常用治疗方法

（1）做好治疗预案：由于每个中毒性肝炎患者的情况千差万别，患者应先在专业的肝病医院进行全面检查，根据中毒性肝炎病情，制定适合自身的个体化治疗方案，以免病情恶化危及生命。

（2）改变生活方式：患者应注意休息，平常多做有氧运动。合理饮食，摄入有营养的物质，如蛋白质、维生素丰富的食物，饮食清淡不油腻，同时根据病情恢复情况，选择合适的工种工作。

（3）病因治疗：发现中毒反应，应立即停药，保肝、利胆。早期可选择适宜的血液净化方式，如血液灌流、持续血液滤过、血浆置换等手段，通过清除体内毒物及活性炎性因子以尽早恢复肝脏正常活性。

（4）预防：对有职业中毒可能的工作人员做定期检查，以及对新工作人员在就业前进行肝脏检查等。另外，进行药物治疗。

2．治疗药物

联苯双酯、双环醇、硫普罗宁为常用药物，特效解毒药是备选药物。

（1）联苯双酯：可保护肝脏、对抗肝损害和增强肝脏解毒功能。

（2）双环醇：可抗肝炎病毒和抗肝细胞损伤。

（3）硫普罗宁：可与四氯化碳、乙硫氨酸、对乙酰氨基酚等化学物质及其代谢产物结合而解毒，此外，还能提高细胞超氧化物歧化酶（SOD）活性。还可以使肝细胞线粒体中ATPSI 的活性降低，从而保护肝线粒体结构，改善肝功能。

（4）特效解毒剂或拮抗剂的毒物（如铅、砷、硫酸铜、有机磷农药等）可早期选用，促进解毒和毒物排泄。特效解毒剂主要有：①有机磷农药中毒解毒剂，如胆碱酯酶复能剂和抗胆碱剂（阿托品、氢溴酸山莨菪碱、溴本辛）；②氟乙酸钠、氟乙酰胺中毒的解毒剂，如甘油乙酸酯及乙酰胺；③氰化物中毒的解毒剂，如亚硝酸钠 – 硫代硫酸钠、羟钴胺及氯钴胺；④高铁血红蛋白还原剂，主要有亚甲蓝和苯甲胺蓝；⑤金属络合剂，如依地酸钙二钠可以驱铅，二巯基丙磺酸钠、二巯丁二钠及青霉胺能驱铅、汞及砷等。

3．常用中药

（1）茵陈散加减：茵陈、板蓝根各 100 g，栀子 60 g，大黄、黄芩各 45 g，共为末，开水冲调，温水灌服，1 日 1 剂。

（2）牛黄、水牛角、黄芩、黄连、山栀子、雄黄、麝香、郁金、冰片、朱砂、珍珠原料煎制而成，清热解毒、豁痰开窍，可治疗中毒性肝炎。

（3）芜蒿护肝片也可治疗中毒性肝炎。

（六）治疗自身免疫性肝炎方法与药物

1．治疗方法

（1）对症和保肝治疗：主要抑制异常的自身免疫反应，缓解肝内炎症和消除症状，恢复肝功能，保持代偿状态和减少并发症等。应注意休息，补充营养，禁酒和避免药物性损害，但最重要的是采取免疫抑制剂治疗。

①可根据肝功能损伤程度采用多烯磷脂酰胆碱、甘草酸类及谷胱甘肽等药物及中草药治疗。

②给予质子泵抑制剂（PPI）和其他胃保护药口服，1 日 2 次，以保护胃黏膜，预防消化道出血。对已有胃肠道出血病史者，给予胃镜下止血或手术治疗。

③预防和治疗骨质疏松，给予口服钙剂、肌注维生素 D3 注射液及磷酸盐类等药物。

（2）对于慢加急性肝衰竭患者，经过上述治疗，病情无缓解，推荐肝移植前的评估。对难治性重症患者，有条件的可考虑在专家组指导下使用免疫吸附、血浆置换或免疫细胞治疗。

（3）药物治疗。

2．常用药物

治疗自身免疫性肝炎常用药物分为化学药物（肾上腺皮质激素类、其他免疫抑制剂）和中药方剂。

（1）肾上腺皮质激素类药物。

免疫抑制剂是自身免疫性肝炎（AIH）的首选治疗化学药物，泼尼松（龙）单一治疗或加用硫唑嘌呤联合治疗被公认是 AIH 的基础治疗。常采用糖皮质激素单药诱导缓解治疗，泼尼松（龙）初始剂量 40 ～ 60 mg/d，并于 4 周内逐渐减量至 15 ～ 20 mg/d；或采用糖皮质激素联合硫唑嘌呤（50 mg/d）治疗，对于糖皮质激素副作用风险增加患者（如脆性糖尿病、骨质疏松、情绪不稳定、精神病史和控制不良的高血压患者），泼尼松（龙）

初始剂量为 30 mg/d，并于 4 周内逐渐减量至 10 mg/d，硫唑嘌呤无须减量。维持治疗可采用泼尼松（龙）（2.5 ～ 10 mg/d）单药或联合硫唑嘌呤（50 mg/d）治疗。治疗应强调个体化的原则。

（2）其他免疫抑制剂类药物。

主要有硫唑嘌呤、布地奈德、利妥昔单抗、环孢素 A、霉酚酸酯、羟氯喹和雷公藤制剂等。

（3）中成药与主要方剂。

①活血化瘀、滋养肝肾相关中成药。

目前，常用治疗自身免疫性肝炎的中药中应用较为广泛者为活血化瘀、滋养肝肾相关药物。例如：甘利欣注射液等甘草提取物、百赛诺片等五味子提取物及其复方制剂、水林佳等水飞蓟提取物、茵栀黄注射液等茵陈制剂、复方鳖甲软肝片等鳖甲制剂等。其他中成药还有水牛角片、补肾冲剂、逍遥丸、疏肝丸、茵胆平肝胶囊、熊胆舒肝利胆胶囊、扶正化瘀胶囊、华蟾素注射液、灯盏红注射液、清开灵注射液、金线莲苷等药物。

②与免疫相关中药。

免疫激发型中药包括黄芪、人参、灵芝、党参、白术、当归、扁豆、山药、薏苡仁、沙参、麦冬、生地黄等补益药，其中，黄芪尚有促使机体诱生病毒干扰素的功用；淫羊藿、肉桂、枸杞子、五味子、肉苁蓉、附子、熟地黄、补骨脂、女贞子、天冬、巴戟天、首乌等补肾药均具有免疫增强效果，或促进淋巴细胞转化，或激活细胞免疫及体液免疫，或增强网状内皮系统吞噬功能；方剂如补中益气汤、四君子汤、参苓白术散、玉屏风散、肾气丸、左归饮、右归饮、六味地黄丸等。

免疫抑制型中药包括当归、大黄、桃仁、三棱、莪术、赤芍、穿山甲、水蛭、丹参、汉防己、羌活、大青叶、山豆根、龙胆草、益母草、贯众等。而苍耳、僵蚕、姜黄、雷公藤、蝉衣、地肤子、秦艽等均具有一定的抗变态反应功效，具有类似“激素样”的作用，却无激素的副作用。在临床组方中重用甘草，以借其“类激素样”作用来抑制机体自身免疫反应，并可降低激素副作用，提高临床疗效。

③中药方剂。

肝胆湿热夹瘀证：茵陈蒿汤加减［绵茵陈、茯苓、猪苓和赤芍各 30g，焦栀子、制大黄、白英、郁金和炙甘草各 9g，滑石（包）24g］。

肝郁脾虚夹瘀证：逍遥散合金铃子散加减（柴胡和当归各 12g，白术 15g，白芍、茯苓和赤芍各 30g，莪术、金铃子和玄胡各 10g，炙甘草和薄荷各 9g）。

肝阴亏虚夹瘀证：一贯煎加减（北沙参、枸杞子和赤芍各 30g，生地 15g，麦冬 20g，当归 12g，郁金 9g）。

气滞血瘀型：逍遥散合桃红四物汤加减（柴胡、白术、白芍、茯苓和生姜各 15g，薄荷、炙甘草和红花各 10g，熟地、当归、川芎、栀子和桃仁各 20g，茵陈蒿 30g）。

三、热带地区肝炎疾病治疗存在的问题

目前，肝炎疾病的治疗已经是中西医并重，如除中药外，西药干扰素在病毒性肝炎的临床应用也非常广泛，但其副作用强、不良反应多，在治疗过程中易导致药物性肝炎，且

易产生耐受性，另外，化学药物的高价格对其在肝炎疾病的治疗普及中起到了严重阻碍作用。

第二节　热带药物治疗现状

　　肝炎是世界上也是我国临床上常见的一类疾病。为了与肝炎疾病作斗争，长期以来，热带地区的人们包括当地的少数民族（如黎族、傣族、彝族、苗族、瑶族等），在医疗实践中从当地丰富的热带植物资源中探索出了多种对治疗肝炎有良好疗效的单味药或复方配伍的方剂（或经验方剂），为防治肝炎做出了较大的贡献。但治疗的肝炎种类以病毒性肝炎为主。在治疗肝炎时，汉族医生常以复方药为主，而民族药以单味药和复方药并重。常见治疗甲型肝炎有以广东相思子、黄栀子、香附、茯苓、陈皮等热带药用植物为主要成分的复方药；治疗乙型肝炎的热带药用植物主要有白花蛇舌草、麦冬、马齿苋、田基黄、薏苡、木棉花、鸡蛋花、半枝莲、白木香、广西莪术、桑寄生等。而治疗乙肝的民族药物，有傣族药牛尾草、彝族药黄花倒水莲、桑等药用植物；治疗丙型肝炎的药用植物有华重楼、苦参等；治疗其他急慢性肝炎药物有佛手、巴戟天、南五味子、佩兰、何首乌、紫背天葵等。治疗其他慢性肝炎的黎族热带药用植物中，单味药主要有鸡骨香、绞股蓝、盐肤木、虎杖、海金沙、半边莲、老鼠簕、叶下珠等，复方药中则主要为白茅、大青叶、五指毛桃、火炭母、卷柏、地胆草等；苗族药有车前草、积雪草等；瑶族药主要有大沙叶、白花丹等；云南民族药主要有滇南木姜子、定心藤、三叉苦、黄金间碧竹，单味药则有无根藤、山芝麻等。上述药用植物大多具有清热解毒，疏肝利胆、利水的功效。

一、病毒性肝炎

（一）治疗甲型肝炎中药方剂

1．广东相思子（*Abrus cantoniensis* Hance）

【概述】为豆科植物广东相思子的干燥全株，俗称鸡骨草。全年可采收，一般在 11 ～ 12 月或清明后连根挖起，除去荚果（种子有毒），去净根部泥土，将茎藤扎成束，晒至八成干发汗再晒足干备用。

【分布】分布于广东、广西、海南等地。

【功效】利湿退黄，清热解毒，疏肝止痛。用于治疗湿热黄疸，胁肋不舒，胃脘胀痛，乳痈肿痛。

【临床应用】

（1）鸡骨草 30 g，茵陈蒿 15 g（先煎），炒黄柏和龙胆草各 5 g，酒大黄 3 g，生山栀、赤芍和川楝子各 10 g，桃仁泥和广木香各 6 g。治疗幼儿急性黄疸型肝炎。

（2）将干燥鸡骨草（全草）100 ～ 200 g（儿童减半）和瘦猪肉共煎，再茵陈蒿加减，效果较佳。

2．黄栀子（*Gardenia jasminoides* Ellis）

【概述】为茜草科植物黄栀子的干燥果实。秋冬果实成熟后采收干燥。

【分布】分布于长江流域以南，广东、广西亦有栽培。

【功效】护肝、利胆、降压、镇静、止血、消肿，用于治疗黄疸型肝炎、扭挫伤、高血压、糖尿病等症。

【临床应用】

（1）茵陈蒿汤加味：茵陈 30～50 g，栀子 12～15 g，大黄 5～8 g，黄芩 10 g，板蓝根 30～50 g。剂量可随症加减。煎汤，每日分 3 次空腹饮温汤，10 天为 1 个疗程。视黄疸消退情况，可连用 2～3 个疗程。用于湿热蕴结，胆汁外溢，主症为身目发黄，色鲜明，发热、心烦、恶心、呕吐，食欲不振，尿黄短少，舌苔黄腻，脉弦数。热重于湿者，兼见口渴、便燥。

（2）苦参、黄芩、薏苡仁、丹参和茵陈各 30 g，山栀子和茯苓各 15 g，陈皮 12 g，制大黄 15 g（后下）。呕吐者加姜半夏、姜竹茹、白术；肋痛者加郁金、元胡、川楝子；失眠者加酸枣仁、夜交藤；黄疸深者加赤芍、葛根。水煎服，1 日 1 剂，分 2 次口服，30 日 1 疗程。清热解毒，活血化瘀疗效佳，兼治戊型病毒性肝炎。

3. 香附（*Cyperus rotundus* L.）

【概述】为莎草科植物莎草的干燥根茎。秋季采挖，燎去毛须，置沸水中略煮或蒸透后晒干，或燎后直接晒干。

【分布】分布于福建、广东、海南等地。

【功效】疏肝解郁、理气宽中、调经止痛。

【临床应用】

（1）肝郁脾虚，气滞血瘀。主症为胁肋胀痛或刺痛，串走或定着不移，面色晦暗，食欲不振，脘腹胀满，大便难，肝脾大，舌质暗淡、有瘀斑，苔薄，脉弦涩。宜疏肝健脾、化瘀通络。无黄疸型传染性肝炎可选用膈下逐瘀汤加减：当归、桃仁、延胡索、香附、柴胡和白术各 10 g，川芎、枳壳和甘草各 7 g，赤芍 15～18 g。煎汤服，每日 1 剂。

（2）香附和陈皮各 12 g，白芍、党参、茯苓、郁金各 10 g，当归、枳壳、醋柴胡各 8 g，川芎、白术、木香和半夏各 7 g，甘草 4 g。慢性肝炎，中医辨证为肝郁脾虚型，症见身疲乏力、食欲不振、腹胀、胁痛、面色萎黄或晦暗，舌质淡红或暗红，脉弦细或细弱。

4. 茯苓 [*Poria cocos*（Schw.）Wolf]

【概述】为多孔菌科真菌茯苓的干燥菌核。多于 7～9 月采挖，挖出后除去泥沙，堆置反复"发汗"后，摊开晾至表面干燥。

【分布】分布于广东、广西和云南等地。

【功效】利水渗湿、健脾、宁心。用于水肿尿少，痰饮眩悸，脾虚食少，便溏泄泻，心神不安，惊悸失眠。

【临床应用】

（1）茵陈、青蒿和虎杖根各 15 g，龙胆草 3 g，黄芩和半夏各 9 g，金钱草 30 g，丹皮和茯苓各 12 g，炙甘草 6 g。煎汤内服，每日 1 剂。适用于急性甲型病毒性肝炎。

（2）湿困脾阳，胆汁外溢主症为身目发黄，色晦暗，食少脘闷，或见腹胀，大便溏软，神疲畏寒，四肢不温，舌质淡，苔白腻或白滑，脉沉细或沉迟。宜温化寒湿、健脾和胃，佐以利胆。可选用茵陈术附汤加味：茵陈 30～50 g，白术 15～18 g，附片（制）

10 g，干姜 10 g，茯苓 15 ～ 18 g，泽泻 12 ～ 15 g，甘草 5 ～ 8 g。煎汤，每日分 3 次空腹饮温汤，日服 1 剂。或遵医嘱。适用于治疗甲型病毒性肝炎。

（3）无黄疸型传染性肝炎：肝脾失调，气郁血虚。主症为胁肋作痛、胸腹胀闷、食欲不振，疲乏无力，烦躁易怒，大便不实，舌苔薄白，脉沉弦。宜疏肝理气、健脾养血。可选用解郁养血汤为主方：柴胡 10 g，白芍 12 ～ 15 g，当归 10 g，白术 15 ～ 18 g，茯苓 15 ～ 18 g，甘草 3 ～ 5 g，生姜 3 ～ 5 g。煎汤服，每日 1 剂。适用于甲型病毒性肝炎。

（4）茵陈 20 ～ 30 g，茯苓、车前子、连翘和板蓝根各 15 g，大黄 10 g，丹参和赤芍各 20 g，郁金 12 g。水煎服，每日 1 剂，分 2 次口服，4 周为 1 疗程。清热解毒，利湿活血疗效显著。可兼治戊型病毒性肝炎。

（5）治疗各种慢性肝炎，如健脾疏肝汤：党参、茯苓、郁金和谷芽各 10 g，白术和薏苡仁各 5 g，柴胡、川楝、鸡内金和延胡索各 15 g，丹参 12 g，白芍 1.5 g。水煎服，每日 1 剂，日服 2 次。

5. **陈皮**（*Citrus reticulata* Blanco）

【概述】为芸香科植物橘及其栽培变种的干燥成熟果皮，采摘成熟果实，剥取果皮，晒干或低温干燥。

【分布】产于福建、广东、广西等地。

【功效】理气健脾、燥湿化痰。用于脘腹胀满、食少吐泻、咳嗽痰多。

【临床应用】

无黄疸型传染性肝炎，湿热内蕴，脾胃不和。主症为胁痛闷胀，恶心厌油腻，食欲不振，乏力腹胀，尿黄而少，舌苔白腻或黄腻，脉滑数。宜健脾和胃、利湿清热。可选用金不换正气散加减：藿香 15 ～ 18 g，法半夏、厚朴、苍术、陈皮、川楝子和延胡索各 10 g，茵陈和板蓝根各 25 ～ 30 g，车前子 10 g（布包）。

（二）治疗乙型肝炎中药方剂

1. **白花蛇舌草**（*Hedyotis diffusa* Willd）

【概述】为茜草科植物白花蛇舌草带根的干燥全草，四季可采。

【分布】在中国产于福建、广东、香港、广西、海南、云南等省区，国外分布于亚洲的热带地区。

【功效】清热解毒、利湿消痛、抗癌。用于肺热喘咳、咽喉肿痛、肠痈、疖肿疮疡、毒蛇咬伤、热淋涩痛、水肿、痢疾、肠炎、湿热黄疸。

【临床应用】

（1）黄芪、丹参、虎杖、土茯苓、白花蛇舌草和皂角刺各 25 g，露蜂房和甘草各 9 g，菌灵芝（研末冲服）5 g。水煎服。每天 1 剂。30 天为 1 疗程，总疗程为 3 ～ 4 个月。

（2）虎杖、蚤休、苦味叶下珠、板蓝根、露蜂房、赤芍、制首乌和巴戟天各 15 g，白花蛇舌草、丹参和生黄芪各 30 g。可清热解毒、活血化瘀、祛湿退黄。

（3）茵陈 40 g，虎杖、佩兰和郁金各 30 g，白花蛇舌草和垂盆草各 10 g。熬水当茶饮，此也是乙肝验方，3 个月后大三阳转阴。

2. **麦冬** [*Ophiopogon japonicus*（Linn. f.）Ker-Gawl.]

【概述】为百合科植物麦冬的干燥块根，秋、冬两季采挖块根，晒干，备用。

【分布】分布于广东、广西等地。

【功效】有养阴润肺、益胃生津、清心除烦的功效，用于肺燥干咳、阴虚痨嗽、喉痹咽痛、津伤口渴、内热消渴、心烦失眠、肠燥便秘等症。

【临床应用】

麦冬 20 g、党参 30 g、黄芪 30 g、苦参 6 g、甘草 3 g。注意：此方不适用于有发热炎症、舌苔厚腻、肝炎活动出现黄疸等情况。

3．马齿苋（*Portulaca oleracea* L.）

【概述】为马齿苋科植物马齿苋的干燥或新鲜全草。四季采集，鲜用。

【分布】全国各地广为分布。

【功效】清热利湿、解毒消肿、消炎、止渴、利尿。

【临床应用】

鲜马齿苋头及根 250 g，鲜车前草 120 g，加适量红糖，煲汤饮用。

4．田基黄（*Hypericum japonicum* Thunb.）

【概述】为藤黄科植物田基黄的干燥全草。一年生草本。茎纤细，夏、秋季开花时采收。拔取全株，抖净泥沙，晒干。

【分布】分布于台湾、广东中南部、广西、海南以及云南南部。

【功效】清热解毒、利湿退黄、消肿散瘀。用于湿热黄疸、肠痈、目赤肿痛、热毒疮肿；急慢性肝炎、早期肝硬化、肝区疼痛；阑尾炎、乳腺炎、肺脓肿。

【临床应用】

（1）用鲜田基黄 120 g（干品 30～60 g），鲜鸡蛋一个（蛋熟后去壳再煎 20 min），枯草 30 g，鲜茅根 50 g，煲水加适量冰糖，代茶饮用。可用于以热毒为主，有肝区疼痛、口苦口干、腹胀、倦怠乏力、便黄赤、大便秘结、舌苔黄厚等症者，可清热解毒护肝。

（2）鲜田基黄 100 g，鲜鸡蛋 2 只，橘饼 15 g，共煮汤，中途把鸡蛋去蛋壳后再煮，煮好后喝汤，食蛋及橘饼。用于肝郁脾虚，可见消瘦，神疲乏力，两肋疼痛，面色滞暗，食欲差，大便不成形，腹胀，舌质有齿印者。

5．薏苡仁（*Coix lacryma-jobi* L.）

【概述】为禾本科薏苡植物的干燥成熟种仁，秋季果实成熟时采割植株，晒干，打下果实，再晒干，除去外壳、黄褐色种皮及杂质，收集种仁。

【分布】福建、台湾、广东、广西、海南、云南等地广为分布。

【功效】健脾渗湿、除痹止泻、清热排脓。用于水肿、脚气、小便不利、湿痹拘挛、脾虚泄泻、肺痈、肠痈；外用治扁平疣。

【临床应用】

（1）白扁豆和生苡仁各 100 g，鲜鲫鱼 250 g（去肠脏），煲汤食用。

（2）鲜茅根和生苡仁各 100 g，鲜冬瓜（连皮）500～1 000 g，煲汤饮用。

6．木棉花 [*Gossampinus malabarica*（DC.）Merr.]

【概述】为木棉科植物木棉的干燥花。春季花盛开时采收，除去杂质，晒干。

【分布】分布于海南、台湾、广西、云南和四川等地。

【功效】清热利湿、解毒。

【临床应用】

木棉花 30～50 g，生苡仁 100 g，鲜马蹄 150 g，白砂糖适量，煲水饮用。

7. 鸡蛋花 (*Plumeria rubra* L. cv. acutifolia)

【概述】为夹竹桃科植物鸡蛋花的花，夏、秋采摘盛开的花朵，晒干。

【分布】分布于海南、广东等地。

【功效】清热、利湿、解暑。用于感冒发热、肺热咳嗽、湿热黄疸、泄泻痢疾、尿路结石、预防中暑。

【临床应用】

（1）夏枯草 10 g，菊花 12 g，茵陈、银花和鸡蛋花各 15 g，砂糖适量，煲水饮用。可湿热并清，强肝健脾，和胃适肠。

（2）黄竹叶、鸡蛋花树皮或叶和十大功劳各 100 g，无根藤和定心藤各 200 g，煎水外洗。

8. 半枝莲 (*Scutellaria barbata* D. Don)

【概述】为唇形科植物半枝莲的干燥全草。夏、秋两季茎叶茂盛时采挖，洗净，晒干。

【分布】分布于广东、广西、台湾等地。

【功效】清热解毒、活血化瘀、消肿止痛、抗癌。治阑尾炎、肝炎、胃痛、早期肝癌、肺癌、子宫颈癌、乳腺炎等。

【临床应用】

乙肝解毒汤：黄芪 30 g，虎杖、白花蛇舌草、露蜂房、半枝莲、仙鹤草、土茯苓、淫羊藿和鹿衔草各 15 g，柴胡、郁金、当归和生鸡内金各 12 g，桂枝 9 g，甘草 3 g。煎服，先用冷水浸泡 30min，沸后再煎 5min 即可。6 日 1 疗程。

9. 白木香 [*Aquilaria sinensis* (Lour.) Gilg]

【概述】为瑞香科植物白木香的干燥心材（沉香）。常绿乔木，采得沉香后，要用小刀剔除不含树脂的部分，晒干后即为成品。

【分布】分布于广东、广西、云南、福建等地。

【功效】降气、调中、暖肾、止痛。

【临床应用】

青黛 170 g，血竭 150 g，沉香 90 g，犀角 90 g，粉碎过筛，制丸或制片 1000 片，日服 2 次，每次 10 粒（片）。

10. 虎杖 (*Polygonum cuspidatum* Sieb. et Zucc.)

【概述】以蓼科植物虎杖的干燥根茎和根入药。春、秋两季采挖，除去须根，洗净，趁鲜切短段或厚片，晒干。

【分布】分布较广泛，在广东、广西、云南、海南等地也有野生。

【功效】利湿退黄、清热解毒、散瘀止痛、止咳化痰。

【临床应用】

抗原汤：当归、白术和柴胡各 10 g，茯苓和虎杖各 15 g，茵陈和白芍各 30 g。水煎服，每日 1 剂，日服 2 次。

（三）治疗各种急慢性病毒性肝炎传统药物

1. 茵陈（*Artemisia capillaris* Thunb）

【概述】以菊科植物茵陈的全草入药，春季幼苗高 6～10 cm 时采收或秋季花蕾长成至花初开时采割，除去杂质及老茎，晒干。春季采收的习称"绵茵陈"，秋季采割的称"茵陈蒿"。

【分布】广东、广西、福建、台湾等地有大量种植。

【功效】清热利湿、退黄。用于黄疸、小便不利、湿疮瘙痒、传染性黄疸型肝炎。

【临床应用】

（1）虎杖煎剂：虎杖、茵陈、板蓝根和蒲公英各 30 g，陈皮 10 g。水煎服，每日 1 剂，日服 2 次。清热解毒，利湿退黄。用于湿热内蕴，熏蒸肝胆症。

（2）茵陈、板蓝根、败酱草和车前草各 15～30 g，连翘 10～15 g，陈皮和红花各 10 g，丹参 15 g，生大黄 3～6 g（后下）。每日 1 剂，水煎，分 2 次服。肝功能恢复正常后改为隔日 1 剂，继服 1 个月以巩固疗效。

（3）肝炎Ⅲ号冲剂：藿香、佩兰、苍术、枳壳、大腹皮和焦三仙各 10 g，厚朴和木香各 6 g，橘皮 5 g，茵陈 15 g。上药共研细末，制成冲剂，每袋 15 g，每服半袋，每日 2 次。健脾化湿，理气降浊，用于脾虚湿阻症，治疗各种慢性肝炎。

2. 巴戟天（*Morinda officinalis* How）

【概述】为茜草科巴戟天植物的根，全年均可采挖，洗净，除去须根，晒至六七成干，轻轻捶扁，晒干。

【分布】分布于广东、广西、海南等地。

【功效】补肾阳、强筋骨、祛风湿。用于阳痿遗精、宫冷不孕、月经不调、少腹冷痛、风湿痹痛、筋骨痿软。

【临床应用】

虎杖、蚤休、苦味叶下珠、板蓝根、赤芍、制首乌和巴戟天各 15 g，白花蛇舌草、丹参和生黄芪各 30 g，露蜂房 5 g。可清热解毒、活血化瘀、祛湿退黄。

3. 佛手（*Citrus medica* L. var. *sarcodactylis* Swingle）

【概述】为芸香科植物佛手的干燥果实，果实从 8 月起陆续成熟，当果皮由绿开始变浅黄绿色时，选晴天采收，到冬季采完为止。纵切成薄片，晒干或低温干燥。

【分布】分布于广东、广西、云南等地。

【功效】治气舒肝、和胃化痰、破积、治噎膈反胃、消症瘕。

【临床应用】

益肝汤：党参、当归、白芍和王不留行各 12 g，炒白术、炒苍术、藿香、香附和佛手各 10 g，茵陈、山楂、泽兰和生牡蛎各 15 g。水煎服，每日 1 剂，日服 2 次。健脾疏肝、活血化瘀，佐以清热利湿。用于各种慢性肝炎、见于肝郁脾虚、气滞血瘀、湿热未清症。

4. 南五味子（*Kadsura longipedunculata* Finet et Gagnep.）

【概述】为五味子科南五味子植物的干燥成熟果实。秋季果实成熟时采摘。

【分布】分布于广东、广西、云南等地。

【功效】收敛固涩、益气生津、补肾宁心。用于久咳虚喘、梦遗滑精、遗尿尿频。

【临床应用】

（1）红木香散由红木香（南五味子）组成，取红木香适量，研成细末，每天9～18 g，分3～4次口服。用于病毒性肝炎（含无黄疸型肝炎、黄疸型肝炎和迁延性肝炎）；黄疸型者均先用马蹄金、一包针、过路黄煎剂治疗，黄疸消退而血清转氨酶持续升高者，用本方持续治疗，药后肝功迅速恢复正常。

（2）用五味子粉或五味子仁制剂（但煎剂基本无效）治疗迁延性及慢性传染性肝炎数千例，获得较好疗效。

5. 佩兰（*Eupatorium fortunei* Turcz.）

【概述】为菊科植物佩兰的地上部分，植物生长茂盛时采收，阴干。

【分布】分布于广东、广西等地。

【功效】感受暑湿、寒热头痛、湿润内蕴。为芳香性健胃、发汗、利尿药。用于感冒寒性头痛、鼻塞、神经性头痛、传染性热病、腹痛、腰肾痛、结石等。

【临床应用】

肝炎Ⅲ号冲剂：藿香、佩兰、枳壳、大腹皮、苍术和焦三仙各10 g，厚朴和木香各6 g，橘皮5 g，茵陈15 g。上药共研细末，制成冲剂，每袋15 g，每服半袋，每日2次。健脾化湿、理气降浊。用于脾虚湿阻症，治疗各种慢性肝炎。

6. 何首乌 [*Fallopia multiflora* (Thunb.) Harald.]

【概述】为蓼科植物何首乌的块根，秋冬采挖后干燥。

【分布】分布于广东、广西、云南等地。

【功效】养血滋阴、润肠通便、截疟、祛风解毒。用于血虚头昏目眩、心悸、失眠、肝肾阴虚之腰膝酸软、须发早白、耳鸣、遗精、肠燥便秘、久疟体虚、风疹瘙痒、疮痈、瘰疬、痔疮。

【临床应用】

三乌茵陈汤加味：首乌、绵茵陈各15 g，乌豆衣、乌梅和丹皮各9 g，当归和甘草各6 g，蝉衣4 g，生地12 g。用于治疗肝阴虚夹湿症迁延性肝炎。

（四）治疗慢性丙型病毒性肝炎药方

1. 华重楼 [*Paris polyphylla* Smith var. *chinensis* (Franch.) Hara]

【概述】为百合科植物华重楼的干燥根茎。除去杂质，洗净，润透，切薄片，晒干。

【分布】分布于广东、广西、云南等地。

【功效】清热解毒、消肿止痛、凉肝定惊。用于疔肿痈肿、咽喉肿痛、毒蛇咬伤、跌仆伤痛、惊风抽搐。

【临床应用】

柴胡和黄芩各12 g，制半夏、党参和紫草各10 g，生姜和冬虫夏草各3 g，红枣6枚，蚤休15 g。肝郁脾虚者加白术、厚朴、枳实；脾肾阳虚者加生黄芪、仙灵脾、巴戟天、菟丝子；肝肾阴虚者加枸杞、何首乌、山茱萸；湿热蕴结者加茵陈、大黄、蒲公英；转氨酶不降加山豆根、垂盆草；淤血阻络者加赤芍、丹参、当归、桃仁；消化道症状较重，不能进食者静滴葡萄糖液。水煎服，每日1剂，分2次口服，2个月为1疗程。清热祛湿，凉血解毒，可用于治疗慢性丙型病毒性肝炎。

2．苦参（*Sophora flavescens* Ait.）

【概述】为豆科植物苦参的干燥根。春、秋两季采挖，除去根头和小支根，洗净，干燥，或趁鲜切片，干燥。

【分布】广东、福建等地有大量种植。

【功效】清热燥湿、杀虫、利尿。用于热痢、便血、黄疸尿闭、赤白带下等。

【临床应用】

苦参、丹参、赤芍、制大黄、白花蛇舌草、蒲公英和薏苡仁各30 g，炙鳖甲、穿山甲和茯苓各15 g，生甘草6 g。肝区疼痛加延胡索和郁金各30 g；泛恶加竹茹6 g，姜半夏15 g；大便干结制大黄改生大黄6～15 g（后下）；脘腹作胀加苏梗、枳壳和生谷麦芽各15 g；尿黄加车前子30 g；齿衄、鼻衄加青黛6 g（包煎）、怀牛膝15 g，仙鹤草30 g；寐差加炒枣仁12 g，夜交藤20 g。水煎服，每日1剂，分2次口服，3个月为1疗程。清热祛湿，活血解毒。用于治疗慢性丙型病毒性肝炎。

二、治疗药物性肝炎中药

紫芝（*Ganoderma sinense* Zhao，Xu et Zhang）

【概述】为多孔菌科真菌紫芝的干燥子实体。生于山地枯树根上。采后洗去泥沙，晒干。

【分布】分布于广东、广西、海南等地。

【功效】补中强智、宁心益胃，用于神经衰弱、失眠、胃痛、消化不良、解菌毒等。

【临床应用】

治疗药物性肝病，依据滋肝肾、柔肝血、解肝毒原理，自拟保肝解酶汤：紫灵芝15 g，生黄芪、白茯苓和败酱草各20 g，当归、白芍、丹参、茵陈、虎杖、桑葚子、女贞子、五味子、山药、山茱萸和绞股蓝各10 g，柴胡、槟榔和甘草各6 g。随症加减：恶心加藿香10 g，纳差加砂仁10 g，蛋白尿加苏叶20 g，小儿酌减，每日1剂，水煎服，10天1疗程。

三、治疗酒精性肝炎中药方剂

1．通脱木（通草）［*Tetrapanax papyrifer*（Hook.）K. Koch］

【概述】为五加科植物通脱木的干燥茎髓。秋季割取茎，截成段，趁鲜取出髓部，理直，晒干。

【分布】分布于广东、广西、福建、台湾等地。

【功效】清热利尿、通气下乳。用于湿热淋证、水肿尿少、乳汁不下。

【临床应用】

龙胆泻肝汤加减：药用龙胆草、通草和甘草各5 g，黄芩、山栀子、泽泻、生地黄、柴胡、当归、车前草、虎杖和茵陈各10 g配方。水煎服，每日1剂。证见胁痛纳差，胸闷，目赤或身黄目黄，口苦口干，大便溏泄，小便黄染，舌质红，苔黄腻，脉滑数等湿热蕴结型肝炎。

2. 薄荷（*Mentha haplocalyx* Briq.）

【概述】为唇形科植物薄荷的干燥全草。宜春、秋季采收，阴干。

【分布】全国各地均有分布。

【功效】清凉、疏风散热、清咽利喉。治感冒发热喉痛、头痛、目赤痛、肌肉疼痛、皮肤风疹瘙痒、麻疹不透等症。

【临床应用】

逍遥散加减：药用柴胡、薄荷、当归、茯苓、白术、白芍、炙甘草、炮干姜、佛手、枳壳、郁金和青皮各 10 g 配方。证见胁痛，胃脘胀满，嗳气频发，大便不畅，每因情志因素而疼痛发作，舌苔薄白，脉弦等肝脾失调型肝炎。

3. 檀香（*Santalum album* L.）

【概述】为檀香科植物檀香的干燥心材。常绿小乔木，全年可采。采得后切成小段，除去边材。

【分布】分布于广东、台湾、海南等地。

【功效】理气、和胃。治心腹疼痛、噎膈呕吐、胸膈不舒。

【临床应用】

丹参饮加减：药用丹参、檀香、砂仁（后下）、桃仁、红花、当归、川芎、白芍、生地黄、郁金、枳壳和木香各 10 g 配方。证见胁肋疼痛，固定不移，舌质紫暗，或有瘀点、瘀斑，脉缓或涩等气滞血瘀型肝炎。

4. 决明（*Cassia tora* Linn.）

【概述】为豆科植物决明的干燥种子。果实成熟时晒干，打出种子，除净杂质，再将种子晒至全干。

【分布】长江以南各省区普遍分布。

【功效】清肝明目、利水通便。治肝炎、肝硬化腹水、高血压等。

【临床应用】

杞菊地黄汤加减：药用枸杞子、菊花、熟地黄、山药、枣皮、茯苓、泽泻、牡丹皮、淡竹叶、旱莲草、草决明和夏枯草各 10 g。证见胁肋隐痛，头晕耳鸣，腰膝酸软，口干咽燥，五心烦热，潮热汗出，面色暗淡或两颧潮红，舌质红或舌淡苔少，脉细弦或细涩等肝阴不足型肝炎。

四、治疗非酒精性脂肪性肝炎药物

1. 莲（*Nelumbo nucifera* Gaertn.）

【概述】为莲科植物莲的干燥种子和叶。秋季果实成熟时采割莲房，取出果实，除去果皮，干燥。莲叶生长旺盛时采收。

【分布】我国南北各省区广为栽培。

【功效】莲叶生发元气，散瘀血，消水肿。莲子主治暑热烦渴、小儿惊痫、妇人血逆昏迷、跌伤呕血、月经不调、崩漏、湿疮疥癣。

【临床应用】

降脂理肝汤方，组成为荷叶、泽泻、决明子、海藻、丹参、郁金等。诸药合用，可行气解郁、化痰降浊、活血通络。

2. **温郁金**（*Curcuma wenyujin* Y. H. Chen et C. Ling）

【概述】为姜科植物温郁金的干燥块根。冬季茎叶枯萎后采挖，洗净，除去须根，趁鲜纵切厚片，晒干。

【分布】分布于福建、广东、广西、云南等地。

【功效】破血行气、通经止痛。用于血滞经闭，行经腹痛，胸胁刺痛，风湿痹痛，肩臂疼痛，跌仆损伤。

【临床应用】

参葛方，处方由丹参、葛根、白术、片姜黄、女贞子、垂盆草等组成。其可明显改善患者的症状及体重指数，显著降低患者血清谷丙转氨酶、谷草转氨酶、总胆固醇含量，也可以改善患者肝、脾 CT 值的等级。

3. **半夏** [*Pinellia ternata* (Thunb.) Breit.]

【概述】天南星科植物半夏的干燥块茎。原植物为有毒草本，在夏、秋季采挖，洗净，除去外皮及须根，晒干，炮制后用。

【分布】海南、广西、广东、云南、福建等地均有分布。

【功效】燥湿化痰、降逆止呕、消痞散结。用于痰多咳喘、痰饮眩悸、风痰眩晕、痰厥头痛、呕吐反胃、胸脘痞闷等。

【临床应用】

健脾豁痰汤，方中主要组成为白术、茯苓、泽泻等（健脾类中药重用），而此病往往虚中夹实，故加用旱半夏、橘红、厚朴理气燥湿；山楂、鸡内金消肉积，化瘀滞；节菖蒲、郁金豁痰行气；桃仁、丹参、莪术活血化瘀以行气。全方合用可健脾胃、恢复肝正常功能。

五、治疗自身免疫性肝炎传统药物

1. **姜黄**（*Curcuma longa* L. ）

【概述】为姜科植物姜黄的干燥根茎。冬季茎叶枯萎时采挖，除掉杂质，洗净，煮或蒸至透心，晒干。

【分布】分布于广东、广西、海南等地。

【功效】行气破瘀、通经止痛。主治胸腹胀痛、肩臂痹痛、月经不调、闭经、跌打损伤。

【临床应用】

自拟疏肝抑免方：生黄芪、赤芍药、茜草、藿香、茵陈和薏苡仁各 15g，姜黄、乌梅和柴胡各 10g，川芎 9g，垂盆草 30g，当归 12g。

2. **槟榔**（*Areca catechu* L. ）

【概述】为棕榈科植物槟榔的干燥果实。果实成熟时采收，干燥。

【分布】分布于云南、海南及台湾。

【功效】杀虫、破积、降气行滞、行水化湿。治虫积、食滞、脘腹胀痛等。

【临床应用】

脾肾阳虚夹瘀证，可用真武汤合调营饮加减：茯苓、白芍和猪苓各 30g，白术、川芎和瞿麦各 15g，淡附片和干姜各 6g，桂枝和莪术各 10g，郁金、炙甘草和红枣各 9g，大腹皮 12g，赤芍 30～45g；用于治疗自身免疫性肝炎。

3. 肉桂（*Cinnamomum cassia* Presl）

【概述】樟科植物肉桂的干燥嫩枝（桂枝）。春、夏季剪下嫩枝，晒干或阴干，切成薄片或小段用。

【分布】分布于广东、广西和云南等地。

【功效】补元阳、暖脾胃、除积冷、通血脉。治命门火衰、肢冷脉微、祛湿退黄。

【临床应用】

（1）黄芪建中汤加减：黄芪 50g，当归、白芍、桂枝、白术、厚朴、大枣、栀子和茯苓各 20g，柴胡、炙甘草、桃仁和红花各 10g，茵陈蒿 30g，生姜 15g。证见脾虚湿滞，用于自身免疫性肝炎。

（2）秦艽丸加味：赤芍 150 g，丹参、葛根和茯苓各 30 g，桂枝和三棱各 12 g，炒白术、莪术、桃仁、红花和当归各 15 g，紫草和玄参各 20 g。用于治疗自身免疫性肝炎。

4. 旱莲草（*Eclipta prostrata* L.）

【概述】菊科植物鳢肠的干燥地上部分。花开时采割，晒干。

【分布】分布于全国各地。

【功效】滋补肝肾、凉血止血，可治各种吐血、鼻出血、咳血、肠出血、尿血、痔疮出血、血崩等症。

【临床应用】

一贯煎加减：北沙参、生地、当归、麦冬、枸杞子和栀子各 20g，川楝子、女贞子、旱莲草、桃仁和红花各 10g，茵陈蒿 30g。症见肝肾阴虚，用于自身免疫性肝炎。

六、用于治疗肝炎的民族药用植物

在长期发展过程中，生活在热带和亚热带地区的少数民族对治疗肝炎也取得了独特的认识，创造和发展了一些有效的药方，现将南方地区包括壮族、傣族、彝族、苗族和黎族等人民常用的抗肝炎民族药物和民间药物（验方）简述如下。

（一）常用治疗湿热黄疸民族药用植物（验方）

1. 黎族药用植物

（1）虎杖（*Polygonum cuspidatum* Sieb. et Zucc）。

【概述】为蓼科植物虎杖的干燥根茎和根。春、秋二季采挖，除去须根，洗净，趁鲜切短段或厚片，晒干。

【分布】分布于广东、广西、云南、海南等地。

【功效】活血行瘀，清热解毒，利湿化瘀。用于湿热黄疸、淋浊等症。

【临床应用】

单味药虎杖，即可治疗。

（2）半边莲（*Lobelia chinensis* Lour.）。

【概述】为桔梗科植物半边莲的干燥全草，夏季采收，除去泥沙，洗净，晒干。

【分布】分布于长江中、下游及其以南各地。

【功效】清热解毒、利水消肿。用于肝硬化腹水、晚期血吸虫病腹水、肾炎水肿、湿热泻痢、各种癌症。

【临床应用】

单味药半边莲 9～15 g（鲜品 30～90 g）煎服，即可治疗。

（3）老鼠簕（*Acanthus ilicifolius* L.）。

【概述】为爵床科植物老鼠簕的干燥根或枝叶。全年均可采，洗净，切段，晒干。

【分布】分布于广东、海南、广西等地。

【功效】清热解毒、散瘀止痛、化痰利湿。用于疔腮、瘰疬、肝脾肿大、胃痛、腰肌劳损、痰热咳喘、黄疸、白浊等症。

【临床应用】

①老鼠簕根捣碎、水煎，用蜂蜜口服用。

②老鼠簕全草和山白芷各 60 g，田基黄和穿破石各 9 g，独角莲 12 g。治肝炎（有黄疸及无黄疸）。

（4）叶下珠（*Phyllanthus urinaria* L.）。

【概述】为大戟科植物叶下珠的全草。夏秋季采集全草，去杂质，晒干。

【分布】分布于海南、广东、广西、福建、云南等地。

【功效】解毒、消炎、清热止泻、利尿，用于目赤肿痛、肠炎腹泻、痢疾、肝炎、小儿疳积、肾炎水肿、尿路感染等。

【临床应用】

叶下珠 15 g，水煎服用。

（5）白茅［*Imperata cylindrica* Beauv. var. *major*（Nees）C. E. Hubb.］。

【概述】为禾本科植物白茅的干燥根茎。草本植物，春、秋二季采挖，除去地上部分及泥土，洗净，干燥，除去须根及膜质叶鞘，捆成小把。

【分布】全国各地均产。

【功效】凉血、清热利尿。常用于血热妄行的多种出血证、热淋、小便不利、水肿、湿热黄疸、热盛烦渴、胃热呕哕及肺热咳嗽等。

【临床应用】

白茅根 30 g，白毛藤 30 g，茵陈蒿 15 g，水煎服用，用于急性黄疸型肝炎。

（6）大青（*Clerodendrum cyrtophyllum* Turcz.）。

【概述】为马鞭草科植物大青的干燥茎叶，四季可采，洗净，切段（片），晒干。

【分布】分布于广东、广西、海南、云南等地。

【功效】清热解毒、凉血止血、用于外感热病、热盛烦渴、咽喉肿痛、口疮、黄疸、热毒痢、急性肠炎等症。

【临床应用】

大青叶（马鞭草科）30 g，茵陈蒿 30 g，水煎服用，用于急性黄疸型肝炎。

【用法用量】内服：煎汤，15～30 g，鲜品加倍。外用：适量，捣敷；或煎水洗。脾胃虚寒者慎服。

（7）五指毛桃（裂掌榕）（*Ficus simplicissima* Lour.）。

【概述】为桑科植物五指毛桃（裂掌榕）的干燥根。全年均可采收，洗净，切片，晒干。

【分布】分布于海南、广东、广西、云南等地。

【功效】健脾补肺、行气利湿、舒筋活络，用于治疗脾虚浮肿、肝硬化腹水、肝炎、跌打损伤等症。

【临床应用】

穿破石 30 g，五指毛桃和葫芦茶各 9 g，水煎服用。用于急性黄疸型肝炎。

（8）火炭母（*Polygonum chinense* L.）。

【概述】为蓼科植物火炭母的干燥地上部分。夏秋间采收，鲜用或晒干。

【分布】分布于海南、广东、广西、云南等地。

【功效】清热解毒、利湿消滞、凉血止痒、明止退翳。用于痢疾、消化不良、肝炎、感冒、扁桃体炎等症。

【临床应用】

火炭母 30 g，鸡骨草 30 g，水煎服用。用于急性黄疸型肝炎。

（9）单味药：其他如鸡骨香 *Croton crassifolius* Geisel.、绞股蓝 *Gynostemma pentaphyllum*（Thunb.）Makino、盐肤木 *Rhus chinensis* Mill.、海金沙 *Lygodium japonicum*（Thunb.）Sw. 等可以用于治疗黄疸。

2. 苗族药用植物

（1）车前草（*Plantago asiatica* L.）。

【概述】为车前科植物车前的干燥全草。四季可采，洗净晒干。

【分布】分布于海南、广西、广东、云南、福建等地。

【功效】清热利尿、明目降压、祛痰止咳。可治小便不利、淋浊带下、尿血、黄疸、水肿、热痢等症。

【临床应用】

鲜车前草 10 g，天青地白、酸浆草、绵茵陈、白花蛇舌草、大青叶、板蓝根和郁金各 20 g，水煎分 3 次口服，1 日 1 剂。

（2）积雪草 [*Centella asiatica*（L.）Urb]。

【概述】为伞形科植物积雪草的干燥全草。夏、秋两季采收，除去泥沙，晒干。

【分布】分布于海南、广西、广东、云南、福建等地。

【功效】清热利湿、解毒消肿。用于湿热黄疸，中暑腹泻等症。

【临床应用】

积雪草、冰糖各 30 g，1 日 1 剂。

3. 云南民族药用植物（彝族、傣族）

（1）滇南木姜子（*Litsea garrettii* Gamble）。

【概述】为樟科植物滇南木姜子的根。秋、冬两季采挖，晒干。

【分布】分布于云南。

【功效】治疗肿瘤、肝炎。

【临床应用】

台乌和十大功劳各 20 g，滇南木姜子、定心藤和大黄藤各 15 g，山乌龟和石菖蒲各 10 g，野芦谷根 30 g，煎汤内服。

（2）镰叶西番莲（*Passiflora wilsonii* Hemsl.）。

【概述】为西番莲科植物镰叶西番莲（锅铲叶）的干燥全草。生长茂盛时采收，晒干备用。

【分布】分布于云南等地。缅甸（掸邦）、泰国、老挝和越南也有分布。

【功效】通血止痛、利胆退黄、补水纳气、平喘。用于腰膝冷痛、周身乏力、性欲冷淡、阳痿、遗精、早泄、月经失调、黄疸、咳喘等。

【临床应用】

镰叶西番莲全草 30 g，胡椒 7 粒，煎汤内服。

（3）包疮叶［*Maesa indica*（Roxb.）A. DC.］。

【概述】为紫金牛科植物包疮叶的根。大灌木，秋、冬两季采挖，晒干。

【分布】分布于云南等地。

【功效】清热解毒，可治疗急性黄疸型肝炎。

【临床应用】

两面青（紫金牛科包疮叶）根 20 g，马鞭草、白茅和翠云草各 15 g，煎汤，内服。

（4）定心藤（*Mappianthus iodoides* Hand. -Mazz）。

【概述】为茶茱萸科植物定心藤的干燥根或老藤。全年可采。挖取根部，去除须根，晒干，或斩成短段后晒干。

【分布】分布于福建、广东、广西、海南、云南等地。

【功效】祛风活络、除湿消肿，并治毒蛇咬伤、黄疸。

【临床应用】

对叶榕根、大黄藤、十大功劳和云南五味子藤各 30 g，定心藤和台乌各 20 g，煎汤内服。

（5）马鞭草（*Verbena officinalis* L.）。

【概述】为马鞭草科植物马鞭草的干燥地上部分。6 ～ 8 月花开时采割，除去杂质，晒干。

【分布】分布于海南、广东、广西、福建、云南等地。

【功效】清热、利水、消肿、破血、杀虫。治感冒、白喉、疟疾、黄疸型肝炎、肝硬化腹水等。

【临床应用】白花蛇舌草 30 g，马鞭草 30 g，白龙须 30 g，煎汤内服。

（6）古山龙［*Arcangelisia loureiri*（Pier.）Diels.］。

【概述】为防己科植物古山龙的干燥根或茎藤。全年可采，以秋季采为宜，洗净切片，晒干备用。

【分布】分布于广东、广西、海南等地。

【功效】清热解毒、利尿通便。治饮食中毒、热郁便秘、传染性肝炎等症。

【临床应用】

古山龙150 g，煎汤内服；或古山龙、十大功劳、黄金间碧竹、三叉苦、野芦谷根和竹叶兰各30 g，煎汤内服。

（7）葫芦茶 ［*Desmodium triquetrum*（L.）DC.］。

【概述】为豆科植物葫芦茶全株。夏秋季采收，洗净切细，晒干。鲜用随时可采。

【分布】分布于台湾、广西、海南、广东、云南等地。

【功效】清热解毒、利湿退黄、消积杀虫。用于中暑烦渴、感冒发热、黄疸等症。

【临床应用】

马蹄金30 g，葫芦茶、决明子根和白茅根各15 g，板蓝根20 g，煎汤内服。

（8）单味药。

①取栽秧藨（栽秧泡）［*Rubus ellipticus* var. *obcordatus*（Franch.）Focke］根15～25 g，水煎服。

②取无根藤（*Cassytha filiformis* L.）全草干品30 g，加红糖适量，水煎服。

③取密蒙花（糯米花）（*Buddleja officinalis* Maxim.）干花或嫩尖15～25 g，水煎服，或叶5 g，切细，炖鸡蛋吃。

④取红花鹅掌柴［*Schefflera heptaphylla*（Linn.）Frodin］叶10 g，煎汤代茶饮。

⑤取山芝麻（*Helicteres angustifolia* Linn.）根100 g，煎服；或茎叶适量，煎水洗外身四周。

上述1～3种主要用于急性黄疸型肝炎。

4．广地区民间药用植物（验方）

（1）广金钱草［*Desmodium styracifolium*（Osbeck）Merr］。

【概述】为豆科植物广金钱草，以全草入药。生长茂盛时采收晒干。

【分布】分布于广东、广西、福建、云南等地。

【功效】清热去湿、利尿、排石。治湿热黄疸、泌尿系统感染、尿胆结石、急性黄疸型肝炎、肝硬化腹水等。

【临床应用】

取广金钱草100 g，水煎服用。

（2）鹅不食草［*Centipeda minima*（L.）A. Br. et Aschers.］。

【概述】为菊科植物鹅不食草，以干燥全草入药。夏、秋两季花开时采收，洗去泥沙，晒干。

【分布】分布于广东、广西、福建、海南、云南等地。

【功效】发散风寒、通鼻窍、止咳、解毒、止痒，可用于蛇咬伤、黄疸型传染性肝炎、慢性气管炎、过敏性鼻炎等。

【临床应用】

鹅不食草茎叶60～125 g，以生盐15 g共捣烂，加入冷开水少许，榨汁内服。

（3）黑面神［*Breynia fruticosa*（L.）Hook. f.］。

【概述】为大戟科山漆茎属植物黑面神，以根、叶、藤茎入药。灌木，全年可采，洗净切片晒干。

【分布】 分布于福建、广东、海南、广西、云南等地。

【功效】 清热解毒、散瘀、止痛、止痒。藤茎利尿解毒,治湿热黄疸。

【临床应用】

黑面神根 6.25 g(去粗皮),猪苓 9 g,共为细末,取猪胆 1 只,将药末纳入猪胆内蒸熟食。愈后用鸡屎藤约 250 g,露十夜,研为细末,和米粉制成饼,做干粮用,病不复发。

(4)布渣叶(*Microcos paniculata* L)。

【概述】 为椴树科植物破布树(布渣叶),以干燥叶入药,夏、秋两季采收,除去枝梗和杂质,阴干或晒干。

【分布】 分布于广东、广西、海南、云南等地。

【功效】 清热利湿、健胃消滞。用于感冒、消化不良、腹泻、黄疸。

【临床应用】

取布渣叶 100 g,猪血 200 g,煎水服用,1 日 1 次,连服 6 日,疗效较好。

(5)红苋菜(*Amaranthus tricolor* L.)。

【概述】 为苋科植物苋菜,以全草入药,秋、冬两季采收,干燥。

【分布】 分布于广东、广西、福建、海南、云南等地。

【功效】 补气、清热、明目、滑胎、利大小肠。用于痢疾便血或湿热腹胀、热淋、小便短赤,虚人、老人大便难等症。

【临床应用】

鲫鱼、红苋菜二者酌量做菜食用,连食数次,对阻塞性黄疸有一定疗效。

5. 广西民间药用植物

(1)小蜡树(冬青)(Ligustrum sinense Lour)。

【概述】 为木樨科植物小蜡树的干燥根。秋冬季采挖,切片干燥。

【分布】 分布于广东、广西、福建、云南等地。

【功效】 清热降火、抑菌抗菌、去腐生肌,用于吐血、牙痛、防感染、肝炎等症。

【临床应用】

①小蜡树(冬青)50 g、甘草 6 g。水煎服,每天 1 剂。

②豨莶草(黄花草)、小蜡树(冬青)、金钱草和虾钳草各 1500 g,赛葵(黄花棉)、田基黄和白背叶各 750 g,十大功劳 500 g,车前草 1000 g,甘草 250 g,加水煎至 1 万毫升,每次服用 15～25mL,每天 3 次。以上两方均用于急性黄疸型肝炎,疗效显著。

(2)厚叶算盘子(*Glochidion dasyphyllum* K. Koch)。

【概述】 为大戟科植物厚叶算盘子的干燥根叶,秋、冬两季采挖,切片干燥。

【分布】 分布于福建、台湾、广东、海南、广西、云南等地。

【功效】 收敛固脱、祛风消肿。用于风湿骨痛、跌打肿痛、脱肛、泄泻、肝炎等症。

【临床应用】

厚叶算盘子(大叶水榕)根 100 g。水煎分 2 次冲白糖服用,疗效良好。用于急性黄疸型肝炎。

(3)射干〔*Belamcanda chinensis*(L.)DC.〕。

【概述】 为鸢尾科植物射干的干燥根茎。春、秋季采挖,洗净,去须根,晒干或鲜用。

【分布】分布于海南、广东、广西等地。

【功效】泻火解毒、利咽消痰、祛瘀散结、用于咽喉肿痛、肝脾肿大等。

【临床应用】

虎杖（大力王）和鸡骨草（鸡骨王）各50 g，射干（交剪王）和横经席（篦子王）各16 g，华青皮木（退骨王）21 g。水煎冲白糖分2次服用，每天1剂。急性黄疸型肝炎者加马鞭草16 g，败酱草或车前草21 g；慢性期者加地桃花根21 g，姜黄9 g，与瘦猪肉同煮吃，疗效更好。

（4）赛葵［*Malvastrum coromandelium*（L.）Garcke］。

【概述】为锦葵科植物赛葵，以全草入药。秋季采挖洗净，切碎晒干。

【分布】分布于台湾、福建、广东、香港、海南、广西、云南等地。

【功效】清热利湿、解毒散瘀。用于感冒肠炎、痢疾、黄疸型肝炎、风湿关节痛；外用治跌打损伤、疔疮、痈肿。

【临床应用】

①葫芦茶、赛葵（黄花棉）、栀子、布渣叶和土茵陈各16～50 g。水煎服，每天1剂。黄疸消退慢者加十大功劳16 g。疗效显著。用于急性黄疸型肝炎。

②十大功劳叶25～40 g，赛葵40 g。每天1剂，3次煎服。用于急性黄疸型传染性肝炎。

③赛葵和三叉苦各50 g。加水300mL煎，每日1剂，分2次服。用于急性黄疸型传染性肝炎。

④赛葵18.8 g，鲜栀子根、茵陈、淡竹叶根和白茅根各37.5 g。用法：水煎，分2～3次服。连服7～10天，用于急性黄疸型肝炎、肝硬化。

（5）黄鳝藤（多花勾儿茶）（*Berchemia floribunda* Brongn.）。

【概述】为鼠李科多花勾儿茶植物，以根入药，名黄鳝藤。全年可采，洗净晒干。

【分布】分布于广东、广西、海南、云南等地。

【功效】祛风除湿、活血止痛。主风湿痹痛、胃痛、痛经、产后腹痛、跌打损伤、骨关节结核、骨髓炎、小儿疳积、肝炎、肝硬化。

【临床应用】

黄鳝藤100 g，黄花母、虾钳草、茵陈和桃金娘根各24 g，甘草6 g，水煎分2次服用，每天1剂。疗效显著。用于急性黄疸型肝炎。

（6）以下单味药可治疗急性黄疸型肝炎，如虎刺楤木［*Aralia finlaysoniana*（Wall. ex DC.）Seem.］根、茎、叶；江南卷柏［*Selaginella moellendorffii* Hieron.］全草；萝芙木［*Rauvolfia verticillata*（Lour.）Baill.］全株；珍珠菜［*Lysimachia fortunei* Maxim.］全草；响铃豆［*Crotalaria albida* Heyne ex Roth］全草：美人蕉［*Canna indica* L.］根茎等。

（二）常用治疗乙肝民族药用植物（验方）

1. 傣族药用植物

牛尾草（牛尾巴蒿）［Isodonternifolius（D. Don）Kudo］

【概述】为唇形科植物牛尾草，以全草入药，植物生长茂盛时采收，阴干。

【分布】分布于云南等地。

【功效】治痢疾肠炎、黄疸型肝炎、咽喉炎等症。

【临床应用】

牛尾巴蒿（唇形科）全草 50 g，煎汤内服外洗。

2. 彝族药用植物

（1）黄花倒水莲（*Polygala fallax* Hemsl）。

【概述】为远志科植物黄花倒水莲的根、茎、叶，茎叶春、夏季采收，切段晒干。根秋、冬季采挖，切片晒干。

【分布】分布于福建、广东、广西、云南等地。

【功效】补虚健脾、散瘀通络。用于劳倦乏力、子宫脱垂、小儿疳积、脾虚水肿、带下清稀、风湿痹痛、腰痛、月经不调、肝炎等症。

【临床应用】

①黄花倒水莲 15 g，三叉苦（小黄散）叶 10 g，杏叶茴芹（马蹄防风，*Pimpinella candolleana* Wight et Arn.）根 20 g，水煎内服，每日 1 剂，连服 3 剂。

②治急慢性肝炎：黄花倒水莲根 15～30 g；或鲜叶 100～250 g，水煎服。

（2）桑树（Morus alba L.）。

【概述】为桑科植物桑的根皮、果实、叶。除去栓皮的根皮为桑白皮。果实成熟时采收，晒干。根皮秋、冬采收。

【分布】分布于全国各地。

【功效】泻肺平喘、行水消肿。用于脚气痹挛、目昏、黄疸等。

【临床应用】

①桑树根皮 10～15 g，苞谷杆须根（鲜）、茵陈蒿、半枝莲各 10～15 g，水煎，内服，每日 1 剂，连服数剂。

②治传染性肝炎：鲜桑白皮 100 g，白糖适量。水煎，分 2 次服。

（3）四方蒿（*Elsholtzia blanda* Benth）。

【概述】为唇形科植物四方蒿，全草入药，夏秋季植物生长茂盛时采收，阴干。

【分布】分布于云南、广西等地。

【功效】发汗解表、利湿止痒。用于感冒、肠炎、痢疾、肾炎、肝炎等症。

【临床应用】

双参块根 30 g，四方蒿（鸡肝散）10 g，用猪肝汤炖至熟透，服食，隔日 1 剂，顿食，连续服食数剂。

（三）治疗急慢性肝炎的常用药用植物

1. 彝族药用植物

（1）溪黄草（*Rabdosia serra*（Maxim.）Hara）。

【概述】为唇形科植物溪黄草，干燥全草入药。生长茂盛时可采，晒干备用。

【分布】分布于福建、台湾、广东、广西等地。

【功效】清热解毒、利湿退黄、散瘀消肿。治湿热黄疸、胆囊炎、泄泻、疮肿、跌打伤痛。

【临床应用】

①溪黄草鲜品 100 g，煎水服用。

②溪黄草配酢浆草、铁线草，水煎服。治急性黄疸型肝炎。

（2）线纹香茶菜 ［*Rabdosia lophanthoides*（Buch. -Ham. ex D. Don）Hara］。

【概述】为唇形科植物线纹香茶菜，以全草入药。生长茂盛时可采，晒干备用。

【分布】分布于广东、海南、广西、云南等地。

【功效】清热解毒、利湿退黄、散瘀消肿。治湿热黄疸、胆囊炎、泄泻、疮肿、跌打伤痛。

【临床应用】

线纹香茶菜鲜品 100 g，煎水服用。

（3）显脉香茶菜 ［*Rabdosia nervosa*（Hemsl.）C. Y. Wu et H. W. Li］。

【概述】为唇形科植物显脉香茶菜（蓝花柴胡），以全草入药。夏、秋季采集，洗净鲜用或晒干。

【分布】分布于广东、广西等地。

【功效】清热利湿、解毒。用于急性黄疸型肝炎、毒蛇咬伤。

【临床应用】

①显脉香茶菜茎叶单味入药。

②蓝花柴胡 100 g，水煎分 2 次服用，每天 1 剂。

③虎杖、蓝花柴胡各 50 g，白背叶（白吊粟）、三叶人字草各 16 g，水煎冲白糖服，每天 1 剂。疗效良好。

（4）单味药。

①如石仙桃（*Pholidota chinensis* Lindl.）根茎，黄花龙芽（*Patrinia scabiosifolia* Fisch. ex Trevir.），佛甲草（*Sedum lineare* Thunb.），鱼眼草（*Dichrocephala integrifolia*（L. f.）Kuntze）全草，熊胆粉等。

②打破碗花花（毛茛科）（*Anemone hupehensis* Lem.）根或全草 9 g 熬水，兑蜂蜜吃。

③取豆科鸡头薯（一炷香）（*Eriosema chinense* Vogel）的根 30 g，加白糖适量，水煎服，早晚各服 1 次，连服 12～15 天。

④取萝藦科植物合掌消 ［*Cynanchum amplexicaule*（Sieb. et Zucc.）Hemsl.］ 根 50 g，水煎服，用于急性肝炎。

⑤取蓼科齿叶蓼（大红药）［*Fallopia denticulata*（Huang）A. J. Li］ 全草 2.5～5 g，研末，开水冲服，或 10～25 g，水煎服，用于治疗慢性肝炎。

2. 瑶族药用植物

（1）大沙叶（*Pavetta arenosa* Lour）。

【概述】为茜草科植物大沙叶的茎、叶。四季可采，将茎、叶等分别晒干。

【分布】分布于广东、海南。

【功效】清热解毒、活血化瘀。治感冒发热、肝炎、跌打损伤、防治中暑。

【临床应用】

大沙叶、栀子根和金银花藤各 30 g，田基黄和血党各 15 g，水煎服。

（2）白花丹（*Plumbago zeylanica* L.）。

【概述】为蓝雪属植物白花丹，以根和叶入药。秋季采集，根晒干后入药，鲜叶仅供外用。

【分布】分布于海南、广东、广西、台湾、福建、云南等地。

【功效】祛风止痛、散瘀消肿。根可治疗风湿骨痛、跌打肿痛、胃痛、肝脾肿大等症。

【临床应用】

白花丹鲜根 60 g，先水煎 30min，后加田基黄 30 g，共煎，每天 1 剂，分 3 次服用。治疗慢性肝炎。

（3）单味药。

如条叶榕（*Ficus pandurata* Hance）根叶，假地豆［*Desmodium heterocarpon*（Linn.）DC.］全草，毛桐［*Mallotus barbatus*（Wall.）Muell. Arg.］根叶，白苞蒿（*Artemisia lactiflora* Wall. ex DC.），隔山香［*Ostericum citriodorum*（Hance）Yuan et Shan］根或全草，粗叶悬钩子（*Rubus alceifolius* Poir.）根叶，虎刺（*Damnacanthus indicus* Gaertn. f.）全株，台湾泡桐（*Paulownia kawakamii* Ito）根和叶，金丝李（*Garcinia paucinervis* Chun et How）根、树皮、叶可治疗慢性肝炎，假蜜环菌菌丝体、野蕉全株均可治疗急慢性肝炎。

3. 广西民间药用植物

（1）三叶人字草（人字草）［*Kummerowia striata*（Thunb.）Schindl］。

【概述】为豆科植物鸡眼草，全草入药，春、夏、秋三季易采。

【分布】分布于广东、广西、云南等地。

【功效】清热利湿、健脾、清肺利尿。主治咳嗽胸痛、暑热口渴、小儿疳积、久痢、疟疾、中暑发痧、伤暑小便不利、小便尿血、急性胃肠炎、夜盲症。

【临床应用】

虎杖、茵陈和三叶人字草各 50 g，板蓝根和车前草各 12 g，白芍 6 g，水煎分 3 次服用，每天 1 剂。10 天为 1 疗程，停药 2～3 天，再服第 2 个疗程。

（2）桃金娘［*Rhodomyrtus tomentosa*（Ait.）Hassk］。

【概述】为桃金娘科植物桃金娘，以根入药。秋季挖根，洗净，切片，晒干。

【分布】分布于广东、海南、广西、云南等地。

【功效】祛风活络、收敛止泻。用于急、慢性肠胃炎，胃痛，消化不良，肝炎，痢疾，风湿性关节炎，腰肌劳损，功能性子宫出血。

【临床应用】

桃金娘根和田基黄各 50 g，虎杖 3～12 g，十大功劳 12 g，甘草 5 g。水煎分 2 次服用，每天 1 剂；或将各药共研为细末，炼蜜为丸，每丸 9 g，每次服 1 丸，每天 3 次。

（3）秤星树［*Ilex asprella*（Hook. et Arn.）Champ. ex Benth］。

【概述】为冬青科植物秤星树，以根、叶入药（岗梅）。根生长期可采，洗净切片晒干备用；嫩叶谷雨前后采摘，炒制成茶备用。

【分布】分布于台湾、广东、广西等地。

【功效】清热解毒、生津止渴。用于感冒、瘰疬、痈疽疔疖、过敏性皮炎、痔血、蛇咬伤、跌打损伤等。

【临床应用】

香白芷和虎杖各 18 g，车前草和白点秤（秤星树）根各 50 g，阔叶十大功劳 12 g。水煎分 2 次服，每天 1 剂。

（4）豨莶草（*Siegesbeckia orientalis* L.）。

【概述】为菊科植物豨莶，以地上部分入药。生长旺盛时割取后干燥。

【分布】海南、广西、广东等地有大量分布。

【功效】祛除风湿、强健筋骨、清热解毒。

【临床应用】

①鱼腥草、车前草各 16～50 g，豨莶草 3～16 g；或小蜡树（冬青）、车前草各 16～50 g，甘草 3 g。以上任选 1 方使用，水煎分 2 次服，每天 1 剂，直至痊愈。

②豨莶草 50 g，栀子 9 g，金钱草 16 g。水煎分 2 次服用，每天 1 剂。适用于一般患者。

③豨莶草、田基黄各 100～200 g，车前草、金钱草各 16 g，黑枝子 9 g，一点红 50 g。水煎分 2 次服，每天 1 剂，适用于重症患者。疗效显著。

④豨莶草和生甘草各 45 g，丹参 18 g，芒硝 3 g（分冲），田基黄、石见穿、生麦芽和糯稻根各 30 g，麸炒枳壳 8 g。10 剂，治疗黄疸型肝炎，疗效较佳。

（5）排钱树（排钱草）[*Phyllodium pulchellum*（L.）Desv]。

【概述】为豆科植物排钱树（排钱草），地上部分入药。7～8 月采收，鲜用或切片晒干。

【分布】分布于广东、海南、广西、云南、台湾等地。

【功效】疏风清热、解毒消肿。常用于感冒发热、咽喉肿痛、肝脾肿大、跌打肿痛、毒虫咬伤等。

【临床应用】

排钱草根 50 g，茵陈 9 g，甘草 6 g。制成浸膏片，为一天量，分 2～3 次饭后服用。30 天 1 疗程，一般服用 1～2 疗程。有黄疸者，每天加用路边菊、雷公根和车前草各 9 g，水煎当茶饮至黄疸消退为止。

（四）治疗其他类型病毒性肝炎药用植物

1. 车前（*Plantago asiatica* L.）

【概述】为车前科车前植物，全草入药。在端午节前后，种子呈黄黑色时边成熟边采收。选晴天采收为宜。

【分布】分布于广东、广西、海南和云南等地。

【功效】利水、清热、明目、祛痰。主治淋病、尿血、小便不通、黄疸、水肿、热痢、泄泻等。

【临床应用】

①在彝药中用白术、茯苓、山药和薏苡仁各 50 g，人参和枳壳各 5 g，车前子、莱菔子和神曲各 10 g，甘草 3 g，肉桂 0.5 g，水煎服。用于肝胃亏虚证病毒性肝炎。

②每日取干车前草 60 g，鲜者加倍，水煎 2 次服用。

2. 灯笼草（苦蘵 *Physalis angulata* L.）

【概述】为茄科植物苦蘵，以全草入药，夏、秋季采全草，鲜用或晒干。

【分布】华南地区有分布。

【功效】清热、利尿、解毒、消肿。常用于感冒、湿热黄疸、痢疾、水肿、热淋。

【临床应用】

灯笼草 50 g，水煎服，用于瘀毒证病毒性肝炎。

第三节 抗肝炎药物的新进展

近年来，国内外抗肝炎药物研究开发主要集中在治疗病毒性肝炎方面，特别是在治疗乙肝和丙肝药物方面取得了较大的进展，其他如药物性肝炎、酒精性肝炎、非酒精性脂肪性肝炎、中毒性肝炎、自身免疫性肝炎方面的药物研究开发较少。

一、抗病毒性肝炎药物新进展

（一）治疗乙型肝炎药物研究进展

理想的抗 HBV 药物应具备以下条件：①具有强效的抑制病毒复制能力，耐药发生率低；②可激发宿主自身的抗病毒免疫应答能力；③具有良好的安全性；④作用持久，停药无反跳；⑤可最终清除病毒。

目前国内外根据上述目的所研制的正处于临床试验或临床前研究的 HBV 新药种类及其进展如下。

1. **基于 RNA 干扰技术的药物**

目前，ALN-HBV 和 ARB-1467 等药物的临床试验正在顺利进行，此外还有药物处于临床前研究阶段，如第二代 RNAi 药物 ARB-1740 显示了较佳的效果。

2. **HBV 衣壳组装抑制剂**

如 AB-423，NVR 3-778 和 JNJ-379 药物，均表现出降低共价、闭合、环状 DNA（cccDNA）的潜力。

3. **亲环素蛋白抑制剂**

如 CRV431，能有效阻断 HBV X 蛋白和宿主亲环蛋白 A 之间的关键相互作用，通过中断病毒复制达到治疗乙肝的目的。

4. **核心蛋白变构调节器（CpAMs）**

如 Assembly 公司所有的 ABI-H0731 具有包括阻止 cccDNA 形成等独特抗病毒作用。

5. **核苷酸多聚胞嘧啶两性分子的 DNA 聚合物（NAPs）**

研究表明，REP-2165、REP-2139 与 TDF（替诺福韦）和聚乙二醇干扰素的三联疗法安全有效，能够大幅度降低患者的乙肝表面抗原（HbsAg）滴度，最终实现清除表面抗原的目的。

6. **入胞抑制剂**

研究证明，脂肽 Myrcludex B 可阻断 HBV 入侵肝细胞，单药及与聚乙二醇干扰素联合治疗均能使 HbsAg 下降，且安全性、耐受性较好。

7. 免疫调节剂

分为两类：一是 TLR 激动剂，如 GS-9620、SB-9200 等；二是治疗性疫苗，如 TG1050。

8. 新的核苷（酸）类似物

如 TXL（原名 CMX157）是替诺福韦的一种前体药，具有肝脏靶向结构，可降低 TFV 暴露水平，减少肾脏、骨骼方面的副作用。此外，用于治疗慢性乙肝的新药 Besifovir 是一种新型的单极核苷酸磷脂，其化学结构类似阿德福韦和替诺福韦，在肝脏和肠道中转化为 LB80331，然后进一步代谢为活性成分 LB80317，它是单磷酸鸟苷的类似物，它也可通过磷酸化为双磷酸和三磷酸形式，使 HBV 的复制受到抑制。

9. 新化学药物

2016 年 11 月 10 日，FDA 批准了 Gliead 的乙肝新药 Vemlidy（替诺福韦艾拉酚胺，简称 TAF）的申请，这是近十年来首个获批的乙肝新药，每日 25 mg，用于治疗伴有代偿性肝病的慢性乙型肝炎。TAF 是乙肝用药替诺福韦的前药，它大大提高了药物在血液中的稳定性，与替诺福韦相比，TAF 的生物利用提高，剂量降低，减少肾毒性，但 TAF 也存在有乳酸中毒、肝脏肿大及治疗后乙肝急剧加重的风险，目前 TAF 已获得日本卫生劳动部的批准。

与 TAF 类似，甲磺酸帕拉德福韦（Pradefovir Mesylate）是我国也是世界上首个乙肝靶向治疗新药，其原理是通过化学修饰灭活药物的生物特性，直至其被肝脏特异性酶 P450 所切断，然后靶向浓集于肝脏，大幅降低了肾脏和血液中药物浓度，目前已获得 FDA Ⅲ 期临床批件。

异噻氟定（Isothiafludine）是通过对海洋天然产物 Leucamide A 罕见的双杂串联结构单元进行多样性合成，并经深入系统的构效关系研究，获得的具有全新结构非核苷类抗乙肝病毒候选药物。研究表明该药物抗病毒作用机理新颖，能诱导 HBV 核心蛋白异常组装，形成不含病毒核酸空泡核壳体，对耐药病毒药效显著。

（二）治疗丙型肝炎药物研究进展

"特异性靶向 HCV 抗病毒治疗"（STAT – Cs）成为国际上 HCV 研究领域关注的一个热点。目前研究和开发中的药物如下。

1. 干扰素新剂型

为克服干扰素的半衰期短、给药频率高、不能持久抑制病毒等缺点，近年来开发了很多类型的长效干扰素。

人血白蛋白融合干扰素（Albinterferon）是借助生物工程技术制成，其优点是半衰期较长，但人血白蛋白融合干扰素也会出现不良反应，与 PEG-IFNα-2a 类似；Locteron 为一类缓控型 IFNα-2b，患者对 Locteron 具有更好的耐受性，且其疗效较好。其他处于研发阶段的药物如干扰素修饰物有干扰素脂质体、复合干扰素等。

2. 蛋白酶抑制剂

HCV 基因的 NS3 蛋白酶有 N 端色氨酸蛋白酶和 C 端 RNA 解旋酶的双功能蛋白，色氨酸蛋白酶异质二聚体结合辅助因子 NS4A 能显著增强蛋白水解过程，发挥酶的活性，催化多种蛋白前体的成熟，在 HCV 的复制过程中发挥重要的作用，因此，NS3/4A 能蛋白酶的抑制剂可抑制病毒复制。

（1）特拉匹韦（Telaprevir）。

特拉匹韦是目前研究最广泛的 STAT-Cs 药物之一，已经进入临床Ⅲ期研究阶段，应用于基因 1 型感染者，特拉匹韦疗效较好。但特拉匹韦治疗时易出现耐药病毒株。

（2）波普瑞韦（Boceprevir）。

针对基因 1 型感染者的研究表明，波普瑞韦较对照组标准方案治疗疗效较佳，但长期使用该药易导致出现病毒耐药株。

3. 其他新型抗丙肝病毒药物

2016 年，伴随着第三代丙肝药伊柯鲁沙（Epclusa）以及依巴司韦（Elbasvir）和格佐普韦（Grazoprevir）获批上市，抗丙肝药物可以选择较多方案。其中，1b、2 型、6 型和失代偿期肝硬化患者丙肝治疗最佳方案为索非布韦（Sofosbuvir）＋维帕他韦（Velpatasvir）或者索非布韦＋雷迪帕韦（Ledipasvir）；3 型丙肝和无肝硬化患者丙肝治疗最佳方案为索非布韦＋维帕他韦，或者欧盟组合推荐标准为索非布韦＋达卡他韦（Daclatasvir）。研究表明，索非布韦和雷迪帕韦两种药物在 6 周时间内就足以治疗急性丙肝患者，两者联合治疗很安全。

（三）治疗病毒性淤胆型肝炎药物研究进展

治疗淤胆型肝炎主要目的是保护肝脏细胞，预防淤积胆汁对肝细胞的损害，同时促进相关转运蛋白的功能，利于胆汁的排泄。

在胆汁淤积治疗方面，其治疗药物包括腺苷蛋氨酸、熊去氧胆酸、门冬氨酸钾镁、脂溶性维生素、钙和及复方中药。腺苷蛋氨酸在病毒性胆汁淤积、酒精性胆汁淤积、药物性胆汁淤积和妊娠期胆汁淤积中具有较好的治疗效果；熊去氧胆酸治疗酒精性胆汁淤积、病毒性胆汁淤积的疗效显著；门冬氨酸钾镁能够促进尿素循环，为机体提供必要的钾离子和镁离子，主要起辅助治疗的作用；脂溶性维生素主要是补充因脂肪泻导致的维生素损失，也起辅助治疗作用；钙和维生素 D 主要针对伴有骨质疏松的患者，具有较好的预防效果；中药材中许多成分均具有降酶和退黄功效，复方鳖甲软肝片、扶正化瘀胶囊等复方药物已经成为该病的重要治疗药物。

此外，还开发了中药现代制剂，如苦黄注射液和复方丹参注射液，两者在退黄方面都具有显著的疗效。另外，芍药颗粒治疗淤胆型肝炎疗效显著，高于对照组茵栀黄注射液的治疗效果。七味红花殊胜胶囊的治疗效果优于激素治疗对照组。而痰热清注射液治疗淤胆型肝炎，其总有效率优于腺苷蛋氨酸治疗对照组。利用茵栀黄穴位注射治疗黄疸型乙型肝炎，对照组采用常规对症支持治疗（口服西利宾胺、静脉注射苦黄注射液），治疗效果前后比较，茵栀黄穴位注射组总胆红素显著降低，治疗前后差异显著。而利胆退黄汤（由南茵陈、栀子、大黄、赤芍、郁金、金钱草、虎杖等组成）能显著改善淤胆型肝炎大鼠的症状及血清学指标，且随着剂量的增加，疗效更加显著。

二、抗药物性肝炎药物新进展

1. 异甘草酸镁治疗抗结核药引起的药物性肝炎的疗效

研究结果表明，实验组患者肝功能指标 ALT、AST、γ-GT 和 ALP 的改善效果均优于对照组，治疗总有效率也明显高于对照组，且无严重不良反应。这说明异甘草酸镁具有降酶护肝的作用，以此治疗抗结核药引起的药物性肝炎疗效确切，安全可靠。

2. 多烯磷脂酰胆碱与茵栀黄口服液联合治疗药物性肝炎

研究表明，两者联合治疗后，治疗组的尿黄、皮肤及巩膜黄染症状改善情况明显优于对照组，两组纳差、乏力改善情况比较差异无统计学意义。治疗前，两组肝功能指标比较差异无统计学意义；治疗后，两组天门冬氨酸氨基转移酶（AST）、谷氨酸转氨酶（ALT）、总胆红素（TBIL）水平显著降低，且治疗组降低幅度高于对照组，治疗组未见不良反应发生，而对照组发生 1 例过敏性皮疹。说明多烯磷脂酰胆碱联合茵栀黄口服液可作为治疗药物性肝炎的较理想方法。

三、抗酒精性肝炎药物新进展

1. 粒细胞集落刺激因子（G-CSF）

研究表明，G-CSF 促进骨髓干细胞的活化，骨髓干细胞填充肝脏并分化成肝细胞。它们改善中性粒细胞功能障碍并克服 SAH 的免疫麻痹。中性粒细胞还分泌刺激肝细胞再生的细胞因子，可以克服糖皮质激素治疗无应答患者的外植肝脏中缺乏肝脏再生细胞因子 TNF-α 和 IL6 的状况。

2. 分子靶向治疗

（1）粪便菌群移植。小肠中肠道细菌生态失调，如变形杆菌增多和拟杆菌减少，均是导致酒精性肝炎的因素之一。菌群移植（FMT）治疗 SAH 患者具有较好的有效性和安全性，可改善肝病严重程度和提高存活率。

（2）奥贝胆酸。奥贝胆酸（OCA）对中度酒精性肝炎患者有效。胆汁酸类似物 OCA 也是一种法尼醇 X 受体（FXR）激动剂。FXR 的主要功能是抑制胆汁酸合成，并调节肝脏甘油三酯水平。

四、抗非酒精性脂肪性肝炎药物新进展

研究表明，通过每天给予抗非酒精性脂肪性肝炎（NASH）患者己酮可可碱 1200 mg，持续 1 年，与使用安慰剂相比，己酮可可碱对肝脏组织学在脂肪变性和小叶炎症方面有显著改善。其他试验也证实了己酮可可碱可改善脂肪变性和细胞膨胀。其缺点是代谢参数及血清转氨酶没有改善，有恶心、呕吐不良反应，故需要进一步研究。

五、抗中毒性肝炎药物新进展

利用骨髓间充质干细胞（BM-MSCs）治疗中毒性肝损伤的体内、体外实验发现可减少肝脏细胞死亡，促进其再生。在 MSCs 针对三氯丙烷（TCP）中毒肝损伤治疗方面，利用 60 μg/kg 成功建立三氯丙烷致肝中毒损伤的大鼠动物模型，研究显示，MSCs 治疗组大鼠

肝损伤生化指标好于磷酸盐缓冲液（PBS）对照组，其差异显著。

六、抗自身免疫性肝炎药物新进展

双环醇联合异甘草酸镁治疗药物诱导自身免疫性肝炎的临床效果研究表明，治疗2～4周时，谷丙转氨酶、谷草转氨酶、球蛋白、碱性磷酸酶、总胆红素、透明质酸、Ⅲ型前胶原、层粘连蛋白、Ⅳ型胶原水平较对照组均显著降低，说明运用上述药物治疗可明显改善肝功能和肝纤维化指标。

利用尾静脉注射不同浓度的刀豆蛋白A（ConcanavalinA，ConA）诱导肝损伤后，用西罗莫司治疗，观察不同时间点小鼠的肝脏损伤、血清学变化实验结果，研究表明，ConA使小鼠脾脏细胞以CD4T细胞浸润为主，B细胞、巨噬细胞、树突状细胞等抗原提呈细胞的表达有升高的趋势，且使树突状细胞的共刺激分子（CD80、CD86）表达上调，表明西罗莫司可以减缓ConA诱导的急性肝损伤，主要通过影响和抑制T细胞的增殖及诱导CD的T细胞分化为调节性T细胞（Treg）来发挥免疫抑制作用，降低自身免疫性肝炎的病理损害。

此外，甘草酸类药物制剂也已发展至第四代，由于甘草酸类具有抗炎、抗过敏、抗变态反应、抗肿瘤及免疫调节等作用，今后继续对该类药物深入研究及开发会大有可为。

参考文献

[1] 郑其进，王新华．肝炎良效验方精选［M］．广州：广州出版社，1997．

[2] 王敏，朱踞元．楚雄彝州本草［M］．昆明：云南人民出版社，1998．

[3] 周元川，郑进．怒江流域民族医药［M］．昆明：云南科技出版社，2010．

[4] 王正坤．彝族验方［M］．昆明：云南科技出版社，2005．

[5] 彭怀仁．中医方剂大辞典［M］．北京：人民卫生出版社，2005．

[6] 薛博瑜，顾学兰，徐小燕．病毒性肝炎的特色中医疗法［M］．上海：上海中医药大学出版社，2004．

[7] 钟捷东．黎族医药［M］．海口：海南出版社，2008．

[8] 华南植物研究所．岭南草药志［M］．上海：上海科学技术出版社，1961．

[9] 中华本草编委会．中华本草（傣药卷）［M］．上海：上海科学技术出版社，2005．

[10] 方鼎，罗金裕，苏广洵，等．壮族民间用药选编（上册）［M］．南宁：广西民族出版社，1985．

（田建平）

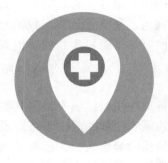

第五章 | 治疗眼科疾病药物

第一节　热带地区常见眼科疾病及治疗现状

一、疾病概况

热带气温较高，雨水充沛，为动植物、微生物和寄生虫提供了最佳生长环境，因而相关的眼病在热带地区具有特殊的严重性，严重影响了人们的视力，甚至可致盲。我国地处亚热带，随着国际交往日增，亦加大了眼科疾病罹病概率，使对热带眼科疾病的防治渐为重点。现将热带地区高发眼科疾病分述如下。

（一）沙眼

沙眼（Trachoma）是由沙眼衣原体感染所致的一种慢性传染性角膜结膜炎，因其在睑结膜表面形成粗糙不平的外观，形似砂粒，故名沙眼。含有沙眼衣原体的分泌物可以通过手指、洗脸用水、毛巾、面盆、玩具及公共场所用具等媒介传播给健康人群，感染早期症状可能不明显或比较缓和，但长期反复感染，严重者可导致失明。其感染率和严重程度与卫生环境及个人生活卫生习惯密切相关，因此，沙眼在热带地区的发展中国家，如亚非贫穷偏僻的地区有很高的发病率。

1. 临床表现

潜伏期5～14天，双眼患病，多发生于儿童或少年期。轻度沙眼仅有轻微刺痒、异物感和少量分泌物，重者因后遗症和并发症累及角膜，有怕光、流泪、疼痛等刺激症状，自觉视力减退。检查时可见：①结膜充血、肥厚、正常透明性消失；②乳头肥大，结膜面粗糙；③滤泡增生；④角膜血管翳；⑤瘢痕形成。

2. 沙眼的分期

沙眼的病程，因感染轻重和是否反复感染而有所不同。轻者或无反复感染者，数月可愈，结膜遗留薄瘢痕或无明显瘢痕。反复感染者，病程可缠绵数年至数十年之久。为防治沙眼和调查研究的需要，我国制定了以下分期。

Ⅰ期——进行期，即活动期：此阶段上睑结膜和穹隆结膜组织模糊不清，出现乳头和滤泡。乳头是睑结膜上皮表面的小红点状突起，呈细小乳头状或天鹅绒状外观；滤泡比乳头大，半透明，大小不一，轻度隆起。此阶段还可出现早期沙眼角膜血管翳，血管翳的末梢常有灰色浸润。本期传染性最大。

Ⅱ期——退行期：上睑结膜自瘢痕开始出现至大部分变为瘢痕，仅留少许活动病变。早期瘢痕为灰白色条纹或灰白色网状，最后病变逐渐呈现灰白色光泽。本期传染性减少。

Ⅲ期——完全结瘢期：上睑结膜活动性病变完全消失，代之以全部白色的瘢痕。本期已无传染性。

（二）急性卡他性结膜炎

急性卡他性结膜炎（Acute Catarrhal Conjunctivitis）是由细菌感染引起的一种急性传染性眼部疾病，俗称"红眼病"。常见的致病菌为肺炎链球菌、Kochweeks杆菌、流行性感冒杆菌、金黄色葡萄球菌等。发病急，传染性强，多见于幼儿园、学校、机关等集体生活区，一般多发于春秋季节，但由肺炎链球菌引起者多见于冬季。

潜伏期 1～3 天，急性发病，两眼同时或先后相隔 1～2 天发病。初期眼部有沙涩、异物感，继而自觉流泪、灼热、刺痛、异物感加重，有黏液或脓性分泌物产生，可黏着睑缘及睫毛，重者分泌物中的纤维蛋白凝成乳白色假膜，附着在睑结膜的表面，很易用镊子剥离，留下有轻微的出血面，但无组织缺损。检查时可见眼睑肿胀，结膜充血，病变累及角膜时可有明显的畏光、疼痛、视力下降，少数患者可同时有上呼吸道感染或其他全身疾病。

（三）春季结膜炎

本病为季节性过敏性结膜炎，每逢春夏暖和季节发病，秋凉后自行缓解，翌年春夏季又复发，轻症者 3～4 年后自愈，重者可连续复发 10 余年。多发于儿童与青少年，男性较多，一般认为是对灰尘、花粉、阳光等的过敏反应，热带地区多见，病情亦重，温带较少，寒冷地区不见。

临床表现：发病多见于双眼，表现为持续难以忍受的刺痒、灼烧感和异物感，天热时或揉眼后更甚，伴有轻度畏光、流泪，有黏丝状分泌物。按其病变部位，临床上将春季结膜炎分为睑结膜型和角膜缘型，如果两型同时存在，则称为混合型。

（四）翼状胬肉

翼状胬肉（Pterygium）是局部球结膜纤维血管组织侵犯角膜，在黑眼珠的一侧或两侧长出一块三角形新生组织的一种疾病，因形状类似昆虫的翅膀，故名翼状胬肉。翼状胬肉可以分为 3 部分：尖端称为头部，长在黑眼珠上；其后呈扇面状铺开，位于黑白眼珠交界处叫颈部；伸展在白眼珠表面的宽大部分是体部。常发生于中年以上户外劳动者，多为长期受风尘、灰沙、日光等刺激所致，也有因沙眼、慢性结膜炎等慢性炎症的刺激，使结膜组织增生所致，因此为热带地区高发的眼科疾病。

临床表现：初期角膜缘出现灰白色混浊，球结膜充血肥厚，当胬肉长入角膜，侵及瞳孔区时，视力可有明显减退，并引起散光，严重者可以发生不同程度的影响眼球活动。当胬肉呈进行式发展时头部稍隆起，结膜充血明显且肥厚，头部附近的角膜混浊，在前弹力层及基质层有细胞浸润，体部表面不平，有粗大血管；静止时胬肉头部平坦，角膜浸润吸收，体部不充血，表面光滑，呈薄膜状。

（五）白内障

正常晶体是完全透明的，无血管，其营养主要来自房水，如果晶体发生浑浊，则称之为白内障（Cataract）。根据其形态学和特征，临床上将其分为先天性白内障、老年性白内障、外伤性白内障、并发性白内障等类型，其中，以老年性白内障最为多见。在热带地区，老年性白内障发病率较其他地区高，可能与日光照射强、时间久有关。现主要讨论范围仅限于老年性白内障。

1. 临床表现

老年性白内障多发于 50 岁以上人群，双眼一般先后发病，早期眼前有星形飘动或眼前阴影，逐渐无痛性视力减退，由于晶体状不同部位屈光力变化，可有多视、单眼复视、近视度增加等症状出现，随着晶体混浊的发展，待完全混浊时则不能视物，只剩余光感。

2. 白内障的分期

临床上将老年性白内障分为皮质性、核性和囊下 3 种类型，多数以晶体状皮质混浊为主，以晶状体皮质灰白色混浊为主要特征，按其发展过程，可将皮质性白内障分为以下 4 期。

（1）初发期。

混浊首先出现在晶状体周边部皮质，呈楔状，其尖端指向中心，散瞳后可见到眼底红反光中有黑丝楔形暗影，瞳孔区仍透明，视力无影响。

（2）未成熟期。

混浊的皮质吸收水分肿胀，混浊加重并向周围扩展，体积渐增大，虹膜被推向前方，前房变浅，有发生青光眼的可能。此时因皮质尚未完全混浊，如以手电光自侧面投照，可显出半月形虹膜投影。

（3）成熟期。

数周或数月后，晶状体皮质完全变为混浊，增多的水分逐渐消退，前房恢复正常深浅，虹膜投影不见，患者视力明显减退，至眼前手动或光感，眼底不能窥人。

（4）过熟期。

成熟期可维持数年而无显著变化，但为时过久，混浊的晶状体蛋白则分解融化成为液态，前房变深，其硬化的核则沉于底部，此时视力可有所恢复，但过熟期的白内障常导致葡萄膜炎以及继发性青光眼而失明。

（六）盘尾丝虫眼病

盘尾丝虫眼病（Onchocercosis of Eye）是由旋盘尾线虫寄生于眼部的一种寄生虫病。该病通过黑蝇（蚋）吸血而感染，此黑蝇在河内产卵繁殖，故本病又名"河盲"。盘尾丝虫的成虫及微丝蚴对人眼均可致病，以后者为主，微丝蚴经皮肤、结膜进入角膜，导致角膜混浊，影响视力，严重者发生纤维化，可致失明。微丝蚴可在眼房内自由移动，亦可侵入眼球深部，引起虹膜睫状体炎、视网膜脉络膜炎、视神经萎缩。

盘尾丝虫眼病是全球最常见的致盲眼病之一，是全球 34 个国家的地方病，但它主要见于非洲，其中 28 个国家位于非洲近赤道的热带地区，非洲热带草原位于水流边缘的村镇广泛受害，有的村庄 30% 人口皆为盲人，严重危害人民的健康，同时对发展土壤肥沃的乡村地区也是一个很大的障碍。

（七）维生素 A 缺乏眼病

维生素 A 缺乏症在热带和亚热带地区流行甚广，尤其流行于亚洲贫穷地区，如印度、缅甸、斯里兰卡、印度尼西亚、马来西亚、泰国和菲律宾等。维生素 A 是构成视网膜感光色素视紫红质的重要成分，并参与碳水化合物代谢和糖蛋白的合成，以维持上皮组织的生长分化。维生素 A 缺乏可引起夜盲、干眼和角膜软化等眼部疾病。

维生素 A 缺乏的眼部初始症状是暗适应能力下降，很难适应由明到暗的光线变化，严重者在暗光下无法看清物体，临床上称为夜盲症，成人和大儿童夜盲是显而易见的，乳幼儿夜盲可通过观察其视网膜电流图而发现；当维生素 A 进一步缺乏时，眼干燥不适，有灼烧感并伴畏光，泪枯竭，睑板腺肥大，检查时球结膜晦暗、有皱纹，有时色素沉着，角膜无光泽、混浊，有时眼睛角膜外侧与眼球平行线上形成一个底边向内的三角形或圆形、椭圆形的斑点，斑点颜色呈灰白色或银白色，形状如细小的肥皂泡，称为"毕脱氏斑"，临床上称为干眼症；当维生素 A 缺乏更严重时，这时角膜混浊血管化、水肿，甚至坏死，最后造成失明。

二、现代常用治疗药物和治疗方法

（一）沙眼治疗现状

1. 中医治疗

根据本病各个阶段的病理变化特点，结合发病的症候规律，采用中医辨证论用药。

（1）风热初犯证。患者痒涩不适，睑结膜血管模糊不清，内外眦部睑结膜有乳头增生，滤泡形成。方药用"银翘散"（《温病条辨》）加减：金银花、连翘、淡竹叶、荆芥穗、菊花、牛蒡子、芦根、赤芍、红花、甘草。

（2）湿热挟风证。患者涩痛痒，上下睑红肿，结膜充血，上下睑结膜及下穹隆部有较多滤泡，病程时间较长。方药用"除风清脾饮"（《审视瑶函》）加减：广陈皮、连翘、防风、知母、玄明粉、黄芩、玄参、黄连、荆芥、大黄、桔梗、生地黄、苦参、苍术、地肤子。

（3）外治方药。"黄连西瓜霜眼药水"（《眼科证治经验》）：川连、西瓜霜、月石、硝苯汞；"犀黄散"（《韦文贵眼科临床经验选》）：西月石粉、冰片、麝香、犀牛黄；"点眼蕤仁膏"（《圣济总录》）：蕤仁、秦皮、黄连、海蛤、丹砂、龙脑。

2. 西医治疗

（1）局部治疗。10%～30%磺胺醋酰钠滴眼液、0.5%黄霉素或新霉素滴眼液、0.1%利福平或酞丁安滴眼液、0.5%金霉素或四环素眼膏、1%红霉素眼膏。

（2）口服用药。对炎症广泛，刺激症状明显者，除上述治疗外，可口服磺胺药及抗生素，如磺胺嘧啶、螺旋霉素、新霉素、四环素及强力霉素等。7 岁以下儿童及孕妇禁用四环素。

（二）急性卡他性结膜炎治疗现状

1. 中医治疗

根据本病的特征形似中医学"暴发火热"，按其辨证论治可分为下列 3 证用药。

（1）风重于热证。患眼痒涩交作，灼热感，畏光，结膜充血，黏液或水样分泌物，眼睑微肿等。方药用"黄连上清丸"加减：黄连、栀子、连翘、蔓荆子、防风、荆芥穗、白芷、黄芩、菊花、薄荷、大黄、黄柏、桔梗。"明目蒺藜丸"：蒺藜、菊花、地黄、当归、蔓荆子、密蒙花、木贼、决明子、蝉蜕、黄连、黄芩、荆芥、旋覆花、栀子、石决明、川芎、黄柏、防风、白芷、薄荷、连翘、赤芍、甘草、蜂蜜。

（2）热重于风证。眼睑明显红肿，球结膜重度充血水肿，分泌物多而黏稠。方药用"五味消毒饮合黄连解毒汤"（《医宗金鉴》）加减：金银花、野菊花、蒲公英、紫花地丁、黄芩、黄连、栀子、防风、白芷、赤芍、生地黄、车前仁、甘草。"明目上清丸"：黄连、黄芩、栀子、熟大黄、连翘、石膏、菊花、天花粉、薄荷、荆芥、蒺藜、桔梗、赤芍。"清宁丸"：大黄、绿豆、车前草、黑豆、半夏、香附、桑叶、桃枝、牛乳、厚朴、麦芽、陈皮。鱼腥草滴眼液。

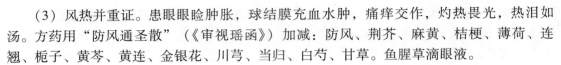

（3）风热并重证。患眼眼睑肿胀，球结膜充血水肿，痛痒交作，灼热畏光，热泪如汤。方药用"防风通圣散"（《审视瑶函》）加减：防风、荆芥、麻黄、桔梗、薄荷、连翘、栀子、黄芩、黄连、金银花、川芎、当归、白芍、甘草。鱼腥草滴眼液。

2. 西医治疗

（1）在早期和高峰期做分泌物涂片或结膜刮片检查，确定病菌做药敏试验，选择有效的药物治疗。

（2）选用抗生素眼药水频滴患眼，可采用 0.25% 氯霉素、0.5% 新霉素、0.1% 利福平、0.3% 氧氟沙星、0.5% 庆大霉素等滴眼液。

（三）春季结膜炎治疗现状

1. 中医治疗

根据本病的特征相似中医学"时复证"，按其辨证论治可分为下列两证用药。

（1）风邪外侵证。患眼奇痒难忍，结膜充血，呈暗红色，睑结膜布满乳头形似小卵石排列。方药用"清风散"（《和剂局方》）加减：羌活、防风、荆芥、茯苓、党参、僵蚕、蝉蜕、蛇床子、藿香、黄芪、甘草。"拨云退翳丸"加减：蝉蜕、蛇蜕、木贼、密蒙花、蒺藜、菊花、荆芥穗、蔓荆子、薄荷、黄连、地骨皮、楮实子、天花粉、当归、川芎、花椒、甘草。"名目上清丸"加减：菊花、连翘、黄芩、黄连、薄荷脑、荆芥油、蝉蜕、蒺藜、栀子、熟大黄、石膏、天花粉、麦冬、玄参、赤芍、当归、车前子、枳壳、陈皮、桔梗、甘草。

（2）湿热上犯证。患眼奇痒难忍，泪多黏稠，结膜微黄色。方药用"凉有膈清脾饮"（《审视瑶函》）加减：苦参、黄连、黄芩、大黄、石膏、柴胡、前胡、牡丹皮、赤芍、夏枯草、甘草。"熊胆丸"加减：熊胆、龙胆、大黄、栀子、黄芩、黄连、决明子、柴胡、防风、菊花、木贼、薄荷脑、当归、地黄、泽泻、车前子、冰片。熊胆、鱼腥草、板蓝根滴眼液。

2. 西医治疗

（1）抗过敏眼药水。2%～4% 色甘酸钠、复方萘甲唑啉、氯苯那敏滴眼液等，长期使用无不良反应。

（2）激素类眼药水。0.5% 点必舒、0.5% 可的松、的确当等眼药水，可减轻症状，但应注意不能长期使用，长期使用会引起激素性青光眼、白内障，诱发病毒性角膜炎、真菌性角膜炎等。

（四）翼状胬肉治疗现状

1. 中医治疗

根据本病的特征，相似于中医学的"胬肉攀睛"，按其辨证论治可分为下列 3 证用药。

（1）风热壅盛证。患者有异物感，痒涩、畏光、流泪，内外眦角巩缘球结膜充血肥厚。方药用"栀子胜奇散"（《原机启微》）加减：白蒺藜、蝉蜕、谷精草、草决明、菊花、密蒙花、蔓荆子、木贼草、栀子、黄芩、川芎、羌活、防风、荆芥、甘草。鱼腥草、黄芩滴眼液，珍珠八宝眼膏。

（2）脾胃实热证。患眼痒涩不适，结膜充血，分泌物黏稠，胬肉伸向角膜中央约 2 mm，位于角膜中央的头部高起。方药用"凉膈连翘散"（《银海精微》）加减：大黄、芒硝、黄连、黄芩、栀子、连翘、车前子、茺蔚子、防风、桔梗、玄参、夏枯草、甘草。"泻脾除热饮"加减：防风、桔梗、玄参、夏枯草、大黄、黄连、黄芩、车前子。双黄连、熊胆滴眼液，八宝拨云散眼药。

（3）心火上炎证。患眼涩痒刺痛，胬肉头部充血较剧，头尖体厚伸向角膜中央方向约2.5 mm。方药用"泻心汤合导赤散"（《银海精微》《目科正宗》）加减：黄连、黄芩、大黄、生地黄、淡竹叶、木通、甘草；复方熊胆滴眼液。并配合手术治疗。

2. 西医治疗

对于初发期胬肉尚未接近角膜缘的，可使用0.25%硫酸锌、0.25%氯霉素、10%磺胺醋酰钠和0.1%利福平滴眼液，对于胬肉充血显著的患者，在使用上述滴眼液滴治的同时，要加滴0.5%可的松激素滴眼液，以加速控制炎症。

（五）白内障治疗现状

至今药物治疗尚不能有效阻止或逆转晶体混浊，因此手术治疗是使白内障患者复明的首要方法。对于初发期患者可选择药物治疗以延缓其发展进程，成熟期患者需进行手术治疗。

1. 中医治疗

根据本病的特征相似中医学"圆翳内障"，按其辨证论治可分为下列3证用药（矫正视力低于0.3以下者应考虑手术治疗）。

（1）肝肾阴虚证。患者矫正视力在0.3以上，晶状体混浊伴头晕、耳鸣、腰膝酸软。方药用"杞菊地黄丸"（《小儿药证直诀》）加减：枸杞子、菊花、熟地黄、淮山药、山茱萸、泽泻、牡丹皮、茯苓、杜仲、菟丝子、楮实子、当归、白芍。"石斛夜光丸"：石斛、天冬、麦冬、生地黄、熟地黄、枸杞子、肉苁蓉、菟丝子、五味子、牛膝、人参、山药、茯苓、甘草、水牛角浓缩粉、羚羊角、黄连、决明子、青葙子、菊花、蒺藜、川芎、防风、苦杏仁、枳壳。

（2）气血两虚证。患者矫正视力在0.3以上，晶状体混浊，不能久视，神疲懒言，肢软乏力。方药用"八珍汤"（《正体类要》）加减：人参、茯苓、白术、熟地黄、当归、川芎、远志、五味子、赤芍、甘草。

（3）脾虚湿热证。患者晶状体混浊，干涩，视物不清，口干不欲饮。方药用"三仁汤"（《温病条辨》）加减：杏仁、白蔻仁、薏苡仁、通草、厚朴、淡竹叶、法半夏、茯苓、白术、黄连、大腹皮、木瓜。"丹栀逍遥丸"：牡丹皮、栀子、柴胡、白芍、当归、茯苓、白术、薄荷、甘草。

2. 西医治疗

苄达赖氨酸、谷胱甘肽、还原型谷胱甘肽、昆布、法可林、卡他灵、视明露、珍珠明目、冰珍去翳滴眼液、八宝散眼药。

（六）盘尾丝虫眼病治疗现状

以手术摘除为主，并配合使用全身抗丝虫病药。

1. 手术取虫

取平卧位，常规消毒下用1%地卡因行球结膜表面麻醉，置入开睑器，在丝虫成虫所在部位，剪开球结膜及眼球筋膜，伤口长2～3 mm，分离暴露虫体，迅速用平镊夹持丝虫中段，轻轻牵引，完整取出丝虫，闭合球结膜伤口，术毕在结膜囊内涂以金霉素眼膏，包扎 2 天后取出敷料，滴用抗生素眼药水，5 天后伤口即愈合。

2．伊维菌素

本品对成虫无作用，但对微丝蚴和在子宫内正在发育的微丝蚴胚胎有较强作用。剂量 150 μg/kg 体重，空腹顿服，1 年 1 次或 6 个月 1 次。1 次服药后在 1 个月内微丝蚴几乎全部消失，并维持低密度达半年，以后微丝蚴数量又逐渐上升。因此，在流行区需要 1 次/年治疗。副作用表现为头痛、肌痛、发热、厌食、失眠等，不经处理 24 小时内症状自行消失。副作用的产生与治疗前微丝蚴的密度有关，宿主对垂死的微丝蚴的炎症反应是引起副作用的主要原因。孕妇、有严重中枢神经系统疾病、急性疾病、5 岁以下儿童或体重小于 15 kg 者、产后 1 周内哺乳妇女禁用。

3．乙胺嗪（海群生）

效果好，但副作用大，可作为不能使用伊维菌素治疗者的药物。乙胺嗪可杀死微丝蚴，剂量 0.5 mg/kg，第 1 天服 1 次，第 2 天相同剂量服 2 次，如副作用不严重，增至 2 mg/kg，3 次/日，连续服 10 天。

（七）维生素 A 缺乏眼病治疗现状

1．夜盲症

口服维生素 A，如鱼肝油（600 国际单位/天）和庸鲽肝油，严重型需进行肌肉注射。

2．干眼症

根据本病的特征，相似于中医学的"神水将枯"，按其辨证论治可分为下列 3 证用药。

（1）肺阴不足证。患眼畏光，干涩明显。方药用"生脉散合清燥救肺汤"（《眼科集成》）加减：参须、麦冬、五味子、玉竹、桑叶、薄荷、枇杷叶、天花粉、甘草。卡波姆、复方右旋糖酐-70、鱼腥草滴眼液，重组牛碱性成纤维细胞生长因子眼用凝胶。

（2）肝肾亏虚证。患眼干涩畏光，头昏眼花。方药用"杞菊地黄丸"（《医级》）加减：枸杞、菊花、熟地黄、淮山药、山茱萸、茯苓、牡丹皮、沙参、麦冬。复方熊胆、玻璃酸钠滴眼液，紫金锭眼膏，茶多酚眼用凝胶。

（3）脾虚气弱证。患眼干涩畏光，全身及四肢无力。方药用"归脾汤"（《济生方》）加减：党参、黄芪、白术、当归、大枣、酸枣仁、龙眼肉、麦冬、石斛、甘草。羟糖苷滴眼液，双黄连滴眼液、眼用凝胶。

3．角膜软化

根据本病的特征，相似于中医学的"疳积上目"，按其辨证论治可分为下列 3 证用药。

（1）肝血不足证。患眼夜盲，频频眨眼，角结膜失去正常光泽。方药用"猪肝散"（《银海精微》）加减：枸杞、猪肝、蛤粉、夜明砂、谷精草、苍术；浓鱼肝油、妥布霉素滴眼液，维生素 A 注射液。

（2）脾气不足证。患眼夜盲，结膜失去光泽，角膜雾状混浊。方药用"参苓白术散"（《和剂局方》）加减：党参、白术、淮山药、麦芽、苍术、薏苡仁、砂仁、猪肝。妥布霉素、浓维生素 A 滴眼液，小牛血去蛋白提取物眼用凝胶，维生素 A 注射液。

（3）脾虚肝旺证。患眼畏光，流泪，结膜失去光泽，角膜混浊，有少许溃烂面。方药用"肥儿丸"（《医宗金鉴》）加减：党参、白术、茯苓、黄连、芦荟、密蒙花、菊花、金银花、蒲公英。维生素 A、复方托吡卡胺滴眼液，妥布霉素滴眼液、眼膏，维生素 A、头孢曲松注射液，纠正水电解质。

三、热带地区眼科疾病治疗存在的问题

目前眼科疾病的治疗主要还是靠西药，但西药的副作用强、不良反应多，而且治标不治本、易复发。糖皮质激素在眼科的临床应用争议比较大。长期使用糖皮质激素治疗（特别是局部应用），一部分患者可引起眼压升高，产生激素性青光眼，也有一部分患者可引起后囊下白内障。在选用抗菌药物治疗眼部感染性疾病时，由于滥用而产生的不良反应有时比眼部感染本身更严重，最常见的不良反应就是肾毒性，早期表现为蛋白尿和管型尿，继而尿中出现红细胞、尿量改变、酸性尿转为碱性尿，直至出现肾衰竭、尿毒症。氨基糖苷类的耳毒性也广为人知，但滥用于一般感染的现象很普遍，故不容忽视，特别对老人、儿童及与其他耳毒性药物合用时更应注意。

第二节　热带药物治疗现状

一、热带药物治疗概况

中成药作为眼科疾病的治疗药物或辅助用药，在市场上已广泛流通，在临床上也取得了良好的疗效。现代用于眼科的口服热带药物有薄荷、桑叶等解表明目药，栀子、穿心莲、鱼腥草等清热明目药，郁金、莪术等活血化瘀明目药。

随着中药现代化的发展，不单是口服中药制剂已完全成熟，中药滴眼液、中药注射剂的研究同样取得了相当大的成就。现有多种热带药物滴眼液品种，如鱼腥草滴眼液主要适用于急性卡他性结膜炎、流行性出血性结膜炎和流行性角结膜炎等；槟榔滴眼液适用于青光眼、膨胀期白内障症状等；穿心莲眼膏适用于角膜炎；莪术油凝胶适用于单纯疱疹病毒性角膜炎及腺病毒性角膜炎。

二、常用热带药物

（一）解表名目药

1. 薄荷

【概述】本品为唇形科植物薄荷（*Mentha haplocalyx* Briq.）的干燥地上部分。夏、秋两季茎叶茂盛或花开至三轮时，选晴天，分次采割，晒干或阴干。揉搓后有特殊清凉香气，味辛凉。

【分布】分布于亚洲热带地区，生于水旁潮湿地，生长地海拔可高达 3500 米。

【功效】疏散风热、清利头目、利咽透疹、疏肝行气。

【眼科临床应用】

（1）结膜炎，伴头痛目赤、分泌物较多，属感冒风热上攻眼目所致者，常与桑叶、菊花、牛蒡子等配伍，如薄荷汤。

（2）视神经萎缩、中心性浆液性脉络膜视网膜病变、开角型青光眼、抗青光眼术后、眼胀视物模糊，属肝气郁结、气机不畅者，常与柴胡、白芍等配伍，如逍遥散。

（3）睑缘炎，或药物过敏之眼病，以及风疹、皮肤痒疹等，常与蝉蜕、苦参等配伍。

（4）麻疹疹透不畅所致球结膜充血，常与牛蒡子、葛根、升麻等配伍。

2. 桑叶

【概述】本品为桑科植物桑（*Morus alba* L.）的干燥叶。初霜后采收，除去杂质，晒干。气微，味淡、微苦涩。

【分布】分布于我国福建、广东、广西、海南；越南。

【功效】疏散风热、清肺润燥、平抑肝阳、清肝明目。

【眼科临床应用】

（1）急性结膜炎、浅层点状角膜炎、麻疹初期出现结膜炎，属风热初犯者，常与菊花、薄荷、牛蒡子等配伍，如桑菊饮。

（2）眼部干涩不适、视物模糊，属肝阴不足者，常与黑芝麻、熟地黄、何首乌、女贞子等配伍，如桑麻丸。

（3）球结膜出血，或眼内之各种出血，属火邪迫血、溢于络外者，可与生地黄、大蓟、小蓟、茜草等配伍。

3. 蔓荆子

【概述】本品为马鞭草科植物单叶蔓荆（*Vitex trifolia* L. var. *simplicifolia* Cham .）或蔓荆（*Vitex trifolia* L.）的干燥成熟果实。秋季果实成熟时采收，除去杂质，晒干。气特异而芳香，味淡、微辛。

【分布】分布于广东、广西、云南；印度、越南、菲律宾、澳大利亚。生于平原草地或河滩上。

【功效】疏散风热，清利头目。

【眼科临床应用】

（1）上睑下垂、内眼病视物模糊，伴头痛、昏沉、耳鸣、耳聋，属气虚不能上达者，常与黄芪、党参等配伍，如蔓荆子汤。

（2）结膜炎，伴风热感冒、头痛，与菊花、防风、石膏等配伍，如蔓荆实汤。

（3）前葡萄膜炎，属热盛于风者，或兼湿热，与羌活、白芷、黄芩、防己等配伍，如抑阳酒连散。

（4）风热型角膜炎，伴畏光流泪，常与菊花、蝉蜕、蒺藜等配伍。

（二）清热明目药

1. 裸花紫珠

【概述】本品为马鞭草科植物裸花紫珠（*Callicarpa nudiflora* Hook. et Arn.）的干燥叶。全年均可采收，以夏、秋季采收为好，以叶入药，除去杂质，晒干。味苦、微辛。

【分布】分布于广东、广西和海南等地，以及马来半岛、中南半岛、印度。生于平地至海拔1200米的山坡、谷地、溪旁林中或灌丛中。

【功效】清热、解毒、收敛、止血。

【眼科临床应用】

用于治疗眼科血证，如外伤性眼内出血、视网膜静脉周围炎、视网膜血管炎、贝赫切特综合征等。

2. 穿心莲

【概述】本品为爵床科植物穿心莲［*Andrographis paniculata*（Burm. f.）Nee］的干燥地上部分。气微，味极苦。

【分布】分布于印度、中南半岛。我国海南万宁和那大有栽培。

【功效】清热解毒，凉血，消肿，燥湿。

【眼科临床应用】

（1）眼睑疮疖，可单服穿心莲片剂；亦可制成眼膏，用于角膜炎，还可与金银花、黄芩等配伍煎服。

（2）角膜炎，如穿心莲眼膏。

3. 鱼腥草

【概述】本品为三白草科植物蕺菜（*Houttuynia cordata* Thunb）的新鲜全草或干燥地上部分。具鱼腥气，味涩。

【分布】分布于我国西南部、中部、南部及东部各省区；马来西亚、印度、泰国、越南、朝鲜及日本。海南省乐东和保亭也有分布。喜生于阴湿的地方，如溪沟边和林下。

【功效】清热解毒、消肿排脓、利尿通淋。

【眼科临床应用】

（1）春季卡他性结膜炎及一切过敏性眼炎、眼睑皮肤湿疹等，常与茯苓、茵陈、防己等配伍，如茵陈防己汤。

（2）睑腺炎、眼睑丹毒等，常与金银花、紫花地丁、蒲公英、野菊花等配伍。

（3）卡他性结膜炎、病毒性结膜炎、流行性出血性结膜炎等，可与羌活、防风、赤芍、牡丹皮、大黄、菊花等配伍，内服后可用药渣再煎一次，沉渣后进行熏洗。

（4）单纯疱疹性角膜炎、化脓性角膜溃疡等，可与羌活、防风、白芷、蔓荆子、紫草、紫花地丁、蝉蜕、木贼等配伍。

（5）前葡萄膜炎等，属肝胆火毒炽盛者，可与龙胆、炒栀子、黄芩、柴胡、川木通、牡丹皮、赤芍等配伍。

（6）鱼腥草的作用主要在于所含的挥发油，因此，治疗外眼病时可用鱼腥草煎剂沉渣液或鱼腥草注射液置于雾化器中，对眼部进行雾化治疗，有很好的辅助治疗作用。

（三）温里明目药

1. 肉桂

【概述】本品为樟科植物肉桂（*Cinnamomum cassia* Presl）的干燥树皮。气香浓烈，味甜、辣。

【分布】分布于广东、广西，海南有栽培；越南、老挝。

【功效】补火助阳、散寒止痛、温经通脉、引火归原。

【眼科临床应用】

（1）视神经萎缩、视网膜色素变性，属气血虚损者，与人参、黄芪、当归等配伍，如人参养荣汤。

（2）上睑下垂属肾阳不足者，常与附子、山茱萸等配伍，如右归饮。

（3）眼球穿通伤，常与炮姜、归尾等配伍，如局方黑神散。

（4）角膜炎、红肿疼痛，属积热不散者，常与决明子、青葙子、栀子等配伍，如泻肝汤。

2．小茴香

【概述】本品为伞形科植物茴香（*Foeniculum vulgare* Mill.）的干燥成熟果实。有特异香气，味微甜、辛。

【分布】原产于欧洲，现广植于全世界温带和热带地区。海南海口、白沙、保亭、陵水等地有栽培。

【功效】散寒止痛、理气和胃。

【眼科临床应用】

（1）疼痛或痉挛属寒湿瘀滞者，与肉桂、乳香、没药等配伍，如太乙神针方。

（2）外伤或术后眼部疼痛、瘢痕形成，常与当归、川芎等配伍，如少腹逐瘀汤。

（四）祛风除湿药

1．丁公藤

【概述】本品为旋花科植物丁公藤（*Erycibe obtusifolia* Benth.）或光叶丁公藤（*Erycibe schmidtii* Craib）的干燥藤茎。全年均可采收，切段或片，晒干。气微，味淡。

【分布】分布于广东、广西和云南；越南北部。生于海拔 25～1200 米的山地密林中，常见。

【功效】祛风湿、消肿止痛。

【眼科临床应用】青光眼，用丁公藤总提取物和丁公藤碱Ⅱ（包工藤甲素）制成眼药水滴眼。眼药水具有缩小瞳孔、降低眼压和改善房水流畅系数等作用。

2．千年健

【概述】本品为天南星科植物千年健［*Homalomena occulta*（Lour.）Schott］的干燥根茎。春、秋两季采挖，洗净，除去外皮，晒干。气香，味辛、微苦。

【分布】分布于广东、广西、云南和海南，中南半岛也有。生长于沟谷密林下，竹林和山坡灌丛中。

【功效】祛风湿、强筋骨。

【眼科临床应用】眼部疼痛或痉挛，属寒湿瘀滞者，与小茴香、肉桂、川椒等配伍，如太乙神针方。

（五）利水渗湿消肿药

1．海金沙

【概述】本品为海金沙科植物海金沙［*Lygodium japonicum*（Thunb.）Sw.］的干燥成熟孢子。秋季孢子未脱落时采割藤叶，晒干，搓揉或打下孢子，除去藤叶。气微，味淡。

【分布】分布于广东、广西、福建和海南；亚洲热带及亚热带和澳大利亚热带地区。生长于向阳的林缘或灌丛中。

【功效】利尿通淋、止痛。

【眼科临床应用】

（1）眦部结膜炎、翼状胬肉，伴小便涩痛，属小肠积热者，常与滑石等配伍，如海金沙散。

（2）玻璃体混浊属久病体虚者，常与苍术、豆蔻等配伍，如治"眼见诸般形影"方。

2. 槟榔

【概述】本品为棕榈科植物槟榔（*Areca catechu* L.）的干燥成熟种子。春末至秋初采收成熟果实，用水煮后，干燥，除去果皮，取出种子，干燥。气微，味涩、微苦。

【分布】产于云南、海南及台湾等热带地区。亚洲热带地区亦有广泛栽培。

【功效】杀虫消积、行气、利水、截疟。

【眼科临床应用】

（1）眼睑水肿，伴水肿脚气，常与茯苓、大腹皮、泽泻等药配伍。

（2）角膜软化症、角膜炎、眼干燥症，可与白术、胡黄连等药配伍。

（3）年龄相关性白内障，伴耳鸣，属肾虚者，与磁石、肉苁蓉等配伍，如磁石丸。

（4）各类青光眼，伴眼压增高、头痛，近代多制成槟榔碱滴眼剂或药膜局部应用。

（六）理气疏肝药

1. 沉香

【概述】本品为瑞香科植物白木香［*Aquilaria sinensis*（Lour.）Gilg］含有树脂的木材。全年均可采收，割取含树脂的木材，除去不含树脂的部分，阴干。气芳香，味苦。

【分布】分布于广东、海南、广西、福建。喜生于低海拔的山地、丘陵以及路边阳处疏林中。

【功效】行气止痛、温中止呕、纳气平喘。

【眼科临床应用】外伤性白内障，常与羌活、防风等配伍，如沉香天麻汤。

2. 香附

【概述】本品为莎草科植物莎草（*Cyperus rotundus* L.）的干燥根茎。秋季采挖，燎去毛须，置沸水中略煮或蒸透后晒干，或燎后直接晒干。气香，味微苦。

【分布】广布于温带和热带地区。生长于山坡荒地草丛中或水边潮湿处。

【功效】疏肝解郁、调经止痛、理气调中。

【眼科临床应用】

（1）青光眼缓解期或术后，常与白芍、当归、枳壳、陈皮等配伍，如调气汤。

（2）角膜炎、眶上神经痛，属肝郁化热者，常与柴胡、生地黄、白芍、当归、川芎等配伍，如和肝饮。

（3）眼底病，伴神情抑郁、胸胁胀痛、脘闷食少等，常与柴胡、枳壳等配伍，如柴胡疏肝散。

（4）妇人眼病，或眼病在经期加重者，如七制香附丸。

（七）活血化瘀明目药

1. 郁金

【概述】本品为姜科植物姜黄（*Curcuma longa* L.）的干燥块根。气芳香，味辛辣。

【分布】分布于我国东南部至西南部各省区；印度、斯里兰卡和越南。

【功效】活血止痛、行气解郁、清新凉血、利胆退黄。

【眼科临床应用】

（1）视神经萎缩，伴视物模糊，常与石菖蒲、香附等药配伍。

（2）前房积血、眼底出血之早期，属络伤血溢者，常与墨旱莲、蒲黄等药配伍，如生蒲黄汤。

（3）外伤性眼内出血、视网膜出血、前房积血，常与丹参、川芎等药配伍，如祛瘀汤。

（4）急性球后视神经炎，属肝气上逆者，本药最为适宜，常与香附、柴胡等药配伍。

2. 姜黄

【概述】本品为姜科植物姜黄（*Curcuma Longa* L.）的干燥根茎。冬季茎叶枯萎时采挖，洗净，煮或蒸至透心，晒干，除去须根。气香特异，味苦、辛。

【分布】产于台湾、福建、广东、广西、云南、西藏等省区。喜生于向阳的地方，东亚及东南亚广泛栽培。

【功效】活血行气、通经止痛。

【眼科临床应用】

（1）玻璃体积血、前房积血，伴眼球胀痛者，常与牛膝、夏枯草等配伍。

（2）睑板腺囊肿、睑腺炎反复发作，属湿滞脾胃者，常与天南星、陈皮等配伍，如如意金黄散。

（3）前葡萄膜炎、前部巩膜炎，常与防风、羌活等配伍。

3. 莪术

【概述】本品为姜科植物蓬莪术（*Curcuma phaeocaulis* Val.）、广西莪术（*Curcuma kwangsiensis* S. G. Lee et C. F. Liang）或温郁金（*Curcuma wenyujin* Y. H. Chen et C. Ling）的干燥根茎，后者习称"温莪术"。冬季茎叶枯萎后采挖，洗净，蒸或煮至透心，晒干或低温干燥后除去须根和杂质。气微香，味微苦而辛。

【分布】产于我国台湾、福建、广东、广西、云南等省区；印度和马来西亚。生于疏林中。

【功效】破血行气、消积止痛。

【眼科临床应用】

（1）角膜软化症之干燥期或穿孔期，伴强烈畏光、目闭不开，属脾虚气滞者，常与芜荑、使君子等配伍，如消疳丸。

（2）原发性视网膜色素变性、视网膜血管细小狭窄，常与党参、熟地黄、丹参等配伍。

（3）视网膜陈旧渗出物、眼内瘀血，常与三棱、昆布、海藻等配伍。

（八）除障褪翳明目药

1. 谷精草

【概述】本品为谷精草科植物谷精草（*Eriocaulon buergerianum* Koern.）的干燥带花茎的头状花序。秋季采收，将花序连同花茎拔出，晒干。气微，味淡。

【分布】分布于我国福建、湖南、广东、广西，遍布海南各地；印度、斯里兰卡和越南。生于水边湿地和稻田边。

【功效】疏散风热、明目、褪翳。

【眼科临床应用】

（1）维生素 A 缺乏症之夜盲，常与羊肝或猪肝同用，如煮肝散。

（2）感染天花或水痘—带状疱疹病毒所致的眼病，如角膜炎，或用于化脓性角膜溃疡，伴眼难睁、肿痛、结膜充血，属肝经风热者，常与荆芥、防风、牛蒡子、龙胆配伍，如谷精草汤。

2. 珍珠

【概述】本品为珍珠贝科动物马氏珍珠贝 [*Pteria martensii*（Dunker）]、蚌科动物三角帆蚌 [*Hyriopsis cumingii*（Lea）] 或褶纹冠蚌 [*Cristaria plicata*（Leach）] 等双壳类动物受刺激形成的珍珠。自动物体内取出，洗净，干燥。气微，味淡。

【分布】分布于我国沿海省份。

【功效】安神定惊、明目消翳、解毒生肌。

【眼科临床应用】

（1）翼状胬肉、滤泡性结膜炎、角膜瘢痕、成熟期白内障等，常与琥珀、龙脑等药配伍，如真珠散。

（2）视神经萎缩，属真阴不足、阴涵内热者，常与人参配伍。

（3）溢泪，属肝虚者，常与贝齿、丹砂等配伍。

3. 石斛

【概述】本品为兰科植物金钗石斛（*Dendrobium nobile* Lindl.）、鼓槌石斛（*Dctidrobium chrysotoxum* Lindl.）或流苏石斛（*Dendrobium fimbriatum* Hook.）的栽培品及其同属植物近似种的新鲜或干燥茎。全年均可采收，鲜用者除去根和泥沙；干用者采收后，除去杂质，用开水略烫或烘软，再边搓边烘晒，至叶鞘搓净，干燥。气微，味微苦而回甜，嚼之有黏性。

【分布】分布于云南、广西和湖北；越南、泰国和缅甸。附生于密林荫下和树上。

【功效】益胃生津、滋阴清热。

【眼科临床应用】

（1）夜盲，常与苍术、淫羊藿等合用，如石斛散。

（2）玻璃体混浊，常与地黄、熟地黄、防风等配伍，如地黄丸。

（3）年龄相关性白内障、眼底退行性病变等，属肝肾亏虚者，常与菟丝子、枸杞子、肉苁蓉等配伍，如补肾丸。

（4）早期、中期年龄相关性白内障，开角型青光眼及闭角型青光眼术后，属肾虚肝旺者，常与天冬、枸杞子、羚羊角、青葙子等配伍，如石斛夜光丸。

第三节　热带地区眼科疾病治疗的新进展

一、新剂型及新型给药途径

近年来，人类科学问题向着更具先进性、前沿性的方向迈进，带动着现代医药学走向更广阔的发展空间。药理学研究思路的扩展、局部与整体用药的合理选择、医药双向调节等更多研究，带来了更加多样的药物新剂型和新型给药途径。

目前，眼科用药除了滴眼液、注射液等剂型，还有凝胶、眼用乳液、复方眼用混悬液、触变性凝胶滴眼液、嵌入剂和玻璃体内植入剂等新剂型的应用。研究人员还采用微乳、脂质体、类脂质体、树状聚合物和植入剂等新释药系统来提高眼科药物的疗效。纳米粒剂、微粒微囊剂、多聚体微球、纳米技术和包合技术等研究也取得了巨大的进展。

除了剂型的多样性，现代医药还更多地选择了新型给药途径。眼科用药新型的给药系统具有众多优势，能长时间平稳地释放治疗浓度的药物，可减少给药次数，方便给药；消减峰谷现象，降低药物的不良反应；避免药物流失，提高生物利用度，减少给药剂量，还可不用缓冲剂和抑菌药。结膜下注射、滴眼雾化也越来越多地应用于眼科临床。从传统中药熏洗疗法发展而来的雾化熏眼、超声雾化眼浴，以及从传统药敷法发展而来的药物冷敷法等，不但能使药物直接作用于眼部，还能加速循环，促进机体对药物的吸收。

二、肉毒杆菌毒素在眼科的应用

肉毒杆菌毒素（Botulinum Toxin）是肉毒杆菌产生的外毒素，被认为是自然界毒素最强的生物毒素之一，自20世纪70年代应用于医学领域，现已成为治疗局限性肌张力障碍等疾病的首选药物，是治疗神经肌肉疾病药物的重大进展之一。在眼科其常用于以下7个方面。

1. 斜视

在治疗斜视时使用的是A型肉毒杆菌毒素（Botulinum Toxin A，BTXA）眼外肌肌腹注射，可以使被注射肌肉暂时麻痹，肌张力减弱，而其拮抗肌张力相对增强，使一对拮抗肌的力量达到新的平衡，从而矫正眼位。

2. 眼睑、面肌痉挛和 Meige 综合征

BTXA 注射在一些神经肌肉疾病的治疗中显示更加安全有效，较手术更简便易行。近年来其被应用于肌肉痉挛性疾病中，在治疗眼睑和面肌中显示了良好的效果。

3. 眼球震颤

对获得性的眼球震颤，用球后注射或在患者的水平肌或垂直肌注射 BTXA，可减轻症状并提高视力。

4. 下睑内翻

在下睑眼轮匝肌注射 BTXA 可以矫正痉挛性下睑内翻。

5．肌纤维颤搐

在眼睑和颊部注射 BTXA 治疗持续性肌纤维颤搐和面肌纤维颤搐患者，症状缓解可长达 12～13 周。

6．角膜疾病

在提上睑肌注射 BTXA 造成暂时性的睑下垂，以促进角膜上皮的修复，可用于治疗角膜暴露和无痛性角膜溃疡的患者。

7．上睑退缩

甲状腺相关眼病患者常有严重的眼睑退缩，在其上睑提肌注射 BTXA，注射后上睑缘都可下垂到角膜缘以下。

参考文献

［1］贺联印，许炽熛．热带医学［M］.2 版．北京：人民卫生出版社，2004.

［2］钟惠澜．热带医学［M］.北京：人民卫生出版社，1981.

［3］孔冬．实用眼科疾病护理［M］.济南：山东科学技术出版社，2010.

［4］刘焰．结膜炎［M］.北京：中国医药科技出版社，2009.

［5］王鸿，陈澎，樊兆珊．实用眼科疾病学［M］.广州：世界图书出版公司，2013.

［6］张仁俊，毕宏生，张铭连，等．实用眼科药物学［M］.北京：人民军医出版社，2015.

［7］潘颖，陈晨，王乐，等．鱼腥草滴眼液治疗急性卡他性结膜炎的疗效观察［J］.现代药物与临床，2013，28（3）：371－374.

［8］王丽云，刘开全．眼科常见季节性疾病的预防与治疗［J］.世界最新医学信息文摘，2016，16（54）：129、77.

［9］李勇．中西医结合治疗风热型急性卡他性结膜炎 50 例［J］.河北中医，2011，33（1）：86－87.

［10］俞守义，邹飞，陈晓光，等．现代热带医学（上）［M］.北京：军事医学科学出版社，2012.

［11］龚旭东，陈磊，翁晓红．不同药物治疗新生儿淋菌性结膜炎临床疗效分析［J］.中国地方病防治杂志，2014，29（4）：309－310.

［12］唐细兰．眼科药物手册［M］.广州：广东科技出版社，2004.

［13］王宁利，胡爱莲，泰勒．沙眼［M］.北京：人民卫生出版社，2015.

［14］刘晓弟，丁琳．沙眼防治研究最新进展［J］.眼科新进展，2017，37（12）：1197－1200.

［15］曹建辉．眼科外用中药与临床［M］.北京：人民卫生出版社，1987.

［16］张明亮，张健．春季结膜炎的中医和中西医结合治疗进展［J］.浙江中医杂志，1996，9（2）：81－83.

［17］忽俊，缪晚红．翼状胬肉的诊治［M］.上海：世界图书出版公司，2013.

［18］彭立，谢青．翼状胬肉发病机制的研究进展［J］.国际眼科杂志，2013，13（10）：2007－2010.

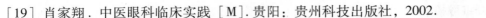

[19] 肖家翔. 中医眼科临床实践［M］. 贵阳：贵州科技出版社，2002.

[20] 张尧贞. 老年性白内障的病因［J］. 中华眼科杂志，1995，31（3）：236－238.

[21] 孙熠，严宏. 年龄相关性白内障的中医药治疗［J］. 国际眼科杂志，2007，7（1）：262－268.

[22] 王建英. 药物治疗早期老年性白内障［J］. 眼科新进展，2002，22（6）：415－416.

[23] 林颖，金威尔，洪桂英. 消障明目丸治疗老年性白内障临床观察［J］. 福建中医学院学报，2000，10（4）：12－14.

[24] 曹严华. 盘尾丝虫病（河盲症）［J］. 疾病监测，2000，10（8）：317－318.

[25] 林爱芬. 尼日利亚森林—热带草原混合地带盘尾丝虫病流行区眼病的流行病学调查［J］. 国外医学（寄生虫病分册），1997，3（2）：79.

[26] 甘绍伯. 罗阿丝虫病［J］. 中国热带医学，2009，9（10）：1961－1962.

[27] 张活文，EDJANG C. 眼部罗阿丝虫病39例临床观察［J］. 临床眼科杂志，2003，6（1）：63－64.

[28] 税丽，李兴光. 维生素A缺乏症的原因、症状及预防［J］. 轻工科技，2013，29（8）：31－32.

[29] 金明. 中成药临床应用指南·眼科疾病分册［M］. 北京：中国中医药出版社，2016.

[30] 高健生，陆绵绵，高培质，等. 中医眼科全书眼科药物纂要［M］. 北京：人民卫生出版社，1996.

[31] 江晓芬，黎小妮. 黎家玉眼科集锦［M］. 长沙：湖南科学技术出版社，2005.

[32] 谢学军. 中西医临床眼科学［M］. 北京：中国医药科技出版社，2001.

[33] MARY ANNE KODA-KIMBLE，LLOYD YEE YOUNG，WAYNE A. KRADJAN，等. 临床药物治疗学·眼科疾病［M］. 8版. 王秀兰，等，主译. 北京：人民卫生出版社，2007.

[34] 曾平，钱爱华. 常见眼科疾病用药专柜［M］. 北京：中国协和医科大学出版社，2001.

（秦贞苗）

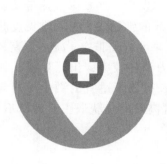

第六章 | 皮肤类疾病药物

第一节 热带地区常见皮肤类疾病概况及治疗现状

一、疾病概况

长期以来，皮肤病已成为热带及亚热带地区的常见病、多发病，严重影响热带及亚热带地区居民的生活质量。皮肤病也是热带和沿海地区驻守官兵的常见病，尽管常见皮肤病不会危及生命，但会影响官兵的生活情绪和军事训练质量，并可造成非战斗减员。究其主要原因：一是紫外线辐射严重、天气炎热、气候潮湿，体力消耗较大，出汗量多。如衣服、鞋袜不能及时清洗、晾晒，为细菌或真菌类微生物生长提供了适宜的滋生环境与条件。二是大部分居民对皮肤病存在一些错误认知。热带地区高发的皮肤病主要有脓疱病、热带溃疡和沙漠疮。

（一）脓疱病

脓疱病（Impetigo）也称接触性传染性脓疱疮，是一种常见的化脓性皮肤病，损害主要为浅在性脓疱和脓痂，有接触传染及自家接种特征，好发于儿童，易造成小区域流行。脓疱病中由金黄色葡萄球菌感染者称大疱性脓疱病。由链球菌和（或）白色葡萄球菌感染者称寻常性脓疱病，亦称表浅脓疱疮。以毛囊为中心，米粒至黄豆大的毛囊性脓疱，中心贯穿毛发，周围炎症显著者称毛囊性脓疱疮。

大疱性脓疱病（Bullous Impetigo）：初发损害为米粒至黄豆大水疱，内容物初为黄色且清澈，后迅速变混浊，并增大如蚕豆或更大。壁薄，疱周红晕较轻。数天后，疱壁由紧张变松弛，由于体位关系，疱液沉积于疱底部，呈半月状坠积性脓疱，自觉瘙痒。疱破后形成鲜红糜烂面，表面疱液逐渐干涸、结淡黄色痂皮，痂皮脱落后遗留褐色色沉斑，不留瘢痕。

寻常性脓疱病（Impetigo Vulgaris）：皮损初发为红色斑疹，迅速发展为水疱或脓疱，疱壁较厚，疱液混浊，周围红晕显著。疱干涸后结蜡黄或污黄色厚痂。

大疱性脓疱病、寻常性脓疱病均好发于颜面及四肢等暴露部位，易接触传染，有自身接种性，常可在农村及儿童保育单位内流行。过程一般短促，也可因接触感染、自身接种、搔抓或摩擦等因素使皮损扩延。主要发生于儿童，以 2～7 岁多见，成人亦可被感染，夏秋季多发。一般无全身症状，蔓延面积较大时可有发热及白细胞总数升高，重者可伴发淋巴管炎、淋巴结炎，由链球菌引起者可导致肾小球肾炎。

（二）热带溃疡

热带溃疡（Tropical Phagedenic Ulcer），是一种急性特异性皮肤和皮下组织感染后形成的溃疡，又名热带崩蚀性溃疡或樊尚氏溃疡。发生部位在膝关节以下，很容易变成慢性。病因尚不清楚，溃疡分泌物培养有多种细菌，主要为樊尚氏螺旋体和厌氧的拟杆菌。营养不良（尤其是 B 族维生素缺乏）、虚弱、慢性病、皮肤受汗水浸泡等都是诱因。

本病多发生于热带潮湿地区，亚热带有散发病例。常在社会经济条件差、营养不良的劳动人群中发病，调查表明进食足够的动物蛋白质者很少发病。在监狱内生活条件差的囚犯中或丧失体育活动能力的人群中常有小流行。

大部分溃疡发生于易遭外伤、搔抓、刀割或昆虫叮咬的部位，因此多见于小腿、足部、前臂等处，特别多见于小腿下1/3。初起在看上去是正常的皮肤上出现一个小丘疹或血性大疱，很快地破溃而形成边缘锐利的溃疡，迅即扩大。充分发展的溃疡有疼痛感，圆形或卵圆形，直径2～6cm或更大。边缘为蓝红色，并有轻度浸润，其底呈杯状并被一绿灰色膜坚固覆盖，膜下积有恶臭的渗出物。晚期可毁坏其下的肌肉、肌腱及骨骼。病程历时数周或数月后转为慢性，溃疡面变苍白、纤维化并不再感到疼痛。如此部分愈合及复发可缠绵多年，最后可愈合而结疤，并发生畸形。常见的并发症为继发细菌感染、丹毒、淋巴管炎、淋巴结炎及坏疽。有些病例溃疡长年累月不愈，边缘增生，最终发生鳞状细胞癌。重型病例者，病情不断进展，可导致死亡。

（三）沙漠疮

沙漠疮是一种溃疡性皮肤病，在南非、中东和澳大利亚沙漠地带流行，在缅甸士兵中亦有发现。发病前有被虫咬或被忽略的外伤，损害常可培养出葡萄球菌或链球菌。大部分损害发生于胫、膝、手和前臂。基本损害为绕以红晕的水疱，不久形成结痂，痂下为不规则浅表性、化脓性溃疡，溃疡直径可达2cm，单个或多个。急性期可以感觉疼痛，出现全身症状，并有局部淋巴结肿大，以后症状消失，留有带棕色结痂的化脓性溃疡。数周或数月后溃疡愈合，留有色素性瘢痕。

（四）真菌感染性皮肤病

真菌感染性皮肤病根据感染层面分为浅表、皮下和全身感染。其中浅表真菌感染在临床皮肤病中最常见。浅表真菌病涉及表皮、毛发和甲板的感染，由小孢子菌、发癣菌、念珠菌和马拉色菌感染引起。浅部真菌病简称为癣。徐赤宇等对驻岛部队浅部真菌病及其他皮肤病调查分析发现，皮肤病发病率为35.1%。基层官兵作训任务重，居住环境艰苦，尤其是在南海亚热带驻勤的部队，浅部真菌病发生率更高，赵广等对东南沿海部队皮肤浅部真菌病的调查研究发现，浅部真菌病发病率为55.2%。

二、现代常用治疗药物和治疗方法

（一）脓疱病治疗现状

脓疱病治疗原则：去除病因，积极治疗原发病灶。适当隔离患者，注意局部清洁，避免搔抓，以免扩散。除一般支持疗法外，应以局部治疗为主，重症患者可酌用抗生素。

1. 全身治疗

对寻常性脓疱病患者、幼儿症状严重者及继发淋巴结肿大者可酌服青霉素V、红霉素或头孢菌素，连服5天，效果较好。对大疱性脓疱疮可给有效抗金葡菌药物，如红霉素、苯唑西林（新青霉素Ⅱ）、双氯西林（双氯青霉素）等。最好做脓液培养及药敏试验，以选择敏感抗生素。对继发肾小球肾炎者应积极进行相应处理。

2. 局部治疗

应以杀菌、消炎、止痒、干燥为原则。对水疱或脓疱可抽出脓液后外用10%硫黄炉甘石洗剂、2%莫匹罗星等抗菌药物。脓疱疮泥膏外用，疗效显著。

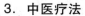

3．中医疗法

（1）辨证用药及方剂。

暑湿热蕴证治法：解毒清暑热除湿。方药：双花、野菊花、蒲公英、藿香、佩兰、黄芩、白茅根、地肤子、赤芍、六一散。加减：心烦、口舌生疮者可加黄连，小便短赤者可加竹叶、灯芯草（五味消毒饮加减）。

脾虚湿蕴证治法：清脾除湿解毒。方药：赤苓皮、生白术、枳壳、茵陈、泽泻、连翘、生苡仁、栀子、蒲公英、生地、生甘草（清脾除湿饮加减）。

（2）单方成药。

可用导赤丹，赛金化毒散，化毒丸。

（3）外用药物。

红斑脓疱期可用复方马齿苋洗剂（马齿苋、黄柏、公英）清洗后，外涂。或外用甘草油调祛湿散、化毒散，创面完全干燥后可用黄连。

4．饮食保健

饮食宜以清淡为主，注意卫生，合理搭配膳食。

（二）热带溃疡治疗现状

治疗原则：急性期要卧床，抬高患肢，加强营养，伤口用消毒生理盐水冲洗，除去坏死组织，有恶臭的伤口用过氧化氢清洗。全身可肌肉注射青霉素 G 或口服甲硝唑，大面积的创面恢复期可考虑植皮。休息及充分营养是很重要的。若有任何慢性疾病，应予积极治疗。

1．外用药物

急性溃疡应清洁创面，移除坏死膜，白天用高锰酸钾溶液（1∶10000）湿敷，夜间以杆菌肽油膏外用。最好选用 100 万单位普鲁卡因青霉素每日肌内注射，共用 7～10 d。

2．全身给药

链霉素每日肌注 1 g，共用 10 d。红霉素 0.25 g，每日 4 次，也可迅速痊愈，甚少复发。以甲硝唑（日剂量 400 mg）治疗急性溃疡，可在 24 h 内解除疼痛并消除恶臭的分泌物，2 周内病变即可痊愈。

慢性溃疡对全身用抗生素的疗效差，可用胶布或轻的石膏封包性敷料作封包，对经久不愈的溃疡可行植皮术。当侵及深部组织及骨骼时，应作外科切除术，大的溃疡须予植皮。

（三）沙漠疮治疗现状

1．用药治疗

轻型病例注意营养、休息及局部使用抗生素即可。如溃疡较大、数目较多则需全身应用抗生素，如红霉素。

2．饮食保健

在饮食方面一定要注意少吃辛辣、油煎的食物，还有吃干果也很容易引起口疮。用莲心沏茶和喝苦丁茶都有滋阴清热的作用，对预防口疮效果不错。喝足够的水，多吃蔬菜，保持大便通畅，尤其是像西红柿这样富含维生素 C 的食物，另外，补充维生素 B 族元素，可以促进黏膜再生。

（四）真菌感染皮肤病常用药物

1. 全身给药

（1）酮康唑。

现今多以本药内服以替代灰黄霉素。酮康唑是一种合成的广谱抗真菌咪唑类药。其抗真菌机理是通过抑制作为真菌细胞膜的重要成分的麦角甾醇合成，导致该菌细胞膜失去正常功能，引起膜的通透性增高，最后使真菌变性乃至死亡。据临床实践，本药对浅部真菌病有良好的疗效。适应证：主要用于头癣，其次用于全身泛发体癣、重症型股癣以及甲癣。

禁忌证：肝功异常，妊娠和哺乳期妇女禁用本药品。

剂量：成人，200 mg，1 次/日。儿童体重 20 kg 以下，50 mg，1 次/日；20 ～ 40 kg，100 kg，1 次/日；40 kg 以上可按成人剂量服用。

（2）其他咪唑类药。

伊康唑抗真菌效力为酮康唑的 5 ～ 10 倍，用于治疗皮肤癣菌的最小剂量为每日 100 mg 即可。

（3）锌剂。

锌在多种皮肤病中治疗有效，如炎症性皮肤病（痤疮、酒渣鼻、银屑病），感染性皮肤病（皮肤利什曼病、疣），色素性疾病（黄褐斑）及皮肤肿瘤等。锌的治疗成功率取决于使用的途径及锌盐类型。局部或系统使用锌剂能用于多种皮肤病的治疗，虽然不能替代一线治疗，但可以作为多种皮肤病的辅助治疗。

（4）钙制剂。

钙不仅对人体的骨骼有重要作用，而且对保持皮肤的完整性，皮肤的生理、生化及免疫功能都起着重要作用。钙还具有调节皮肤的免疫功能，尤其对于过敏性皮肤病即变态反应性疾病引起的皮肤瘙痒，钙剂治疗起着重要的协同作用。

2. 局部治疗

未累及毛发或甲板的浅部真菌病，采用局部疗法均可收效，但需要耐心，坚持较长时间擦药。常用有两组药物。

（1）外用独特药物。

可选用特效药物克癣灵药水，外涂患处。由于长期处于高温、潮湿环境，接受日照时间长，出汗多，蚊虫繁殖快，活动强度大、疲劳程度强等因素影响，热带地区感染性皮肤病发生率远高于其他地区。然而基层医疗卫生条件的限制及个人卫生防护意识淡薄，导致感染性皮肤病未能得到有效控制，在一定范围内有蔓延趋势。因此，结合现有条件，采取方便、有效、经济的防治措施，是解决上述问题的有效途径。硫黄具有抑菌、杀菌、止痒、降低皮脂分泌等作用，其特殊气味尚有驱赶蚊虫、蛇、蝇等作用，以其为原料制成的硫钾皂（升华硫黄＋软皂）造价低廉、携带方便、防治兼顾，用以取代普通香皂，十分适合日常使用。

（2）特异性广谱抗真菌剂。

目前广为应用的一族都有共同的咪唑环，即咪唑类药，像硫康唑、咪康唑、肟康唑、益康唑、酮康唑、腾苯共唑及克霉唑等往往制成 1%～2% 霜剂，以供临床应用。

三、现代治疗药物和治疗方法存在的问题

（一）皮肤病预防和治疗中存在的错误认知

当前，皮肤病的发病率逐年增高，越来越多的研究开始关注皮肤病的发病原因和防治。热带地区皮肤病除了地域性气候原因之外，在预防和治疗中存在的错误认知也需要广泛重视。主要错误认知如下：①皮肤病可治可不治；②擅自用药能治好皮肤病；③随个人理解使用药物治疗皮肤病；④勤洗澡能防治皮肤病；⑤共同使用生活用品不会传染皮肤病；⑥饲养宠物与皮肤病无关。

（二）常用临床应用药物存在的问题

皮肤病的发病原因多，临床表现复杂，临床选药用药各有侧重。随着社会的发展，控制皮肤病的药物逐年增加，而皮肤病用药一般以外用药为主。治疗皮肤病的常见外用药物有洗剂、乳剂、凝胶剂、软膏剂和酊剂等。外用药物针对多数皮肤疾病，在短期内能缓解一些外在的不适症状。但是，皮肤病反复或季节性发作仍是现代临床治疗中无法克服的难题。

糖皮质激素是如今临床医学中治疗常见的皮肤病及其他免疫性疾病的一种主要药物，但是患者长期使用或者任何选择错误都可能导致出现以下不良反应：①导致感染再次诱发或者加重。②导致脂肪代谢、蛋白质、电解质代谢出现紊乱，从而引发肾上腺皮质功能亢进综合征，出现满月脸、皮肤变薄、多毛、痤疮、高血压、水肿等。③导致患者钙、蛋白质分解，磷代谢紊乱，从而出现肌肉萎缩、骨质疏松等症状。④诱发患者出现糖皮质激素性皮炎。⑤诱发患者出现十二指肠溃疡、胃溃疡加剧，增加胃蛋白酶、胃酸的分泌，抑制患者胃黏液分泌，从根本上降低患者胃肠黏膜的抵抗力，导致患者出现消化道穿孔或者出血。⑥诱发患者出现动脉粥样硬化或者高血压。⑦导致患者出现情绪变化、精神异常，精神副作用高达90%。出现局部皮肤不良反应，包括毛囊上皮变性退化、皮脂腺增加、痤疮样皮损及堵塞毛囊口。还可能导致患者出现多毛症，表皮性细皱纹，皮肤变脆、变薄，紫纹，过敏性接触性皮炎及口周炎等。

我国传统医学在治疗皮肤病方面积累了丰富的经验。中医学认为，皮肤病不仅仅是体表症状，其更是患者阴阳、气血失调的主要表现。因此，中医药用于皮肤病的治疗具有标本兼治的功效。长期以来，传统的药用资源，尤其是热带地区的药用资源，在热带地区居民皮肤病防治中发挥了不可或缺的作用。针对皮肤病防治的热带药用资源的发掘与提炼得到越来越多的关注，是热带药学研究中的一个重要分支。

第二节　防治皮肤类疾病的热带药用资源

一、药物应用概况

根据临床调查发现，同种疾病经西医方法治疗能够在第一时间控制病情发展，保证患者生命安全，达到预期临床治疗效果。但患者预后会出现不同程度的并发症，影响其身体

恢复，严重的甚至会导致患者受到二次伤害，对此，近年来，中医治疗逐渐被应用于不同疾病的临床治疗中。

中医学对皮肤的保养和保健历史悠久，方法多样，日渐引起国内外的关注。中医学强调内在因素对外在皮肤的影响，即"有诸内，必形诸外"诸脏腑功能的强弱，经络的通畅与否，气血的运行直接决定着皮肤的状态。因此，中药治疗皮肤病是在辨证准确的基础上进行的。根据不同的辨证，治疗皮肤类疾病的中药包括祛风止痒、收敛燥湿、养血润肤、温寒通阳、清热解毒、蚀肤祛腐、活血生肌、消结散肿和止血定痛类等。

民族药物是中医药学宝库中不可或缺的一个组成部分，民间的一些偏方验方也在皮肤病的预防中发挥了重要作用。针对热带皮肤病，热带地区的药用资源更易于发挥其防治作用。本节主要介绍在皮肤病治疗中常用的热带药用资源及其临床应用，以期挖掘更多的热带药用资源，服务于当地医疗卫生行业。

二、常用热带药物

（一）祛风止痒药物

1. 樟脑

【概述】樟脑为樟科植物樟 ［*Cinnamomum camphora* （L.） Presl］ 的枝、干、叶及根部，经提炼制得的颗粒状结晶，是一种右旋性酮。主要成分为纯粹的右旋樟脑，是莰类化合物。

【分布】樟主产于南方及西南各省区，越南、日本等地亦有分布。

【功效】性味：辛、热，有毒。樟脑具有通关窍、利滞气、辟秽浊、杀虫止痒、消肿止痛的功效。外用有除湿、杀虫、止痒、止痛、消肿功能。

【皮肤科临床应用】

主治皮炎、湿疹、瘙痒症、神经性皮炎、荨麻疹等。本品对皮肤黏膜有局部刺激作用，能改善局部血液循环，促进黏液分泌，因其能刺激冷感受器，故有微弱的局麻作用，外涂后皮肤有清凉感，能奏止痒止痛的效果。

2. 冰片

【概述】本品为从龙脑香（*Dipterocarpus turbinatus* Gaertn. F.）的树脂和挥发油中取得的结晶，是近乎纯粹的右旋龙脑。龙脑香的树脂和挥发油中含有多种萜类成分。除龙脑外，尚含葎草烯、β-榄香烯、石竹烯等倍半萜，齐墩果酸、麦珠子酸、积雪草酸、龙脑香醇酮、龙脑香二醇酮、古柯二醇等三萜化合物。按加工来源，可分为"龙脑冰片""机制冰片""艾片"3 种。树脂加工品或龙脑香的树干经蒸馏冷却而得的结晶，称"龙脑冰片"，亦称"梅片"。由菊科多年生草本植物艾纳香（大艾，*Blumea balsamifera* DC.）的叶的升华物经加工劈削而成，称"艾片"。现多用松节油、樟脑等，经化学方法合成，称"机制冰片"。

【分布】龙脑香主产于东南亚地区，我国台湾有引种；艾纳香主产于广东、广西、云南、贵州等地。

【功效】性味：辛、苦、微寒。通诸窍、散郁火、去翳明目、消肿止痛。外用有清热消肿、止痛止痒的功效。

【皮肤科临床应用】

主治痈疽疮疡、口舌生疮等。

3. 蛇床子

【概述】别名野胡萝卜子，为伞形科植物蛇床 [*Cnidium monnieri*（L.）Cuss.] 的干燥成熟果实。夏、秋两季果实成熟时采收，除去杂质，晒干。

【分布】产于云南，四川南部及西南部，湖北西南部及贵州北部。

【功效】性味：辛、苦、温。温肾壮阳、燥湿、祛风、杀虫。

【皮肤科临床应用】

主治局限性脓疱性银屑病、湿疹等。本品能抑制皮肤真菌。有类似性激素作用。10%水煎溶液对治疗急性渗出性皮肤病有效。

（二）收敛燥湿药物

1. 儿茶

【概述】该品为豆科合欢属植物儿茶树 [*Acaciacatechu*（L.F.）Willd.] 的去皮枝、干的干燥煎膏。冬季采收枝、干，除去外皮，砍成大块，加水煎煮，浓缩，干燥。

【分布】分布于印度、缅甸、非洲，以及中国广东、云南、浙江、广西、台湾岛等地，生长于海拔 500～600 米的地区，多为野生。

【功效】性味：涩、寒。作用：收湿敛疮、止血生肌。

【皮肤科临床应用】治皮肤溃疡、湿疹、口疮、皮炎等。

2. 乌贼骨

【概述】该品为乌贼科动物无针乌贼（*Sepiellamaindronide* Rochebrune）或金乌贼（*Sepiaesculenta* Hoyle）的干燥内壳。

【分布】乌贼分布于世界各大洋，主要生活在热带和温带沿岸浅水中，冬季常迁至较深海域。

【功效】性味：咸、腥、温。作用：收湿敛疮、收敛止血。

【皮肤科临床应用】

主治湿疹、慢性溃疡。本品含有碳酸钙、氯化钠、磷酸钙、镁盐等。本品又称海螵蛸。

3. 密陀僧

【概述】密陀僧（*Lithargyrum*）是一种含氧化铅的固体催干剂，入油起促进干燥作用。是铅的氧化物矿物，呈红色，属四方晶系，很重也很软，有油脂光泽。

【分布】产于铅矿床的氧化地带。铅的氧化物矿物还有一种叫铅黄，呈黄色，属正交晶系。密陀僧与铅黄产在一起。

【功效】性味：咸、辛、平，有小毒。作用：杀虫解毒、收敛燥湿。

【皮肤科临床应用】

主治腋臭、花斑癣、白癜风、湿疹、疥疮、酒渣鼻、褥疮疡、溃疡、天疱疮等。本品为炼银铅的炉底渣物，主要成分为一氧化铅。本品是配制中药硬膏（膏药）的主要原料之一。

4. 蜂蜡

【概述】蜂蜡，又称黄蜡、蜜蜡。蜂蜡是由蜂群内适龄工蜂腹部的 4 对蜡腺分泌出来的一种脂肪性物质。

【分布】全国均有分布。

【功效】性味：香、甘。作用：收涩敛疮、生肌止痛。

【皮肤科临床应用】

主治溃疡、创伤、烧伤、烫伤等。本品常作赋形剂或油膏基质用。

5. 海蛤壳

【概述】海蛤壳为帘蛤科动物青蛤（Cyclina sinensis）等几种海蛤的贝壳。

【分布】主产于江苏、浙江、山东、福建等地。

【功效】性味：苦、咸、平。作用：吸湿止痒、软坚散结。

【皮肤科临床应用】

主治扁平疣、寻常疣、湿疹、瘰疬等。

（三）清热解毒药物

1. 车前草

【概述】车前（Plantago asiatica L.），又名车前草、车轮草等。两年生或多年生草本。全草可药用。

【分布】产于我国多地。生于草地、沟边、河岸湿地、田边、路旁或村边空旷处，生长地海拔 3 ～ 3200 米。

【功效】性味：甘、寒。作用：利水收湿，杀菌止痒。

【皮肤科临床应用】主治湿疹、皮炎、手足癣等。全草与车前子作用相似。本品能抑制皮肤真菌的生长。

2. 蜈蚣

【概述】蜈蚣（Chilopoda）为陆生节肢动物，蜈蚣有毒腺分泌毒液，本身可入药用。

【分布】主要分布在各地的雨林（另也有数种沙漠蜈蚣）。

【功效】性味：辛、温，有毒。作用：祛风解毒、镇痉止痛。

【皮肤科临床应用】主治淋巴结核、皮肌炎、蛇伤、银屑病、头癣等。本品含有组织胺样物质、溶血性蛋白、酪氨酸、亮氨酸、蚁酸、脂肪油、胆固醇等。本品对皮肤真菌、结核杆菌有抑制作用。

（四）杀虫攻毒药物

1. 藤黄

【概述】为藤黄科植物藤黄（Garcinia hanburyi Hook. F.）的树脂。

【分布】分布于广东、广西等地。

【功效】性味：酸、涩，有毒。作用：杀虫解毒、止血消肿。

【皮肤科临床应用】主治：疖痈、烫伤、皮肤外伤出血、足癣、肿瘤等。

2. 鸦胆子

【概述】鸦胆子（Brucea javanica.），又名老鸦胆、鸦胆、苦榛子、苦参子、鸦蛋子、鸭蛋子、鸭胆子、解苦楝、小苦楝。为苦木科鸦胆子属植物，常绿灌木或小乔木，本种之种子称鸦胆子。

【分布】产于福建、台湾、广东、广西、海南和云南等省区；在云南生于海拔950～1000米的旷野或山麓灌丛中或疏林中。亚洲东南部至大洋洲北部也有。

【功效】性味：苦、寒。作用：杀虫祛毒、消疣腐肉。

【皮肤科临床应用】

主治扁平疣、寻常疣、跖疣、滴虫病、皮肤癌等。本品含有鸦胆子甙、苦味质、脂肪酸、鞣质、植物甾醇等。

（五）蚀肤祛腐药物

1. 信石

【概述】信石为少见中药，为天然的砷华矿石，或由毒砂（硫砷铁矿，FeAsS）、雄黄加工制造而成。

【分布】主产于江西、湖南、广东等地。

【功效】性味：辛、大热，大毒。作用：蚀疮祛腐、化结除臭。

【皮肤科临床应用】

主治：溃疡、癣疮、瘰疬等。商品名分为红砒与白砒两种：白砒（砒霜）为较纯的氧化砷（As_2O_3）、红砒尚含有少量硫化砷（As_2S_3）。

2. 血竭

【概述】血竭（*Daemonorops draco* Bl.），药名血竭，别名麒麟竭、海蜡、麒麟血、木血竭。为棕榈科植物麒麟竭果实和藤茎中的树脂。

【分布】分布于印度尼西亚、马来西亚、伊朗。我国台湾、广东有栽培。

【功效】性味：甘、咸、平。作用：行瘀止痛、敛疮生肌。

【皮肤科临床应用】

主治：外伤出血、皮肤紫癜、疖痈、溃疡等。本品主要含树脂酸及血竭树脂鞣醇混合物等。对皮肤真菌有抑制作用。

（六）活血生肌药物

1. 乳香

【概述】乳香，中药名。为橄榄科植物乳香树（*Boswellia carterii* Birdw）及同属植物（*Boswellia bhaurdajiana* Birdw）树皮渗出的树脂。

【分布】产于索马里和埃塞俄比亚。

【功效】性味：辛、苦、温。作用：行气活血、生肌止痛。

【皮肤科临床应用】

主治：慢性溃疡、痈疽疼痛、带状疱疹等。本品含有树脂、树胶及挥发油等。

2. 没药

【概述】没药为橄榄科植物没药树（*Commiphoramyrrha* Engl.）或爱伦堡没药树的胶树脂。采集由树皮裂缝处渗出的白色油胶树脂，于空气中变成红棕色而坚硬的圆块，打碎后，炒至焦黑色应用。

【分布】主产于索马里、埃塞俄比亚及印度等地。

【功效】性味：苦、平。作用：活血化瘀、止痛生肌。

【皮肤科临床应用】

主治：疖痈、溃疡、血管炎等。

3. 珍珠母

【概述】为蚌科动物三角帆蚌 [*Hyriopsis cumingii*（Lea）]、褶纹冠蚌 [*Cristaria plicata*（Leach）] 或珍珠贝科动物马氏珍珠贝 [*Pteria martensii*（Dunker）] 的贝壳。全年可采，去肉，洗净，干燥。生用或煅用。用时打碎。

【分布】前两种在全国的江河湖沼中均产；后一种主产于海南岛、广东、广西沿海。

【功效】性味：咸、甘、寒。作用：解毒生肌、安神潜阳。

【皮肤科临床应用】

主治：扁平疣、寻常疣、溃疡、皮癌溃破等。

4. 毛冬青

【概述】为冬青科植物毛冬青的根。毛冬青为冬青科冬青属的植物，又名茶叶冬青、密毛假黄杨、密毛冬青。夏、秋季采，切片晒干。

【分布】产于安徽、浙江、江西、福建、台湾、湖南、广东、海南、香港、广西和贵州。生于山野坡地、丘陵的灌木丛中。

【功效】性味：苦、涩、平。作用：清热解毒、消肿止痛。

【皮肤科临床应用】

主治：血栓闭塞性脉管炎、下肢溃疡、脓皮病等。本品含有黄酮类、糖类、甾醇、氨基酸、三萜、鞣质等成分。本品对革兰阳性及阴性菌均有抑制作用。

（七）散结消肿药物

1. 海龙

【概述】海龙（*Syngnathus*）也称杨枝鱼、管口鱼。用水刷净，切块或捣碎入药。

【分布】主产于广东阳江、惠阳、宝安、海丰，辽宁大连、旅顺、庄河等地，销全国各地，以浙江、江苏销量最大；此外，山东、福建、台湾、澎湖群岛等沿海地带亦有产。

【功效】性味：甘、温。作用：化结解毒、消肿壮阳。

【皮肤科临床应用】

主治：疖痈、疔疮、溃疡、结节等。

2. 海马

【概述】海马（*Hippocampus*），是刺鱼目海龙科暖海生数种小型鱼类的统称，是一种小型海洋动物，干燥全体入药。

【分布】分布于大西洋、欧洲、太平洋、澳大利亚。

【功效】性味：甘、温。作用：解毒散结、消肿壮阳。

【皮肤科临床应用】

主治：疖痈、脓皮病、血管炎等。

3. 马齿苋

【概述】马齿苋（*Portulaca oleracea* L.），一年生草本，全草供药用。

【分布】我国南北各地均产。广布于全球温带和热带地区。

【功效】性味：酸、寒。作用：杀虫去疣、散结解毒。

【皮肤科临床应用】

主治：丹毒、湿疹、天疱疮、手足癣、扁平疣等。

（八）止血定痛药物

1. 象皮

【概述】为象科动物亚洲象的皮。

【分布】分布于印度、印度尼西亚、斯里兰卡、泰国、缅甸、马来西亚以及我国云南南部等地。

【功效】性味：甘、咸、温。作用：止血收疮、祛污洁肤。

【皮肤科临床应用】

主治：外伤出血、溃疡、瘘管等。

2. 闹洋花

【概述】洋金花（*Datura metel* L.），别名闹洋花、凤茄花、风茄花、曼陀罗花，是白花曼陀罗属植物，一年生草本植物。其花入药，在7月下旬至8月下旬盛花期，于下午4～5时采摘，晒雨可用50～60 ℃烘4～6 h即干。置干燥处，防霉、防蛀。

【分布】分布于热带及亚热带地区，温带地区普遍栽培；我国台湾、福建、广东、广西、云南、贵州、辽宁、河北、河南等省区常为野生，江苏、浙江、湖北、四川、上海、南京等地栽培较多，江南其他省和北方许多城市亦有栽培。

【功效】性味：辛、温，有大毒。作用：散瘀定痛、除湿祛风。

【皮肤科临床应用】主治：癣类、疮疡、带状疱疹等。

3. 紫珠草

【概述】紫珠草为马鞭草科紫珠属植物大叶紫珠（*Callicarpa macrophylla* Vah.），以根和叶入药。夏、秋季采叶，洗净鲜用或晒干研末备用；全年都可采根，切片，晒干。

【分布】分布于江苏、浙江、福建、广西、广东等省区。白棠子树为灌木，高约1m，生于林边、溪边疏林中，分布于全国大部分省区。

【功效】性味：苦、寒。作用：止血消肿、清热解毒。

【皮肤科临床应用】主治：紫癜、疮痈、蛇伤、脓皮病等。本品含紫珠草素、鞣质等。本品能缩短出血和凝血时间。对金葡菌、溶链菌等有抑制作用。

 第三节　防治皮肤类疾病药物的新进展

一、治疗方法研究进展

（一）红光对皮肤溃疡的影响

皮肤溃疡是由各种原因造成的深达真皮或者皮下组织的缺损，是皮肤科中常见的继发皮损。皮肤溃疡是由于局部组织营养状况下降、缺血、缺氧等导致的，因而容易合并感染。溃疡表面常覆有渗液和脓液，产生难以忍受的疼痛或瘙痒等症状，给患者带来很大的身心损害。临床上治疗皮肤溃疡多采用局部治疗的方法。有研究表明，红光照射人体后，可以产生光化学作用，促进细胞活性和表皮生长因子（EGF）的分泌，促进细胞增殖，提高创面内巨噬细胞的吞噬功能和机体免疫力。李成伟等发现，红光治疗不仅可以缩短创面愈合时间，还可以减轻愈合过程中的疼痛。路金瑞等研究也发现，应用红光局部照射皮肤溃疡处，联合皮肤科常用的治疗溃疡药物，可以激活创面的免疫能力，促进活性细胞的聚集，增强抑菌消炎的作用，从而更有效地加速创面的修复能力，减轻感染，减少患者痛苦。刘力等应用改性甲壳素创面修复凝露联合红光照射治疗慢性皮肤溃疡的研究也表明，红光局部照射联合皮肤科常用治疗溃疡药物，可以促进皮肤溃疡的愈合。因而，利用红光照射治疗皮肤溃疡可以有效缩短溃疡愈合时间，而且此法安全、可靠，不受环境、条件的限制，具有很好的使用价值。

红光具有光化学效应和热效应，可以治疗和辅助治疗多种皮肤相关疾病。其应用机理主要是：可以提高创面内巨噬细胞的吞噬功能和机体免疫力；可以改善血液循环，促进细胞增殖；可以利用热效应保持创面干燥，加速创面的修复；可以刺激受损的神经末梢的轴突生长，加快神经纤维髓鞘的形成，减轻神经疼痛症状；可以加速带状疱疹愈合，防止瘢痕形成；可以使肥大的皮脂腺缩小，减少油脂的分泌，抑制糠秕孢子菌等的增殖、控制炎症反应；可以淡化面部色素沉着，具有嫩肤作用；具有生发作用，可以促进毛发生长。

到目前为止，红光在医学研究和临床上的应用还较少，而红光照射疗法具有安全、有效、简单、无明显不良反应等优点，相信通过对红光生物效应的研究和医学技术的深入发掘，红光照射疗法作为一种物理治疗手段，在临床上的应用将日益受到重视，具有广阔的发展前景。

（二）中药熏蒸疗法在皮肤病防治中的应用

近年来，中药熏蒸疗法在其他难治性皮肤疾病如痤疮、皮肤淀粉样变等的治疗中也得到了广泛的应用。寻常痤疮是常见的一种毛囊皮脂腺慢性炎症性皮肤病，临床上因其病因复杂、发病影响因素多样而使得各种治疗疗效参差不齐，近年中药口服、外用疗法在痤疮的治疗上也颇受欢迎。临床上由于痤疮发病者多伴有肺热及血热，故治疗该病所用中药多偏苦偏寒，易对患者的脾胃造成伤害，这在一定程度上使得中药熏蒸等外用疗法更受患者的欢迎。范建国等使用具有清胃宣肺、凉血解毒功效的中药组方后配合中药内服治疗了60例寻常痤疮患者，疗效显著。梅莉红等的研究证实，中药熏蒸疗法治疗痤疮，具有抗菌消脂的功效，还可通过某些中药所具有的免疫调节作用直接作用于机体的免疫系统，改善机体异常的细胞免疫及体液免疫。除痤疮外，在皮肤淀粉样变及过敏性紫癜等临床上一些病因复杂、西药无有效解决方法的皮肤疾病的治疗中，中药熏蒸疗法也可发挥有益的补充作用。

中药熏蒸疗法可以避免长时间口服西药及外用激素所导致的毒副作用，还可减少药物对消化道的刺激，提高药物的有效利用度，且除用来治疗一些常见皮肤病外，对皮肤淀粉样变等西医缺乏有效治疗手段的皮肤疾病也有一定的治疗作用，值得在临床推广。与此同时，也需注意，对某些年老体弱者及慢性病症状严重患者实施熏蒸治疗时，易导致虚脱、烫伤等不良事件的发生，故治疗需严格筛选适用病例，且治疗操作者必须关注熏蒸的整个实施过程，以便随时了解患者的身体状况。中药熏蒸疗法要取得更好的疗效，也常需与其他治疗方法或药物联合使用，且往往不适用于疾病的急性期及短期的治疗。只有严格掌握

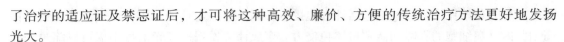

了治疗的适应证及禁忌证后，才可将这种高效、廉价、方便的传统治疗方法更好地发扬光大。

（三）火针在皮肤病治疗中的临床应用

火针古称燔针、焠刺、烧针、白针、煨针等，是将针体烧红，然后刺入人体一定的穴位或部位，从而达到治疗疾病的一种针刺方法。

火针治疗带状疱疹的基本操作是中粗火针针刺阿是穴（疱疹皮损处），深度达疱疹底部，"蛇头"至"蛇尾"，并在疱疹四周点刺数针以防止其扩散，若疱疹较多可分批进行，先刺早发后刺晚发，垂直进针，疾入疾出。在此基础上，早期疱疹刺破后可外涂药物加速疱液干涸，促进吸收，如黄政德等采用火针配合青黛散外敷。有的医家在基础治疗的同时会针对不同部位辨证治疗，如若皮损位于胸腹部，则刺相应的神经根部之背俞穴及夹脊穴；若皮损位于头面部，则火针加刺太阳、攒竹等穴位。还可结合其他针灸方法治疗。樊玉华等采用火针配合刺络拔罐治疗 68 例疱疹患者，疱疹区火针后用三棱针对疱疹部位进行点刺出血，然后玻璃火罐点刺区拔罐，有效率为 92.6%。另有火针配合薄棉灸、熨热灸法、穴位注射等。有的医家会联合现代技术，如李柱等配合半导体激光治疗带状疱疹，有效率达 94.11%。另外，结合中药、西药治疗也能取得较好的疗效。

火针从古代经过数千年的不断改良、完善，沿用至今，临床疗效显著，且具有毒副作用极小、适用症广、成本低、操作简单等优点，可大力推广运用。但目前研究仍有许多不足之处，如：火针操作尚不十分规范，无明确量化标准；缺乏临床规范化火针治疗疾病的研究，作用机制尚待研究明确；资料报道以临床观察居多，科研设计不严谨，对照组设置多有明显缺陷；临床观察多缺乏远期随访。因此，火针的临床应用仍需要广大从事针灸研究的学者和临床医师解决上述问题，以求这种有独特优势的针灸治疗方法能为人类的健康事业做出更大的贡献。

（四）微波疗法在皮肤病治疗中的应用

皮肤病发病机制比较复杂，包括细菌感染、病毒感染、遗传、环境等多种因素。目前，皮肤病的治疗方法较多，如抗病毒药物和细胞毒类药物。但部分患者会出现严重副作用，包括局部疼痛、红肿、畸形等。随着医疗水平的不断提高以及皮肤病学研究的不断深入，应用微波治疗已被逐渐认可。

微波是一种电磁波，通常医学使用的是 2450 MHz、波长 125 nm 的电磁波，原理是借助微波产生的热量在患者病变皮肤部位进行聚散治疗，具有无碳化异味、无出血、无烟尘且治疗精确无误的优点。微波所产生的生物学效应包括热效应和非热效应。热效应指的是在高功率条件下，使局部组织产生高温、脱水和凝固。而低功率非热效应能促进局部组织血液循环，减小血液的黏稠度、促进新陈代谢、使胶原纤维得到松弛、使炎症吸收，甚至有止痛作用。微波起到的作用对血管来说大于激光的作用，通电凝固作用使受损皮肤不容易出血或出血极少，同时，微波治疗手术时的视线较为清晰，有利于对受损皮肤进行修剪，正确判断皮损组织治疗程度。另外，利用双极探头直接插入受损皮肤进行治疗，对皮损周围的皮肤不会造成损伤，安全可靠。与药物治疗比较，微皮治疗减少了皮肤萎缩和耐药等副反应。

二、药物研究进展

（一）茶多酚

茶多酚（Tea Polyphenols，TP）是从茶叶中分离提纯的一类多羟基酚类化合物，约占茶干重的30%。TP 以儿茶素为主，儿茶素占 TP 量的65%～80%，包括表没食子儿茶素没食子酸酯、表没食子儿茶素、表儿茶素没食子酸酯和表儿茶素。大量研究表明，TP 在抗氧化、抗肿瘤、抗紫外线辐射、抗过敏、抗菌消炎、保健美容等方面均有作用，因而具有广泛的应用前景及皮肤病治疗相关的研究价值。目前已有临床病例研究表明，TP 在皮肤病治疗上有明显的效果。Jung 等研究了30 例轻度至中度痤疮患者，局部应用含有 TP 的洗剂（20 mg/mL），分别统计治疗前后皮损数量的改变，结果显示 TP 对减少开放型粉刺（黑头粉刺）及脓疱的数量有明显效果。Elmwnts 等对6 例健康志愿者的皮肤进行 TP 预处理后暴露于紫外线，结果发现 TP 可有效消退紫外线照射后的红斑，说明 TP 有抗紫外线作用。此外，史继寅证实，61 例黄褐斑病例中，服用 TP 的35 例皮疹淡化效果明显好于26 例对照组病例，推测 TP 具有显著的抗氧化及清除自由基作用。此外，通过临床观察研究分析证实，局部使用 TP 制剂可以促进放射性皮炎溃疡、麻风溃疡等的愈合，缩短皮损修复的时间。

（二）丁香罗勒

丁香罗勒（*Ocimum gratissimum* Linn.）是唇形科罗勒属植物，原产于非洲中部热带地区，现在我国南方多省都有栽培。丁香罗勒是重要的香料植物和药用植物，其全草可用于提取芳香精油，是香料和日用化妆品工业的重要原料。此外，丁香罗勒油还具抗菌、抗真菌、抑制疟原虫等作用，是非洲民间常用药。国内也有报道用丁香罗勒精油治疗螨虫、疥疮等皮肤病。丁香罗勒精油的主要成分是丁香酚（Eugenol），此外，还有麝香草酚（Thymol）。

（三）红树内生细菌的分离及皮肤病菌拮抗菌株的筛选

植物内生细菌（Endophytic Bacteria）是指在某一时期生活在植物体内，但对寄主植物组织并不引起明显病害症状的细菌，在动、植物病害生物防治方面越来越受到研究者的重视。红树是生长在热带及亚热带海岸潮间带，受周期性潮水浸淹的潮滩湿地木本生物群落。红树林以其生境的特殊性养育了大量具有特色代谢产物的微生物类群。湛江红树林保护区内红树林种类有17 科25 种，是我国大陆海岸红树林种类最多的一个保护区。目前，红树内生细菌正成为海洋药源研究新的热点。真菌须癣毛癣菌、白色念珠菌和石膏样小孢子菌是常见的引起人体皮肤病的致病菌，目前主要使用化学制剂来治疗。但是，随着化学制剂的副作用及病菌的耐药性增强，寻找生物源抑菌剂成为一条有效的新途径。利用植物源为抑菌剂有过不少的报道，但利用红树内生细菌来抑制致皮肤病真菌，迄今未见报道。

从红树健康植株体分离内生细菌对热带常见的致皮肤病真菌进行拮抗菌株筛选，如通过表面消毒组织分离法从红树植物秋茄、白骨壤、无瓣海桑的540 块组织中分离到内生细菌菌株90 株。以致皮肤病真菌须癣毛癣菌、犬小孢子菌和石膏样小孢子菌为指示菌，采用对峙培养法进行筛选。大多数的内生细菌菌株表现出一定的拮抗性，对4 种病原菌都有拮抗作用的菌株有12 株，占总测试菌株的13.33%。其中 AC2、SR10、SR17 菌株对白色念珠菌（C. albicans）有较强的拮抗作用，而 AC2 菌株的作用最强，抑制率达72.38%，与其他菌株有极显著性差异。AC2 初步鉴定为芽孢杆菌（Bacillus sp.）。从3 种红树中共

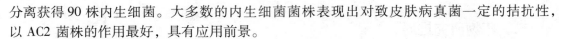

分离获得 90 株内生细菌。大多数的内生细菌菌株表现出对致皮肤病真菌一定的拮抗性，以 AC2 菌株的作用最好，具有应用前景。

（四）裸花紫珠

裸花紫珠（*Callicarpa nudiflora* Hook. ex Arn.）是马鞭草科紫珠属植物，以干燥叶入药，主要分布于广东、海南和广西等省区，并以海南五指山所产为上品。据《本草拾遗》记载，裸花紫珠有解诸毒，治疗痈疽、喉痹和毒肿等症的作用，并有止血镇痛、抗菌消炎、散瘀消肿和祛风等功效。裸花紫珠以单味药成药，剂型有胶囊、片剂、散剂和冲剂，为临床常备药物，主要用于烧、烫伤外用救治和术后出血内服恢复，尤其适用于妇科的产后恢复和炎症消退。迄今为止，从裸花紫珠中发现的化学成分主要类型有苯丙素类、黄酮类、酚酸类、三萜类、二萜类、环烯醚萜类及其苷类和甾醇等。其中，以化合物报道频次和含量角度出发，发现黄酮类、三萜及其苷类、苯丙素苷和环烯醚萜苷为其主要成分。在探索建立裸花紫珠专属性的定量控制方法中，苯丙素苷和黄酮类常作为特征性有效成分进行检测。综合文献报道，裸花紫珠的药理活性主要有止血、抗炎、抑菌、提高免疫、抗肿瘤等作用。整体而言，裸花紫珠粗提物活性较单体化合物明显，推测其活性成分主要为黄酮及其苷类和苯乙醇苷。其中，以粗提物的止血、抗炎活性较为突出，研究范围更广，并与《中国药典》记载相符。

（五）小油桐

小油桐又名麻风树（*Jatropha carcas* L.）、小桐子、膏桐、臭桐树、黄肿树、芙蓉树、假花生、吗哄罕、桐油树、南洋油桐，为大戟科麻风树属半肉质小乔木或大灌木，全世界约 200 种，分布在热带或亚热带地区，在我国主要分布于广东、海南、福建、台湾、广西、云南、贵州、四川等地。小油桐全株可入药，性味涩、微寒、有毒，在民间常被用于消肿、镇痛、止血、消毒、杀虫、止痒、消除疣体、催吐泄泻、麻醉、利尿，主治跌打损伤、骨折疼痛、关节挫伤、创伤出血、麻风、疥癣、湿疹、癞头疮、下肢溃疡、脚癣、阴道滴虫等，能促进伤口愈合和终止妊娠，小油桐茎叶提取物还被用于防治病虫害。近年来，研究发现小油桐的种子、树皮、叶、根和乳汁中，主要含有蛋白质、多肽、萜类、黄酮类、香豆素类、脂肪类、甾醇类和生物碱类等，这些成分具有广泛的药理活性。同时，它也是《中华本草》收录的一种常用药物，在民间被用于治疗疥癣、脚癣和金钱癣，很有效。据此，国内外学者对麻风树属植物的化学成分和药理活性进行了大量研究，其中的研究表明小油桐具有抗真菌活性。另外，小油桐的正己烷、乙酸乙酯、氯仿和甲醇提取物对枯草杆菌、金黄色葡萄球菌、表皮葡萄球菌、藤黄八叠球菌均有较强抑菌活性，抑菌浓度在 1.5 mg/mL 以内。

（六）青蒿及其衍生物治疗皮肤病

青蒿是菊科植物黄花蒿（*Artemisia annua* Linn.）的干燥地上部分，性寒、味苦、辛，苦寒清热，辛香透散，善使阴分伏热透达外散；归肝、胆经。具有清透虚热，凉血除蒸，解暑截疟等功效，用于治疗暑热外感、夜热早凉、骨蒸劳热、疟疾寒热、湿热黄疸等症，为阴虚发热之要药，在治疗皮肤疾患中多有应用。

青蒿除广泛应用于清暑退热，治疗疟疾、湿热黄疸等疾患，其对于皮肤病的治疗作用日渐成为研究的焦点。青蒿以及其有效成分青蒿素，衍生物蒿甲醚、蒿乙醚、青蒿琥酯、双氢青蒿素，可通过调控 T 淋巴细胞功能以及 IL-10、TNF-α 等机制而发挥治疗光敏感性皮肤病、湿疹、系统性红斑狼疮的作用；还可通过抑制角质形成细胞增殖及表皮的角化过程等机制而治疗银屑病；亦可通过抑制皮肤癣菌、痤疮丙酸杆菌、金黄色葡萄球菌及糠秕孢子菌等而治疗皮肤真菌感染和痤疮等感染性皮肤疾病。

参考文献

［1］钟惠澜．热带医学［M］.北京：人民卫生出版社，1980.

［2］贺联印．热带医学［M］.北京：人民卫生出版社，2004.

［3］俞守义．现代热带医学［M］.北京：军事医学科学出版社，2012.

［4］侯陈宁，孙建钢，白晓云，等．红光治疗皮肤病的临床应用［J］.医学研究与教育，2013，30（6）：97－102.

［5］高凯敏．中西医结合皮肤病学简史［D］.北京：中国中医科学院，2014.

［6］王莉，茅伟安．中药熏蒸疗法在皮肤病治疗中的应用进展［J］.世界临床药物，2015（8）：569－572.

［7］蒋岚，孙丽蕴．青蒿及其衍生物治疗皮肤病的研究概况［J］.中华中医药杂志，2018（1）：232－235.

［8］冯世秀，张旻，易博，等．裸花紫珠化学成分与药理活性研究进展［J］.中草药，2017，48（5）：1015－1026.

［9］胡玲，向丽萍．火针在皮肤病中的临床应用概况［J］.湖南中医杂志，2017（12）：172－173.

［10］张双双．茶多酚（TP）与皮肤病治疗的研究进展［J］.复旦学报（医学版），2015，42（2）：273－278.

［11］许文，陆金春．钙剂在皮肤病治疗中的应用［J］.临床皮肤科杂志，2015（8）：525－527.

［12］何昌明．利用激素类药物治疗皮肤病注意事项［J］.中国医疗美容，2014（5）：102－102.

［13］刘月廉，陈光，陈晓春，等．红树内生细菌的分离及皮肤病菌拮抗菌株的筛选［J］.中国热带医学，2010，10（1）：13－14.

［14］莫小路，朱庆玲，郑宗超，等．丁香罗勒抗菌作用研究［J］.现代医药卫生，2009，25（16）：2462－2463.

［15］张晓杰．皮肤病常用中药［M］.北京：人民卫生出版社，2009.

［16］黄兆胜．皮肤病中草药与验方［M］.福州：福建科学技术出版社，2004.

［17］董勤．药用植物小油桐提取物抗浅部皮肤致病真菌活性研究［D］.广州：南方医科大学，2009.

［18］马琳．皮肤病治疗药物的临床应用与进展［J］.黑龙江医药，2008，21（6）：28－30.

［19］刘名波．辨病论治与中医内病外治理论研究［J］.亚太传统医药，2016，12（23）：71－72.

（张　芳）

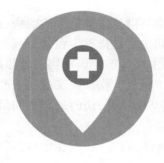

第七章 妇科用药

第一节　热带地区常见妇科疾病概况及治疗现状

一、妇科疾病概况

（一）妇科疾病的概念

热带病广义上指存在于热带地区的各种疾病，一部分是指与世界其他地区的疾病相同的疾病，另一部分是指热带地区特有的疾病；狭义上的热带病主要是指发生在热带或亚热带地区的常见多发的感染性疾病，多指传染病、寄生虫病和虫媒病等，如疟疾、黑热病、锥虫病、丝虫病、血吸虫病、麻风病、登革热、结核、霍乱、鼠疫、伤寒及艾滋病、严重急性呼吸综合征（SARS）等，前 8 种疾病是世界卫生组织（WHO）公认的最重要和最常见的热带病。

妇科疾病通常包括女性生殖器炎症（各部位炎症、性传播疾病等）、女性生殖器肿瘤（各部位良性和恶性肿瘤等）、月经失调（功能失调性子宫出血、闭经、痛经等）、女性生殖器损伤（子宫脱垂、生殖道瘘等）、女性生殖器畸形（主要是先天畸形等）、女性其他生殖器疾病（子宫内膜异位症、不孕症等）等，本章所述的妇科疾病属于热带病广义的范畴。

（二）热带地区妇科疾病的特点分类

热带地区因具有温度高、湿度大、微生物容易繁殖，人口多、经济相对落后等特点，妇科疾病主要以女性生殖器炎症为主。生殖器炎症：外阴炎、阴道炎、宫颈炎、宫颈息肉和子宫内膜炎等；生殖器肿瘤：子宫肌瘤是引起阴道出血的唯一良性肿瘤，其他几乎均为恶性肿瘤，包括外阴癌、阴道癌、宫颈癌、子宫内膜癌、子宫内瘤、卵巢癌及绒毛膜癌等所引起；损伤、异物和药物伤：生殖道创伤如外阴、阴道骑跨伤，性交所致处女膜或阴道损伤均可发生出血，放置宫内节育器常并发子宫出血，雌激素或孕激素使用不当可引起不规则子宫出血。本章主要介绍以上生殖器炎症的特点、预防、治疗用药等方面相关内容。

（三）疾病分类

1. 外阴瘙痒

外阴瘙痒是妇科一种常见的、由多种原因引起的症状。1983 年，国际外阴疾病研究协会（ISSVD）提出外阴烧灼这一名称，但至今外阴烧灼的特异性尚未得到充分的说明。瘙痒的发生机制可反映在感觉过程的 3 个水平上，即神经、介质及知觉。一般认为，所谓"瘙痒神经"是无髓的 C 神经纤维，其末梢为多方式伤害受器。介质可能为前列腺素、组胺及多肽（如缓激肽、5 - 羟色胺等），将它们单独注射入皮肤后可导致瘙痒。主观知觉则可能是最重要的一环，不同的人有不同的心身特征。外阴瘙痒病人的神经阈可能比常人低。

刺激性食物、酒、睡眠时床褥过暖、思想过度集中、性生活障碍、精神受到刺激、患糖尿病等，均可引起或加重瘙痒。阴道分泌物可刺激外阴，尤其是绝经后阴道分泌物可转为碱性，刺激性更大。内裤过紧或质地粗糙、牛仔裤、月经带等对外阴部的过度摩擦，亦可引起瘙痒。

2．外阴炎症

外阴部皮肤或黏膜发炎称外阴炎，皮肤的各种炎症均可出现在外阴部。由于解剖特点，外阴与尿道、阴道、肛门邻近，行动时又易受两大腿的摩擦，故外阴是炎症的好发部位。按发病原因不同可分为性病性外阴炎和非性病性外阴炎两类，前者主要通过性行为传染，常见有淋病性外阴炎、霉菌性外阴炎及滴虫性外阴炎，这些将在后面有关章节谈及，本节只讨论非性病性外阴炎。

（1）非特异性外阴炎。

非特异性外阴炎是一种混合性细菌感染，常见病原菌有葡萄球菌、链球菌、大肠杆菌及变形杆菌等。常因经血、宫颈或阴道分泌物、粪便、尿液等刺激而引起，临床上可包括单纯性外阴炎、毛囊炎、外阴脓疱病、外阴疖病及汗腺炎等。

①单纯性外阴炎。引起外阴炎的原因很多，如患子宫颈炎或阴道炎时，阴道分泌物增多，分泌物流至外阴，刺激而引起外阴炎，此原因最多见；其次，为糖尿病患者糖尿的直接刺激，粪瘘患者粪便的刺激，尿瘘患者尿液的长期浸渍等。此外，由于穿着尼龙内裤，局部通透性差，外阴皮肤经常受湿润刺激，亦易引起大肠杆菌、葡萄球菌及链球菌等致病菌的混合性感染而致外阴炎。

②毛囊炎。毛囊炎是细菌侵犯毛囊引起的一种感染性炎症，病原体主要为金黄色葡萄球菌，其次为白色葡萄球菌。由全身抵抗力下降，或患有糖尿病，或因肥胖摩擦表皮而引起。

③外阴脓疱病。本病由溶血性金黄色葡萄球菌或链球菌引起。

④外阴疖病。本病由金黄色葡萄球菌或白色葡萄球菌引起。

（2）婴幼儿外阴炎。

由于婴幼儿卵巢发育未全，功能欠佳，加上外阴皮肤菲薄，自然防护作用未健全，因而易受各种病原体的感染。常见的病原体为大肠杆菌、链球菌、葡萄球菌、淋球菌、念珠菌、滴虫和蛲虫等。传播方式多为母体携带病原体传染，幼儿园中儿童衣物混杂或盆浴互相传染，自身大便污染或外阴不洁等。

（3）老年性外阴炎。

生殖器官组织结构与雌激素密切相关。老年人外阴脂肪减小、变薄而不饱满，大小阴唇变平、小，导致产生外阴炎症。

（4）阴道炎引起的外阴炎。

临床上最常见的阴道炎是由白色念珠菌引起的真菌性阴道炎和人毛滴虫引起的滴虫性阴道炎，这两种阴道炎均由于炎症时阴道产生大量分泌物而刺激外阴发生炎症。

（5）外阴前庭炎综合征。

1987年，Friedrich首先将性交困难的外阴不适称为外阴前庭炎综合征，其特征为：①接触外阴前庭部位，或阴道进入栓剂，或性交时严重疼痛；②外阴前庭局部压痛；③前庭部位呈现不同程度的充血。这个定义现已为许多临床医师所接受，并用于文献报告中。

3．阴道炎

（1）细菌性阴道病。

对不是由念珠菌、滴虫或淋病双球菌引起的阴道炎，过去统称为非特异性阴道炎。1955年，Gardner（加德纳）从非特异性阴道炎患者的分泌物中分离出一种革兰阳性杆菌，称之为阴道嗜血杆菌。1980年，为了纪念加德纳，阴道嗜血杆菌改称为加德纳阴道杆菌。1983年开始，国外文献开始将非特异性阴道炎改称为细菌性阴道病。大多数学者认为，细菌性阴道病是加德纳阴道杆菌与厌氧菌间协同作用，使阴道的生态环境改变所致。从40%～68%无症状而性生活活跃者的阴道分泌物中可分离出加德纳阴道杆菌。加德纳阴道杆菌由性接触传染，女方患细菌性阴道病者，其性伴侣80%～90%从尿道中可培养出此菌。

（2）特异性阴道炎。

①念珠菌性阴道炎。1849年，Wilkinson首先报道女性生殖道念珠菌感染。1931年，Plass等报道第一例妊娠妇女念珠菌病。阴道念珠菌感染80%～90%是由白色念珠菌引起，其余是别种念珠菌和拟酵母菌属。一般认为，10%～20%正常妇女的阴道中能找到白色念珠菌，而妊娠妇女则高达40%。

②滴虫性阴道炎。滴虫病是性传染病，由原虫类中的阴道毛滴虫引起。侵犯人体的其他两种毛滴虫分别是侵犯口腔的口腔毛滴虫和侵犯肠道的人毛滴虫。

滴虫性阴道炎是妇科常见疾病，Donne于1836年首次描述本病。在妇科门诊中，本病占13%～25%。在国外性疾病门诊中为18%～32%，性工作者中50%～75%患此病。阴道毛滴虫生命力强，有观察指出，其可在尿中存活24小时，在厕板上存活45分钟，在患者湿衣物中存活24小时，在精液中存活6小时。

③阿米巴性阴道炎。阿米巴性阴道炎临床上较少见，往往继发于肠道阿米巴感染。由于患者粪便中有阿米巴滋养体排出，可以直接接触方式传播至外阴及阴道。这种感染方式多发生于机体抵抗力低下，外阴阴道有损伤者，在这种情况下，阿米巴滋养体才得以侵入皮肤或黏膜组织，因而引致阿米巴性阴道炎。

④病毒性阴道炎。阴道的病毒性感染主要是人乳头状瘤病毒引起的阴道湿疣及单纯性疱疹引起的疱疹性阴道炎。这两种病毒引起的阴道炎往往表现为外阴阴道炎。

（3）婴幼儿阴道炎。

在妊娠期，母体血循环内的雌激素通过胎盘血循环进入胎儿体内，因此，女新生儿出生2周内，体内还存在有雌激素的作用。此时，阴道口有时可见到有少量白色黏稠的分泌物排出，这些分泌物呈酸性，pH约为5.5。新生儿出生第3周左右，体内雌激素代谢排泄完，此时，阴道黏膜变薄，阴道分泌物减少，呈中性或碱性。新生儿出生时，阴道内无细菌；出生约3天后，阴道分泌物内即可见有细菌，其中以加德纳阴道杆菌为主，到半个月时，阴道分泌物内已混有各种杆菌和球菌。

婴幼儿的非特异性阴道炎80%为大肠杆菌属的感染；小儿肠道蛲虫感染往往亦使阴道受累，形成非特异性感染。年纪稍大儿童阴道内异物亦常致继发性感染。

（4）老年性阴道炎。

阴道结构与雌激素关系密切。老年人由于卵巢功能衰竭，雌激素减少，生殖器官开始萎缩；阴道黏膜变薄，皱褶消失，局部抵抗力减弱；阴道壁的弹性组织减少，致使阴道口豁开，阴道前后壁亦因松弛而膨出。这些因素使阴道易受损伤。性交或阴道冲洗也能造成阴道创伤。子宫颈炎、子宫内膜炎或盆腔炎时排出的分泌物刺激阴道黏膜产生炎症，若局部细菌生长则引起感染。

4. 子宫颈炎

子宫颈炎是妇科最常见的疾病之一，半数以上经产妇患本病。有阴道分泌物的患者20%～25%实际上是因子宫颈炎所致。单纯患子宫颈炎不会对健康构成大威胁，但往往由于子宫颈炎所致的白带过多、腰痛、下腹坠胀等而影响情绪；而且，从防癌角度来看，子宫颈炎与子宫颈癌关系密切，因此，子宫颈炎的诊治一直是妇科门诊的重点工作。

临床上子宫颈炎分为急性及慢性两类。急性子宫颈炎主要见于淋病奈瑟氏球菌及沙眼衣原体感染。慢性子宫颈炎较常见，多由非特异性葡萄球菌或链球菌引起。结核、放线菌和血吸虫等所致子宫颈炎较少见。此外，尚有软下疳、单纯性疱疹病毒和梅毒螺旋体感染的子宫颈炎，以及继发于阴道炎的念珠菌及滴虫性子宫颈炎。

（1）急性子宫颈炎。

①淋菌性子宫颈炎。本病是经性传染、由革兰阴性淋病奈瑟氏双球菌引起的，主要侵犯柱状或假性鳞状上皮。淋球菌直接损害子宫颈管内黏膜。

②衣原体感染性子宫颈炎。据国外报道，近年来衣原体较淋病双球菌感染致急性子宫颈炎者更常见。生殖器官衣原体感染亦先侵犯子宫颈管内黏膜，然后再扩展至上生殖道。

侵犯女性生殖器官的衣原体主要是包涵体结膜炎衣原体。由于这种衣原体与沙眼衣原体极为相似，难以相互鉴别，因此一般统称其为沙眼－包涵体结膜炎衣原体。

（2）慢性子宫颈炎。

慢性子宫颈炎往往起因于非特异性感染，致病微生物一般为葡萄球菌或链球菌。急性子宫颈炎治疗不彻底可转为慢性子宫颈炎，如淋菌性子宫颈炎；流产或分娩损伤子宫颈后，继发感染往往亦为慢性过程，故大部分经产妇都会有不同程度的慢性子宫颈炎；不讲究个人卫生，雌激素水平低致使阴道上皮细胞抵抗力减弱，异物（如子宫托等）刺激等均可导致慢性子宫颈炎。

因病理过程不同，慢性子宫颈炎可表现为：①宫颈糜烂。由于子宫颈阴道部分的鳞状上皮因炎症而丧失，被柱状上皮覆盖而形成。②子宫颈肥大。由子宫颈组织充血、水肿，腺体及间质增厚，纤维组织增生所致。③子宫颈腺体囊肿。在愈合过程中，子宫颈腺管口被新生鳞状上皮覆盖，堵塞腺管口潴留而成。④子宫颈息肉。因炎症的长期慢性刺激，使局部黏膜增生并向子宫颈外口突出而成。

5. 盆腔炎

女性内生殖器官，包括子宫、输卵管、卵巢及其周围的结缔组织、盆腔腹膜等发生感染时称为盆腔炎。盆腔炎为常见病，且往往有严重后果，故为妇科临床实践中最重要的问题之一。盆腔炎的范围很广，可以是单纯的子宫内膜炎，也可以是无合并症的输卵管卵巢炎，甚至可以是因盆腔脓肿破裂引致的中毒性休克。如果按感染部位来分类，可分为子宫内膜炎、子宫肌炎、输卵管炎、输卵管卵巢炎、子宫旁结缔组织炎、盆腔结缔组织炎、盆腔腹膜炎及累及全身的败血症等；按临床发病过程来分类，则分为急性、亚急性、反复性或复发性、慢性等。

引起盆腔炎的微生物是下生殖道内源性菌丛，包括革兰阴性和革兰阳性需氧菌及厌氧

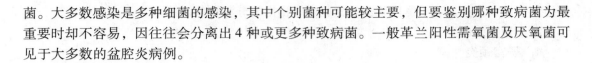

菌。大多数感染是多种细菌的感染，其中个别菌种可能较主要，但要鉴别哪种致病菌为最重要时却不容易，因往往会分离出 4 种或更多种致病菌。一般革兰阳性需氧菌及厌氧菌可见于大多数的盆腔炎病例。

二、临床常用治疗方法和药物

（一）外阴瘙痒

1. 一般治疗

因患者往往已接受过多种治疗，信心不大，故精神上要给予鼓励，并要详细了解其使用过的药物及疗效，细心寻找致病因素。如滴虫、真菌感染、糖尿病、生活中的某种物质过敏、子宫颈炎所引起的白带增多等，均可致病。

要穿稍宽松的棉质内裤，且汗湿透即换，外裤不宜过紧。要注意经期卫生，保持外阴清洁干燥，避免长时间坐位，切忌用力搔抓或擦洗。禁用热水或肥皂水洗患部。所用的被褥和衣服保温不宜过暖。忌酒及辛辣或易引起过敏的蛋白质食物，如虾、蟹、羊肉等。

对绝经后的患者，可给予己烯雌酚口服，每日 1 次，每次 0.25～0.5 mg，10～20 d。有人认为甲状腺功能减退亦可导致外阴瘙痒，因此，即使病人基础代谢率正常，亦可试用小剂量甲状腺素，每日 30 mg。为了消除病人精神紧张，可给予苯巴比妥日服，每日 3 次，每次 30 mg，或口服异丙嗪，每日 2～3 次，每次 12.5 mg，夜服安眠药。抗组胺药如苯海拉明、扑尔敏等亦可试用。其他药物如硫代硫酸钠、钙剂等。

2. 局部治疗

每日用细软毛巾沾凉水或微温水轻柔地清洗患部 1～2 次，清洁后撒布适量扑粉（如复方硼锌粉，内含水杨酸、硼酸、薄荷脑、锌氧粉、淀粉、滑石粉），以保持皮肤干燥。也可用炉甘石洗剂或在洗剂中加酚或薄荷。

局部涂上 5% 利多卡因软膏，可消除瘙痒或烧灼感。涂类固醇软膏（如 2.5% 氢化可的松）能减轻炎症，抑制前列腺素介质，故对治疗瘙痒有效。另外，局部涂 10%～20% 尿素雪花膏，或 2% 苯海拉明霜，或 2% 酚霜，都有止痒效果，也可用氢化可的松或地塞米松做局部封闭治疗。

（二）外阴炎症

1. 单纯性外阴炎

（1）病因治疗。

要针对病因进行治疗，如治疗糖尿病，进行尿瘘或粪瘘修补术；治疗子宫颈炎及阴道炎，改穿棉质内裤等。

（2）局部治疗。

以 1:5000 高锰酸钾液坐浴，每日 2～3 次。清洁外阴后涂 1% 新霉素软膏。

（3）全身性治疗。

在急性严重时应卧床休息，注意补充营养，增强抵抗力。必要时针对致病菌给予口服或肌内注射抗生素。

2. 毛囊炎

注意保持外阴清洁，勤换内裤，勤洗外阴。避免进食辛辣食物或饮酒。丘疹较广泛时可适当口服抗生素。清洗外阴后局部要涂抹1%新霉素软膏。

3. 外阴脓疱病

儿童患此症时应予隔离，尤其是在幼儿园内，以免传染给其他儿童。保持外阴清洁。轻症者可给予1:5000高锰酸钾液外洗或坐浴，每日1～2次。清洁外阴后可给予新霉素或杆菌肽外用，每日涂敷患处数次。国外可用Nebacetin油膏或粉剂外用（此药内含新霉素及杆菌肽）。

4. 外阴疖病

亚急性期可用红外线照射，以促进疖肿软化。有人主张用青霉素20万～40万U溶于0.25%～0.5%普鲁卡因10～20 mL中做封闭治疗，封闭时应在疖肿边缘外2～3 cm处周围注射。

5. 汗腺炎

注意保持外阴清洁，要教育青春期少女，使其了解外阴清洁的重要性。避免穿尼龙内裤。早期治疗可用1:5000高锰酸钾液坐浴，每日2～3次。外阴清洗后保持干爽。严重时可采用敏感的抗生素口服或肌内注射。形成脓疱时可切开排脓。

6. 婴幼儿外阴炎

急性炎症时，用1:5000高锰酸钾液坐浴，每日2～3次。坐浴抹干外阴后，可选用下列药物涂布：①紫草油；②炉甘石洗剂；③15%锌氧粉；④15%滑石粉加10%甘油的水剂；⑤瘙痒明显者可用10%氢化可的松软膏。

阴唇粘连时，粘着处一般呈薄膜样，中间有一灰白色粘着线，用两大拇指将两侧阴唇向外轻按压便可使粘连部分离。分离后创面要用紫草油涂敷，以免再度粘连。

7. 老年性外阴炎

保持外阴清洁。外阴瘙痒时可用可的松软膏外涂，由于软膏的润滑，可使皮肤不会因干燥而容易磨损，使瘙痒减轻。

症状严重时，如无禁忌证可考虑应用雌激素治疗，口服己烯雌酚0.5～1 mg，每日1次，症状好转时立即停药。有人主张用上述剂量阴道给药。

8. 外阴前庭炎综合征

（1）抗感染治疗：发现有关特异性病原菌者，给予抗生素或抗真菌对症治疗。

（2）鬼臼毒素治疗：有些病例因怀疑为尖锐湿疣，故有人曾给予鬼臼毒素治疗。Westrom（1991）报告曾治疗17例，其中6例无效，后施前庭切除术。

（3）β-干扰素：45×10^6 IU肌内注射，症状消失，也有报道用此药注于病损部位，半数病例症状改善。

（4）激光或冷冻治疗，对拒绝手术切除前庭者可试用，但疗效不肯定。

（5）前庭切除术：于外阴部沿处女膜内侧边缘做一切口，另一平行切口则沿黏膜皮肤交界处向会阴，两切口子（时钟）3点及9点处相吻合，前庭后部深入5 mm做切除术。伤口做间断缝合，10～14日后拆线。术后3周开始，以直径为2 cm的扩张器扩大阴道入口，逐渐增至用直径为4 cm的扩张器。经手术及术后处理，性交一般无疼痛。

（三）阴道炎

1. 细菌性阴道病

（1）灭滴灵：又称甲硝唑，是最有效的首选药物。

（2）克林霉素：是目前公认的有效药物，可适用于孕妇。

（3）匹氨西林：有报告指出该药可用作灭滴灵的替代治疗。

（4）氨苄西林：每次 500 mg，每 6 小时 1 次，5～7 日 1 疗程。

（5）阴道内放置 pH 为 3.5 的乳酸脒 5 ml，连续 7 天。

2. 念珠菌性阴道炎

由于念珠菌在 pH 5.5～6.5 范围内最适于繁殖，因此，可改变阴道酸碱度造成不利于念珠菌生长的环境。方法是用碱性溶液如 2%～4% 碳酸氢钠溶液冲洗阴道，每日 2 次，10 日为 1 疗程。以碱性溶液冲洗阴道，抹净后，可选用下列药物。

（1）龙胆紫（又称"甲紫"）水溶液：本法较古老而又简单易行。方法是用棉棒浸上 0.25%～1% 龙胆紫溶液，在阴道窥镜帮助下涂于整个阴道，包括穹隆部及宫颈的黏膜、阴蒂及小阴唇内侧。每周 2～3 次，2～3 周为 1 疗程。

（2）制霉菌素：本药为黄色结晶粉末，不稳定，难溶于水，1964 年开始临床应用。本药抑菌的最低浓度为 1.56～3.129 9 μg/ml。传统用法是 10 万 U，制霉菌素作栓剂或乳剂置阴道深部，也有用粉剂或片剂者，每日 2 次置入阴道，10～14 日为 1 疗程。制霉菌素低浓度有抑菌作用，其高浓度有杀菌作用。据统计，其治愈率达 80%～90%。

（3）曲古霉素：本药为淡黄色结晶或粉末，不溶于水，易溶于碱性水溶液。本品抗菌作用较制霉菌素强。对滴虫、阿米巴和梅毒螺旋体也有效。

（4）念菌素：本品是国内由球孢放线菌的一种变种培养液中提取的，为黄色粉末，不溶于水。本品对念珠菌作用较制霉菌素强或相似。最低抑菌浓度为 0.065～0.2 pg/ml。

（5）咪唑类药物：包括克霉唑、益康唑、酮康唑等。

（6）顽固或反复发作的念珠菌性阴道炎的治疗需要认真对待。复发原因之一是性交传播。据报道，女方有症状者，其男性配偶 10% 有尿道炎。

3. 滴虫性阴道炎

（1）灭滴灵，又称甲硝唑。传统用法为口服每次 200 mg，每日 3 次，7 日 1 疗程。目前国外多主张口服 1 次 2 g，两种方案的治愈率相近。单剂治疗的好处是总药量较少，患者乐意接受。

（2）克霉唑。克霉唑对滴虫有杀伤作用。妊娠早期滴虫性阴道炎可考虑用本药，每晚 1 次。每次 100 mg，放入阴道内，7 日 1 疗程。如仍有症状，则于妊娠中期或晚期再服用灭滴灵。

（3）对灭滴灵有抗药性的患者，有文献记载可用甲苯咪唑，每日 2 次，每次 100 mg，连服 3 日；或口服呋喃唑酮，每日 3 次，每次 100 mg。

（4）阴道局部用药、阴道用药症状缓解较快，但往往不能彻底消灭滴虫，停药后容易复发。

（5）无症状的患者也要治疗，以免传染他人。

（6）患者于治疗后滴虫检查阴性者，尚应于下次月经干净后再做 1 疗程治疗，巩固疗效。月经干净后阴道 pH 偏碱性，利于滴虫生长。因此，本病往往在月经干净后复发。治疗至滴虫检查转阴性后，还需连续 3 个月于每次月经干净后复查阴道分泌物。3 次均为阴性，才能称为治愈。

4．阿米巴性阴道炎

（1）吐根碱：本品又称依米丁，能干扰阿米巴的分裂与繁殖，故能杀灭机体中的阿米巴滋养体；因治疗浓度对包囊无杀灭作用，故不能消灭其传播感染能力。

（2）氯喹：本品对肠道外阿米巴包囊有杀灭作用，故在用吐根碱治疗时可同时口服本品。本品服后有食欲减退、恶心、呕吐及腹泻等反应，少数人可出现脱毛、毛发变白、皮肤瘙痒、剥脱性皮炎、头昏、耳鸣、怠倦等情况，偶有发生心律失常，严重者可发生急性心源性脑缺氧综合征。

（3）卡巴胂：能杀灭阿米巴滋养体。用药后偶有恶心呕吐、腹泻或皮疹等反应。肝肾功能减退或对胂剂敏感者禁用。

（4）灭滴灵：本品对组织内阿米巴原虫有杀灭作用，毒性小，疗效高，口服方便。本品口服吸收后，有效血浓度可维持 12 小时，70% 药物以原形由尿排出，亦可由阴道分泌液中排出。

（5）替硝唑：本品为抗阿米巴药。服药后会发生一时性白细胞减少。

（6）奥硝唑：本品又称氯醇硝唑，对肠内、肠及肠外阿米巴疾均有效。妊娠期及有神经系统器质性疾病者禁用。

（7）二氯尼特：本品又称二氯散、安特酰胺，能直接杀灭阿米巴原虫，对肠内、肠外阿米巴病均有效。本品可与吐根碱或氯喹合用。

5．婴幼儿阴道炎

婴幼儿大小便后可用 1∶5000 高锰酸钾温溶液洗抹外阴；年龄较大的儿童可用 1∶5000高锰酸钾热溶液坐浴，每日 3 ～ 4 次。抹洗或坐浴后，外阴局部用柔软棉布轻轻拭干，待在空气中完全干燥后，可涂上 15% 氧化锌粉，或 15% 滑石粉，或 10% 甘油水剂，或炉甘石洗剂，或紫草油，瘙痒明显者可用制霉菌素软膏或氢化可的松软膏。

6．老年性阴道炎

（1）注意外阴清洁，保持干燥。分泌物多时可用 1% 乳酸或 1∶5000 高锰酸钾液坐浴或冲洗阴道，擦干后可撒布制霉菌素粉剂。严重病例可考虑用雌激素。

（2）雌激素制剂一般可用 0.25 ～ 0.5 mg 己烯雌酚栓剂，或 0.1% 己烯雌酚软膏涂阴道壁。

（四）子宫颈炎

1．急性子宫颈炎

（1）淋菌性子宫颈炎。

①水剂青霉素 G。每日 480 万 U，分 4 次肌内注射；每次肌肉注射同时口服丙磺舒 500 mg；7 ～ 10 日 1 疗程。

②羟氨苄青霉素。每日 4 g，分 4 次肌内注射；或氨苄青霉素，每日 4 g，分 4 次口服或肌内注射，同时口服丙磺舒，每次 500 mg，每日 4 次；7 ～ 10 日 1 疗程。

③强力霉素（又称脱氧土霉素）。每次口服 100 mg，每日 2 次，7 日 1 疗程；每次同

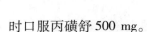

时口服丙磺舒 500 mg。

（2）衣原体感染性子宫颈炎。

①强力霉素。口服每日 2 次，每次 100 mg，7 日 1 疗程。

②红霉素。口服每日 4 次，每次 500 mg，7 日 1 疗程。

③复方磺胺甲基异噁唑。每片含甲氧苄氨嘧啶 80 mg，磺胺甲基异噁唑 400 mg。口服每日 2 次，每次 1～2 片，5～7 日 1 疗程。

2. 慢性子宫颈炎

（1）保守治疗。在患者分娩期后，应即给予抗生素治疗，如子宫颈外表光滑但有慢性脓性分泌物者，应考虑为子宫颈管内炎症，应给予口服或肌内注射抗生素，子宫颈管内深部炎症时阴道局部用药无效。因后倾子宫慢性充血会使子宫颈炎症加重，故产后如出现子宫后倾时应尽可能使子宫恢复为前位。注意个人卫生，每晚用 0.5% 醋酸冲洗阴道，10～14 日 1 疗程，会有助于子宫颈慢性炎症的愈复。

有报告用人白细胞干扰素 0.3 ml 喷洒宫颈表面，每周 2 次，6 次 1 疗程。结果 78% 治愈，22% 好转，有效率为 100%。

（2）电灼治疗。电灼治疗应在月经干净后 3～7 日进行。方法是将外阴、阴道及子宫颈消毒后，将电灼尖端接触子宫颈糜烂面，先从下唇子宫颈管内 0.5 cm 处开始，由内向外放射状移动，直至超过糜烂面 0.3 cm 处为止。然后以同法电灼上唇。有子宫颈腺体囊肿时，灼破、抹去囊液后再电灼。电灼后应避免性交 1 个月，下次月经干净后复查。

（3）电熨治疗。处理原则及操作规程与电灼术相同，只是用电熨器代替电灼器。

（4）冷冻治疗。消毒外阴、阴道及子宫颈后，选用大小能完全覆盖糜烂面的探头，将探头置于糜烂面处，用力按 1～3 分钟，待探头自然复温后移离子宫颈。冷冻器装置以液氮为制冷源，可降温至 -196 ℃，治疗时可使接触之组织迅速降温至 -40～-45 ℃。术后应避免性交 1 个月，此段时间阴道分泌物较多。

（5）激光治疗。消毒外阴、阴道及子宫颈后，将激光器的光管头对着糜烂面，距离子宫颈 3～5 cm，以平行光束照射，自下而上，由外向内，照射范围应超出糜烂面约 2 mm。烧灼深度轻症者 2～3 mm，重症者可达 4～5 mm。临床一般多用二氧化碳激光器、波长为 10.6 μm 的红外光，输出功率为 40 W，光束、光斑为 3～5 mm。每烧灼一次可达糜烂面深度为 0.1～0.2 mm。因此，糜烂较深时应反复多次烧灼。烧灼后糜烂组织炭化结痂，痂皮脱落后，创面为新生的鳞状上皮覆盖。CO_2 激光不但能融解组织，且有极强的穿透作用，使病变表层立即凝固、脱水和碳化。据统计，痊愈率约为 80%。术后应避免性交与阴道冲洗，下次月经干净后复查。创面要痊愈后才能恢复性生活。如糜烂面较深，有时需 2 个月才能愈合。

（6）子宫颈锥形切除术。子宫颈炎症表现为糜烂面较大，且伴肥大并累及子宫颈管内者可考虑此手术。Jahshan（1994）等设计了一种热刀外覆盖有聚四氟乙烯，热力达 110～130 ℃，其效果与冷冻刀锥形切除术相比时间短，失血量少。

（五）盆腔炎

1. 抗感染药物

对盆腔炎的治疗主要直接针对从患者感染部位分离出的最常见的致病菌。在 20 世纪

60 年代，治疗方案是青霉素、链霉素或第一代头孢菌素加氨基糖苷类。这种方案因未能根治厌氧菌，失败率约为 22%～37%。80 年代初期，合用克林霉素和庆大霉素是当时的最佳方案，文献报道治愈率可达 88%。80 年代中期后，多种单用或合用第二代及第三代头孢菌素、广谱青霉素等方案均有效，临床治愈率在 90% 以上。

2．预防性抗生素

在妇产科实践中常使用预防性抗生素。所谓预防性抗生素，就是预防那些目前虽无临床感染，但视情况发展可能发生的感染而事先给予患者的抗生素。

妇产科术后感染的致病菌以革兰阴性厌氧菌常见。有报告指出，无论是阴道式还是腹式子宫切除术都会改变阴道菌种；也有报告指出，术前使用某种药物（如头孢菌素）后，术后发生感染时有耐药菌株。因此，专家建议预防性抗生素必须与术后抗感染用的抗生素不同。

关于预防性抗生素何时用药及用药时间长短问题也有不少学者进行了观察。有报告指出，应用抗生素，最佳方案应该是在术前令组织获得药物治疗浓度水平，但要考虑各种药物的半衰期有所不同，半衰期短的抗生素不应在术前应用。一般来说，血清蛋白结合力广的抗生素，其血清半衰期较长，药物穿过组织较慢。

3．一般治疗

一般治疗包括支持疗法及对症治疗。患者在急性感染时宜卧床休息，取半卧位以利于引流，以便炎症局限于下腹部，有发热者要注意多饮水，必要时补液，防止脱水及电解质失调。进食高热量、高维生素半流质或流质饮食。有较明显腹部疼痛者可适当给予止痛镇静剂。感染局限于后穹窿部时，检查如有触痛及波动感者，可在后穹窿部做切开排脓，放置引流管。

同时，适当采用抗生素治疗。在感染已控制，进入慢性阶段时，可酌情应用理疗。

4．抗生素的配伍

由于大多数盆腔炎病例是同时感染多种菌，急性盆腔炎多由淋病双球菌（或）沙眼衣原体感染，往往尚合并有需氧及厌氧菌感染。1989 年，美国疾控中心对盆腔炎的门诊及住院患者制定了治疗方案。

门诊治疗期间，患者有下述情况时需住院治疗，以便采用更强力、更广谱的抗生素：①诊断有怀疑的病例，如疑有宫外孕；②门诊治疗未见效；③体温高于 38 ℃；④上腹部有体征者；⑤疑为厌氧菌感染者，如有输卵管卵巢脓肿，或有子宫内避孕器者；⑥口服抗生素有恶心呕吐者；⑦不易坚持按时口服药物的年轻患者。

住院患者一般采用胃肠道外给药，直至临床症状有明显好转，即：①体温为 37 ℃ 或以下超过 24 小时；②腹部反跳痛消失；③血白细胞计数在正常范围内；④阴道检查盆腔器官其压痛明显减轻。

5．手术治疗

（1）腹腔镜检查。盆腔炎需要的外科处理首先是腹腔镜检查，以便明确诊断及了解病患范围。在做内窥镜检查时，附有手术操作的内窥镜可分离粘连，抽吸脓肿中的脓液，引流脓液，冲洗盆腔或腹腔。急性感染时组织很脆弱，很容易撕裂或穿孔，所以这种操作必须小心进行，以免造成损伤。

腹腔镜检查的指征是：①全腹膜炎合并因输卵管卵巢脓肿穿破的败血症体征；②作为剖腹检查术的替代术，以明确盆腔炎的诊断；③严重盆腔炎合并输卵管卵巢脓肿形成时，对保守疗法无效者。

（2）剖腹术。施剖腹术前，要考虑到患者对生育的要求及术后激素的需要。有生育要求者应尽量施较保守性手术，如单侧附件切除术；在严重双侧附件病变时，可施双侧附件切除术而保留子宫，保留子宫可施受精卵移植术来妊娠。对无再生育要求者，可施双侧附件加子宫切除术。术中应避免过度冲洗腹腔。

三、现代治疗药物和方法存在的问题

以上疾病以手术、口服或外用抗生素治疗方法为主，抗生素的治疗效果是值得肯定的，但抗生素使用不当很容易引起不良反应。轻度反应患者出现皮肤瘙痒、红肿、恶心、腹胀、头痛、耳鸣、烦躁等临床症状，中度反应患者出现呕吐、腹泻、心悸、皮疹等临床症状，重度反应患者出现血细胞、血小板减少，溶血性贫血、心律失常、溢血及肾衰竭等临床症状。不良反应的程度因人而异，部分患者出现了重度的反应，严重影响患者的健康。因此，临床上应用抗生素药物治疗要严格按照使用说明来操作，熟知各抗生素药物的使用剂量、使用时间、适应证、禁忌证及用药注意事项，在为患者用药的时候，要充分考虑患者的身体情况及有无过敏反应等病史，慎重用药，杜绝随意加大药量和注射速度过快等情况出现，提高用药安全性，从而保证患者的健康。

第二节　热带药物治疗现状

一、热带药物治疗概况

热带药物是热带地区治疗热带病而使用的药物，本节介绍妇科常用的一些植物药，中药复方较多，主要为口服制剂、熏洗及外用散剂，如龙胆泻肝汤加减、异赤散加减、仙方活命饮加减等。

二、常用热带药物

（一）处方用药情况

1. 用于外阴炎症的药物

异赤散加减：生地黄 20 g，木通 15 g，淡竹叶 15 g，黄柏 15 g，土茯苓 20 g，龙胆草 20 g，生甘草 10 g。将上药共加水 1000 毫升左右，将药浸泡 20 分钟后用武火煮沸，再以文火煎煮 40 分钟左右，取汁。药渣再加水 500 毫升，煎法同上。将两次药汁合并。每日 1 剂。早、晚各 1 次，温热口服。具有清热利尿，泻心火之功效。适用于湿热下注型外阴炎。

仙方活命饮加减：白芷 15 g，贝母 15 g，防风 15 g，赤芍 15 g，当归 20 g，甘草 10 g，皂角刺 10 g，穿山甲 15 g，天花粉 15 g，乳香 15 g，没药 10 g，金银花 20 g，陈皮 15 g。

将上药共加水 1000 毫升左右，将药浸泡 20 分钟后用武火煮沸，再以文火煎煮 40 分钟左右，取汁。药渣再加水 500 毫升，煎法同上。将两次药汁合并。每日 1 剂。早、晚各 1 次，温热口服。具有清热解毒，活血散结之功效。适用于湿热蕴结型外阴炎。

2．用于阴道炎的药物

（1）念珠菌阴道炎。

香莲方：黄连、秦皮、土槿皮、牡丹皮、高良姜、紫苏、龙血竭、黄柏、丁香、乌梅、黄柏、黄芩、巴戟天。

（2）细菌性阴道病。

清热化湿中药方：苦参 15 g，黄柏 15 g，蛇床子 15 g，龙胆草 15 g，土荆皮 30 g，地肤子 15 g，淫羊藿 10 g，蒲公英 30 g，冰片 4 g（后下）。煎煮出药液取上层清液，先熏洗至水温适宜，后以食指裹纱布蘸取药液伸入阴道内擦洗，一日 2 次，每日 1 剂。7 天为 1 个疗程，用药 2 疗程。

冰硼散：将冰片与硼酸粉等份，用甘油混合，阴道局部涂抹，早、晚各 1 次。对新感染病例效果良好。

加味苦参煎剂：苦参、生百部、蛇床子、木槿皮、土茯苓、鹤虱、白藓皮、虎杖各 30 g，黄柏、花椒、地肤子、胆草、明矾、五倍子各 20 g，加水 3000 毫升，煮沸 10～15 分钟，过滤后熏洗坐浴。据报道，用此法治疗患者 180 例，结果治愈 143 例，好转 29 例。

清热利湿杀虫方：金银花、紫草、苦参、黄柏各 30 g，加水煎成含药量 20% 的溶液，然后将明矾、雄黄、冰片各 3 g 研成粉末加入即成。用此药涂阴道，每日 1 次，治疗患者 52 例，结果治愈 49 例，治愈率达 94%。另一法是仍取金银花、紫草、苦参、黄柏、明矾、雄黄、冰片 7 药，将前 4 种药与后 3 种药按 10：1 研末过筛后撒布阴道，每日 1 次，治疗 20 例，结果治愈 18 例，治愈率达 90%。

青黛散：青黛、黄连、芒硝各 9 g，冰片 1.5 g，上述 4 药以香油调匀后涂于外阴及阴道，每日 1 次，10 日 1 疗程。此法对改善症状效果显著。

（3）滴虫性阴道炎。

龙胆泻肝汤加减：龙胆草 20 g，柴胡 15 g，栀子 15 g，黄芩 15 g，生地黄 20 g，泽泻 15 g，木通 15 g，车前子 15 g，当归 15 g，甘草 10 g。将上药水煎。每日 1 剂，早、晚分服。具有清肝利湿，杀虫止痒之功效。适用于肝经湿热引起的滴虫性阴道炎。

知母降火汤：知母 10 g，黄柏 10 g，牡丹皮 12 g，泽泻 15 g，山茱萸 12 g，山药 15 g，茯苓 15 g，生地黄 20 g。将上药加清水早、晚各煎煮 1 次，取汁。每日 1 剂。早、晚各 1 次，温热口服。具有滋阴降火之功效。适用于肝肾阴虚型滴虫性阴道炎。

龙胆草栀子汤：龙胆草 6 g，栀子 9 g，牡丹皮 9 g，柴胡 6 g，车前子 9 g（包煎），泽泻 9 g，黄芩 9 g，木通 9 g，茵陈 15 g。将上药加清水早、晚各煎煮 1 次，取汁。每日 1 剂。早、晚各 1 次，温热口服。具有泻肝清热、杀虫止痒之功效。适用于肝经郁热型滴虫性阴道炎。

（4）阿米巴性阴道炎。

白头翁：中药，有抑制阿米巴原虫生长繁殖的作用。每次 15～30 g，水煎，每日 1 剂，分 2～3 次饭后服，连服 4～7 日。也可用煎剂冲洗阴道，每日 1 次，10 日 1 疗程。

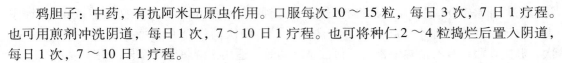

鸦胆子：中药，有抗阿米巴原虫作用。口服每次 10～15 粒，每日 3 次，7 日 1 疗程。也可用煎剂冲洗阴道，每日 1 次，7～10 日 1 疗程。也可将种仁 2～4 粒捣烂后置入阴道，每日 1 次，7～10 日 1 疗程。

（5）老年性阴道炎。

止带方加减：茯苓 20 g，猪苓 20 g，黄柏 15 g，栀子 15 g，山药 15 g，茵陈 20 g，牛膝 15 g，牡丹皮 15 g，苍术 15 g，车前子 15 g。将上药水煎。每日 1 剂，早、晚分服。具有清热利湿，止带之功效。适用于湿热下注引起的老年性阴道炎，症见阴部瘙痒，灼热，甚则坐卧不安，带下量多，色黄如水，或如脓血，臭秽难闻，伴胸闷，纳呆，心烦少寐，大便干燥，小便频急、灼痛，舌红，苔黄腻。

知柏地黄汤加减：茯苓 20 g，熟地黄 20 g，山药 15 g，泽泻 15 g，山茱萸 15 g，牡丹皮 15 g，知母 15 g，黄柏 20 g，野菊花 15 g。将上药水煎。每日 1 剂，早、晚分服。具有滋补肝肾，清热止带之功效。适用于肝肾阴虚引起的老年性阴道炎，症见阴部瘙痒，夜尤甚，带下量少色黄，或量多色黄如水，或赤白相兼，伴有头晕目眩，腰膝酸软，五心烦热，舌红，少苔。

坤和方：熟地黄 24 g，山茱萸 12 g，山药 12 g，制首乌 12 g，旱莲草 18 g，知母 10 g，黄柏 10 g，泽泻 9 g，牡丹皮 9 g，茯苓 9 g。每日 1 剂，水煎 400 毫升分早晚内服，14 天为 1 疗程，治疗肝肾阴虚型老年性阴道炎。

六味地黄方加味：熟地黄 30 g、制首乌 18 g、山茱萸 15 g、山药 15 g、茯苓 12 g、泽泻 12 g、丹皮 12 g、黄柏 12 g、知母 12 g、女贞子 10 g、旱莲草 10 g。水煎 400 毫升，1 剂，分早、晚 2 次内服，14 日 1 疗程，治疗肝肾阴虚型老年性阴道炎。

易黄止带汤：山药 30 g，芡实 18 g，炒白果 9 g，黄柏 12 g，车前子 15 g，白术 15 g，白芍 30 g，苍术 12 g，陈皮 15 g，柴胡 12 g，黑荆芥 9 g，甘草 6 g。每日 1 剂，水煎 300 毫升分早、晚 2 次餐后温服，7 天 1 疗程，连用 3 个疗程。

3. 用于子宫颈炎的药物

止带方：猪苓 12 g，茯苓 15 g，车前子 20 g，茵陈 10 g，黄柏 10 g，牛膝 10 g，泽泻 10 g。将上药加清水早、晚各煎煮 1 次，取汁。每日 1 剂。早、晚各 1 次，温热口服。具有清利湿热之功效。适用于湿热型急性子宫颈炎。

消毒饮：蒲公英 10 g，金银花 15 g，野菊花 10 g，紫花地丁 10 g，天葵子 10 g，白花蛇舌草 10 g，败酱草 15 g。将上药加清水早、晚各煎煮 1 次，取汁。每日 1 剂。早、晚各 1 次，温热口服。具有清热解毒之功效。适用于热毒型急性子宫颈炎。

龙胆草栀子汤：龙胆草 9 g，栀子 8 g，黄芩 8 g，车前子 8 g，泽泻 8 g，生地黄 8 g，土茯苓 8 g，当归 8 g，通草 5 g，柴胡 5 g，甘草 5 g，椿根皮 15 g。将上药水煎。每日 1 剂，分早、中、晚 3 次服用。具有疏肝清热，利湿止带之功效。适用于湿热下注型慢性子宫颈炎。

金银菊花汤：金银花 15 g，野菊花 15 g，蒲公英 15 g，白花蛇舌草 15 g，紫花地丁 8 g，白术 8 g，天葵子 8 g，茯苓 8 g，泽泻 8 g，栀子 8 g，紫草 8 g，椿根皮 8 g，败酱草 10 g。将上药水煎。每日 1 剂，分早、中、晚 3 次服用。具有清热解毒，化湿止带之功效。适用于湿毒内侵型慢性子宫颈炎。

白术山药汤：白术 15 g，菟丝子 12 g，山药 12 g，苍术 12 g，茯苓 12 g，炙甘草 5 g，车前子 9 g（包煎），党参 8 g，补骨脂 8 g，柴胡 8 g，黑芥穗 8 g，巴戟天 8 g。将上药水煎。每日 1 剂，分早、中、晚 3 次服用。具有健脾温肾，除湿止带之功效。适用于脾肾两虚型慢性子宫颈炎。

益气化湿解毒汤：生黄芪 15 g，白术 15 g，土茯苓 20 g，黄柏 10 g，龙胆草 6 g，当归 10 g，川芎 10 g，砂仁 10 g，甘草 6 g，贯众 10 g。一剂中药加水 500 毫升，水浸泡 30 分钟后，武火煎开后用文火煎 30 分钟，取汁 300 毫升，再加水 300 毫升，同上再煎 30 分钟，取汁 100 毫升，两次药汁混合均匀后分早晚两次口服，一次 200 毫升，将剩下药渣加水 1500 毫升煎 110 分钟后取汁，待药水温热时坐浴 15 分钟，从月经干净第 3 天开始每日内服中药 1 剂，外用中药坐浴，15 天 1 疗程，连续治疗 3 个疗程。

儿茶散：明矾、儿茶各 30 g，冰片 1 g 等研粉，麻油调糊。宫颈局部上药治疗慢性宫每 3～4 天 1 次，10 次 1 疗程。

4. 用于盆腔炎的药物

黄芪焦白术方：生黄芪 18 g，焦白术 15 g，升麻 6 g，柴胡 6 g，木香 5 g，香附 6 g，白果 5 g，桂枝 5 g，炒薏苡仁 12 g，乌药 5 g，甘松 6 g，甘草 5 g。将上药水煎。每日 1 剂，连服 5 日。具有温阳益气，升阳除湿之功效。适用于慢性盆腔炎。

生地黄柴胡汤：生地黄 15 g，柴胡 10 g，牡丹皮 10 g，延胡索 10 g，莪术 10 g，牛膝 10 g，桂心 10 g，连翘 10 g，甘草 6 g。将上药水煎。每日 1 剂，早、晚分服。具有行气活血之功效。适用于气滞血瘀型盆腔炎。

桂枝茯苓方：桂枝 10 g，茯苓 10 g，苍术 10 g，桃仁 10 g，连翘 10 g，黄芩 10 g，白芍 10 g，艾叶 10 g，蒲黄 15 g，甘草 6 g。将上药水煎。每日 1 剂，早、晚分服。具有温宫散寒，活血祛瘀之功效。适用于寒湿瘀滞型盆腔炎。

（二）常用药材使用情况

1. 羌活

【概述】本品为伞形科植物羌活（*Notopterygium incisum* Ting exH. T. Chang）或宽叶羌活（*Notopterygium franchetii* H. de Boiss.）的干燥根茎和根。气香，味微苦而辛。

【分布】分布于陕西、四川、甘肃、青海、西藏。

【功效】解表散寒、祛风除湿、止痛。用于风寒感冒、头痛项强、风湿痹痛、肩背酸痛。

【妇科临床应用】

可配伍白鲜皮治疗念珠菌性阴道炎。

2. 菝葜

【概述】本品为百合科植物菝葜（*Smilax china* L.）的干燥根茎。秋末至次年春季采挖，除去须根，洗净，晒干或趁鲜切片，干燥。气微，味微苦、涩。

【分布】分布于山东（山东半岛）、江苏、浙江、福建、台湾、广西和广东等地。

【功效】利湿去浊、祛风除痹、解毒散瘀。用于小便淋浊、带下量多、风湿痹痛、疔疮痈肿。

【妇科临床应用】

治疗盆腔炎、附件炎等妇科炎症。

3. 黄柏

【概述】本品为芸香科植物黄皮树（*Phellodendron chinense* Schneid.）的干燥树皮。习称"川黄柏"。剥取树皮后，除去粗皮，晒干。气微，味极苦，嚼之有黏性。

【分布】产于四川、贵州、湖北、云南。此外，湖南、甘肃、广西亦产。

【功效】清热燥湿、泻火除蒸、解毒疗疮。

【妇科临床应用】

配伍连翘、金银花、蒲公英、蜈蚣等组成复方黄柏液可以治疗子宫颈炎、阴道炎等疾病；配伍椿皮、五味子、茯苓、阿胶、龟板等中药材组成，临床用于治疗慢性子宫颈炎、子宫内膜炎、阴道炎。

4. 黄连

【概述】本品为毛莨科植物黄连（*Coptis chinensis* Franch.）、三角叶黄连（*Coptis deltoidea* C. Y. Cheng et Hsiao）或云连（*Coptis teeta* Wall.）的干燥根茎。以上3种分别习称"味连""雅连""云连"。秋季采挖，除去须根和泥沙，干燥，撞去残留须根。气微，味极苦。

【分布】味连主产于四川石柱，湖北、陕西、甘肃等地亦产；雅连主产于四川洪雅、峨眉等地；云连主产于云南德钦、碧江等地。

【功效】清热燥湿、泻火解毒。

【妇科临床应用】

提取物小檗碱可治疗阴道炎、宫颈炎、盆腔炎；配伍苦参、百部、蛇床子、地肤子、连翘、黄柏、龙胆草、蒲公英对治疗念珠菌性阴道炎、滴虫性阴道炎、细菌性阴道病、宫颈炎，外阴瘙痒、湿疹等病症效果十分显著，并对淋病具有辅助治疗作用。

5. 苦参

【概述】本品为豆科植物苦参（*Sophora flavescens* Ait.）的干燥根。春、秋两季采挖，除去根头和小支根，洗净，干燥，或趁鲜切片，干燥。气微，味极苦。

【分布】全国各地均产，以山西、湖北、河南、河北产量较大。

【功效】清热燥湿、杀虫、利尿。

【妇科临床应用】

配伍青黛、黄柏、蛇床子、地肤子、黄连、苦参、土茯苓、枯矾、冰片治疗念珠菌性阴道炎；配伍黄柏、苍术、芡实、白果、茯苓、龙胆草、车前子（包煎）、鸡冠花、薏苡仁、焦栀子、醋柴胡、山药，水煎服，每日1剂，分3次服，连服2日，治疗滴虫性阴道炎；配伍五倍子、黄柏、地肤子、蛇床子、白鲜皮、百部、蒲公英水煎外洗，早、晚各1次，治疗外阴瘙痒。

6. 牡丹皮

【概述】本品为毛莨科植物牡丹（*Paeonia suffruticosa* Andr.）的干燥根皮。秋季采挖根部，除去细根和泥沙，剥取根皮，晒干或刮去粗皮，除去木心，晒干。气芳香，味微苦而涩。

【分布】分布于河北、河南、山东、四川、陕西、甘肃等地。全国各地均有栽培。

【功效】清热凉血、活血化瘀。

【妇科临床应用】

配伍大黄（后下）、牡丹皮、桃仁、冬瓜仁、芒硝（冲）、败酱草、薏苡仁、蒲公英、连翘、车前子、川楝子、甘草，每日 1 剂，水煎服，治疗急性盆腔炎；配伍生黄芪、桂枝、赤芍、牡丹皮、车前子、连翘、败酱草、薏苡仁、蒲公英、丹参、牛膝，水煎服，治疗慢性盆腔炎。

7. 莪术

【概述】本品为姜科植物蓬莪术 *Curcuma phaeocaulis* Val. 、广西莪术 *Curcuma Kwangsiensis* S. G. Lee et C. F. Liang 或温郁金 *Curcuma wenyujin* Y. H. Chen et C. Ling 的干燥根茎。后者习称"温莪术"。冬季茎叶枯萎后采挖，洗净，蒸或煮至透心，晒干或低温干燥后除去须根和杂质。气微香，味微苦而辛。

【分布】分布于广东、广西、四川、云南等地。浙江、福建、湖南等地有少量栽培。

【功效】行气破血，消积止痛。

【妇科临床应用】

配伍三棱、延胡索、陈皮、甘草，水煎服，治疗盆腔炎；提取物莪术油配伍冰片可治疗阴道炎。

8. 冰片

【概述】本品为无色透明或白色半透明的片状松脆结晶；气清香，味辛、凉；具挥发性，点燃产生浓烟，并有带光的火焰。

【功效】开窍醒神、清热止痛。

【妇科临床应用】

配伍蒲公英、红藤、川连、木香、炒川柏、怀山药、秦皮、柴玄胡、制香附、川楝子、白术治疗盆腔炎；配伍炒栀子、柴胡、丹皮、茵陈、苦参、车前子、黄芩、生地、生甘草治疗阴痒；配伍黄连、黄柏、秦皮、大黄、芒硝、桃仁、丹皮、薏苡仁，每日 1 剂，水煎 2 次合并分 3 服，治疗湿热型慢性盆腔炎。

9. 白花蛇舌草

【概述】本品为茜草科耳草属植物白花蛇舌草 {*Hedyotis diffusa* Willd. ［Oldenlandia diffusa（Willd.）Roxb. ］} 的全草。夏、秋两季采集，洗净，鲜用或晒干。气微，味淡。

【分布】主产于福建、广东、广西等地。

【功效】清热解毒、利尿消肿、活血止痛。

【妇科临床应用】

配伍入地金牛（两面针）或再加穿破石（荭芝），水煎服，每日 1 剂，治疗盆腔炎；配伍金银花、连翘、土茯苓、黄柏、败酱草、红藤、椿根皮、萆薢、赤芍、桃仁、莪术、丹参，主治慢性盆腔炎；配伍红藤、土茯苓、牡丹皮、金银花、车前子，治湿热蕴结型慢性盆腔炎。

10. 仙鹤草

【概述】本品为蔷薇科植物龙牙草（*Agrimonia pilosa* Ledeb.）的干燥地上部分。夏、秋二季茎叶茂盛时采割，除去杂质，干燥。气微，味微苦。

【分布】主产于浙江、江苏、湖北。此外，安徽、福建、广东、河北、山东、湖南、云南等地亦产。

【功效】收敛止血、截疟、止痢、解毒、补虚。

【妇科临床应用】

仙鹤草中有机酸及酚类成分对阴道毛滴虫有灭活清除作用，其水提物对滴虫性阴道炎及老年性阴道炎有较好的治疗作用。配伍龙胆草、栀子、泽泻、木通、车前子（包）、升麻、甘草治疗阴痒。

第三节　妇科疾病治疗现状与进展

一、中西医结合治疗妇科疾病

西医、西药治疗妇科疾病具有见效快、使用便捷的特点，但药物有副反应，易反复且产生耐药性。中医治疗本病，疗效较稳定，复发率低，副作用小，但临床上见效较慢。而非药物疗法的治疗具有局限性，作用不全面。采用中西医结合方法巧治本病，才能发挥中医、西医的优势，避免各自不良反应，并能达到"标本同治"的效果。目前，很多中药已被发现具有杀菌灭菌作用，但在阴道微生态和机体免疫调节状态方面的研究很少，并未反映出中药的真正作用。临床上寻求更好、更彻底的中西医结合治疗方法，能促进阴道微生态平衡，提高体内雌激素水平，修复失调的阴道菌群，提高本病的临床疗效，仍是研究的重点。

二、微生态理论的应用

微生态学认为，当机体内栖居的大量正常微生物生长良好时，机体免疫功能增强，定植抗力提高，外袭菌及致病菌即无法入侵和定植。只有因某种因素破坏了正常菌群与机体的微生态平衡，造成微生态失调时，机体的免疫功能和定植抗力下降，才使外袭菌和致病菌有可乘之机，在体内定植而致病。因此，致病与否决定于微生态平衡与失调的转换过程。所以治疗不是单纯杀菌和抑菌，而是使正常菌群充分发挥生物拮抗作用，将致病菌驱除，也可谓"扶正祛邪"。近年来的研究发现，一些在临床治疗感染性疾病有较好疗效的清热解毒中药，在体外实验既不抑菌也不杀菌，但是临床显示却有解热消炎之良效。通过实验研究发现，清热解毒中药进入机体后并不是直接抑制和杀灭病原菌，而是间接地扶植正常菌群生长，使正常菌群发挥生物拮抗作用，提高定植抗力，将致病菌排除。

不同人群阴道菌群会存在差异，但是阴道菌群中以乳酸菌、双歧杆菌和优杆菌为主要益生功能菌群，具有重要功能。当多数细菌相关的阴道炎症发生时，都存在阴道菌群失调，导致阴道内环境发生多种改变，包括对已有致病菌的抑制能力、阴道 pH 的变化、防御外来致病菌的抗定植能力、妇科疾病的易复发等影响。所以，当经过严格的筛选条件，从健康人群的阴道分泌液中获取阴道菌群，主要为乳酸菌，可以重新移植到患有因阴道菌群失调导致疾病的女性的阴道中，构建新的阴道菌群微生态平衡，将能够有效地增强阴道内环境的恢复（如 pH）、抑制致病菌的增殖，同时使易复发、难根治的妇科疾病（如慢性盆腔炎等）达到根本性治疗的目的。

参考文献

[1] 姚俊，赵霞．复方黄柏液最新临床应用进展 [J]．中国新药杂志，2014（3）：308－312.

[2] 郑慧颖，吴献群，林丽琴，等．黄连素治疗妇科疾病的研究进展 [J]．时珍国医国药，2015（11）：2751－2753.

[3] 郭姝彤，艾彩莲，王亚萍，等．阴道炎的中药治疗研究进展 [J]．陕西中医，2015（7）：934－935.

[4] 张颖，曹林．中药治疗滴虫性阴道炎 [J]．辽宁中医杂志，1996（6）：133.

[5] 方玲，尹菊．中药治疗慢性盆腔炎 32 例临床观察 [J]．天津中医药大学学报，2004，23（1）：35.

[6] 李华．丹栀逍遥散在妇科疾病中的应用 [J]．长春中医药大学学报，2011，27（3）：460.

[7] 孟萍，高晓静，傅淑清．盱江医家陈自明妇科应用莪术经验 [J]．时珍国医国药，2014（11）：2734－2736.

[8] 舒焰红．复方莪术油栓治疗细菌性阴道病合并念珠菌性阴道炎的疗效 [J]．广东医学，2005，26（8）：1141－1143.

[9] 叶世敏，张宴馨，程力．莪术在妇科疾病中的应用 [J]．辽宁中医杂志，2010（s1）：289－290.

[10] 肖从新，劳立芳．妇科中药止痒霜的研制 [J]．中国中药杂志，1993，18（3）：160－161.

[11] 王付．经方辨治慢性盆腔炎 [J]．四川中医，2003，21（6）：50－51.

[12] 刘敬平．许润三教授妇科经验举隅 [J]．新中医，2001，33（1）：16－17.

（杨卫丽）

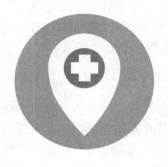

第八章 | 治疗病毒性
疾病药物

第一节　热带地区常见病毒性疾病及治疗现状

热带气温较高，雨水充沛，为动植物、微生物、寄生虫和病毒等生物提供了最佳生长环境，因而病毒性疾病在热带地区具有特殊的严重性，多数病毒因有各种蚊虫作为传播媒介，严重影响着人们的生命健康，甚至可致命。热带地区为病毒性疾病的多发地区。我国地处亚热带，随着国际交往日增，亦加大了罹病概率，使对热带病毒性疾病的防治逐渐成为重点。现将热带常见病毒性疾病分述如下，并介绍各种病毒性疾病的治疗现状。

一、虫媒病毒

虫媒病毒为一群节肢动物媒介病毒，分别归类于披膜病毒科、黄病毒科、布尼亚病毒科和沙粒病毒科的某些成员病毒。归类于披膜病毒科甲病毒属的主要虫媒病毒有东部马脑炎病毒、西部马脑炎病毒和委内瑞拉马脑炎病毒，主要分布在非洲和美洲。归类于披膜病毒科黄病毒属的有乙型脑炎病毒、森林脑炎病毒、登革病毒、黄热病毒、圣路易斯脑炎病毒、西尼罗脑炎病毒等。

（一）流行性乙型脑炎

流行性乙型脑炎（Epidemic encephalitis B）的病原体于 1934 年在日本被发现，故该病又名日本乙型脑炎。1939 年，我国科学家分离到乙型脑炎病毒，中华人民共和国成立后进行了大量调查研究工作，该病改名为流行性乙型脑炎。本病主要分布在亚洲远东和东南亚地区，经蚊传播，多见于夏秋季。临床上急起发病，有高热、意识障碍、惊厥、强直性痉挛和脑膜刺激征等症状，重型患者病后往往留有后遗症，属于血液传染病。

1. 临床表现

潜伏期为 10～15 天。大多数患者症状较轻或呈无症状的隐性感染，仅少数出现中枢神经系统症状，表现为高热、意识障碍、惊厥等。典型病例的病程可分 4 个阶段。

（1）初期。

起病急，体温急剧上升至 39～40 ℃，伴头痛、恶心和呕吐，部分患者有嗜睡或精神倦怠，并有颈项轻度强直，病程 1～3 天。

（2）极期。

体温持续上升，可达 40 ℃以上。初期症状逐渐加重，意识明显障碍，由嗜睡、昏睡直至昏迷。昏迷越深，持续时间越长，病情越严重。神志不清最早可发生在病程第 1～2 日，但多见于第 3～8 日。重症患者可出现全身抽搐、强直性痉挛或强直性瘫痪，少数也可出现软瘫。严重患者可因脑实质病变（尤其是脑干）、缺氧、脑水肿、脑疝、颅内高压、低血钠性脑病等病变而出现中枢性呼吸衰竭，表现为呼吸节律不规则、双吸气、叹息样呼吸、呼吸暂停、潮式呼吸和下颌呼吸等，最后呼吸停止。体检可发现脑膜刺激征，瞳孔对光反应迟钝、消失或瞳孔散大，腹壁及提睾反射消失，深反射亢进，病理性锥体束征，如巴氏征等可呈阳性。

（3）恢复期。

极期过后体温逐渐下降，精神、神经系统症状逐日好转。重症患者仍神志迟钝、痴呆、失语、吞咽困难、颜面瘫痪、四肢强直性痉挛或扭转痉挛等，少数患者也可有软瘫。经过积极治疗大多数症状可在半年内恢复。

（4）后遗症期。

少数重症患者半年后仍有精神、神经症状，为后遗症，主要有意识障碍、痴呆、失语及肢体瘫痪、癫痫等，如给予积极治疗可有不同程度的恢复。癫痫后遗症可持续终生。

2. 治疗情况

（1）中医治疗。

①益气清解汤。

【组成】生晒参4～8g，麦冬、板蓝根、大青叶各15～20g，金银花、连翘各8～10g，生石膏30～50g，丹皮、知母、竹叶各6～10g，生地10～20g，甘草2～5g。

【用法】水煎服，每日1剂，口服或鼻饲。

【功用】益气扶正、清热解毒。

【主治】流行性乙型脑炎急性期重型和极重型。

【加减】用药同时辅以输液等支持疗法；高热者，生石膏增为60g，加抗热牛黄散1g，或紫雪丹2g，每日2次；神志昏迷者，加石菖蒲、郁金各6～10g；抽搐惊厥者，加地龙10～15g，钩藤、僵蚕各6～10g，或用止痉粉（全蝎、蜈蚣、僵蚕等份研末）2～3g鼻饲，每日3次，重者再加羚羊角粉1g鼻饲，每日3次；气阴欲脱者，生晒参改用5～10g；虚阳外脱者，加附子2～6g；痰浊盛，加胆南星、法半夏各4～6g；腹胀、苔腻，加藿香、厚朴、法半夏各4～6g；便秘不通，加生大黄、玄明粉各3～6g。

【疗效】治疗80例，其中邪犯卫气型11例，气营两燔型40例，疫毒内陷型29例。结果临床治愈72例（其中28例于恢复期用益气养阴、活血通络等品调治），5例留有神呆或失语，吞咽不畅，肢体麻痹等证，3例死亡。有效率为96.25%，平均疗程为8天。

②镇心涤痰汤。

【组成】龙齿、鲜生地各30g，琥珀5g，半夏（竹沥拌炒）、天竹黄各12g，陈胆星9g，石菖蒲8g，辰麦冬15g。

【用法】水煎服，每日1剂，日服3次。

【功用】豁痰开窍、滋阴熄风、宁心安神。

【方解】流行性乙型脑炎治后留有神志痴呆、表情淡漠、耳聋失语、手足抽搐，甚至瘫痪等后遗症。治疗颇感棘手。遵"百病多由痰作祟""痉病多痰"之训，治宜从豁痰开窍入手。故方用龙齿、琥珀镇心安神而定惊，俾心宁神安则精神振而神志转清、痴呆消失而举止复常；以陈胆星、竹沥、半夏、天竹黄、石菖蒲豁痰开窍，使语言通利而耳聋复聪；麦冬、鲜生地养阴滋液，阴液复则内风自灭、抽搐自止。诸药合用，共奏豁痰开窍、滋阴熄风、宁心安神之功，用于治流行性乙型脑炎后遗症可获得十分满意的疗效。

【主治】流行性乙型脑炎后遗症。

【加减】痰浊蒙窍、精神神志症状偏重者，加礞石滚痰丸，中病即止；气阴不足、余热留恋者，加北沙参、焦山栀、地骨皮；津耗过度、口咽干燥、大便干结者，加鲜石斛、

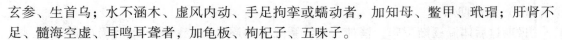

玄参、生首乌；水不涵木、虚风内动、手足拘挛或蠕动者，加知母、鳖甲、玳瑁；肝肾不足、髓海空虚、耳鸣耳聋者，加龟板、枸杞子、五味子。

（2）西药治疗。

抗病毒治疗：对治疗乙脑目前尚缺乏有效的抗病毒药物。近来有报道干扰素、利巴韦林具有抗乙脑病毒的作用，但其确切疗效有待进一步证实。最近也有报道使用单克隆抗体（JEV-MCAb）治疗乙脑，取得较好疗效，可为本病开辟一条新的治疗途径。

非甾体类抗炎药（Non-steroided Anti-inflammatory Drug，NSAID）：临床上常用于止痛与抗炎，也用于人免疫缺陷病毒感染，除了能阻止前列腺素合成外，它的治疗作用机制还不明确。近来有人应用阿司匹林、吲哚美辛和水杨酸钠来研究其对日本乙脑病毒在体内播散中的作用，结果发现该类药物能抑制病毒在神经细胞和非神经细胞中的播散。NSAID可通过阻断环氧化酶活力降低前列腺素水平，但这似乎与抗病毒效应不相关。日本乙脑病毒感染可致细胞外信号调节激酶的磷酸化作用下降，而下降的磷酸化作用又可被水杨酸盐所逆转，当细胞预先被丝裂原活化的蛋白激酶抑制物PD98059和SB203580处理后，水杨酸盐则失去了其抑制病毒播散的作用，因此认为丝裂原活化的蛋白激酶经典途径在水杨酸抗病毒效应机制中起重要作用。

（二）黄热病

黄热病（Yellow Fever）是由黄热病毒引起的，主要通过伊蚊叮咬传播的急性传染病。临床以高热、头痛、黄疸、蛋白尿、相对缓脉和出血等为主要表现。本病在非洲和南美洲的热带和亚热带呈地方性流行。世界卫生组织估计，2013年，非洲因黄热病造成的严重病例为8.4万～17万例，其中死亡2.9万～6万例。安哥拉于2015年12月5日确诊首例病例，至2016年3月20日共报告疑似病例1132例，确诊375例，死亡168例。我国于2016年3月12日确诊首例输入性黄热病病例，截至2016年3月24日，共发现6例输入性病例，均来自安哥拉。由于黄热病的死亡率高及传染性强，已纳入世界卫生组织规定之检疫传染病之一。

1. 临床表现

潜伏期为3～6天。多数受染者症状较轻，可仅表现为发热、头痛、轻度蛋白尿等，持续数日即恢复。约15%的病例为重型患者。病程经过可分为4期。

（1）感染期。

急起高热伴有寒战、剧烈头痛及全身痛，明显乏力、食欲不振、恶心、呕吐、腹泻或便秘等。患者烦躁不安，结膜充血，面、颈潮红。心率与发热平行，以后转为相对心搏徐缓。本期持续约3天，此时病毒在血中达高滴度，成为蚊虫感染的来源。期末可有轻度黄疸、蛋白尿。

（2）缓解期。

发热部分或完全消退，症状缓解，持续数小时至24小时。

（3）中毒期。

发热与症状复现，且更严重。此期毒血症消退，出现肝、肾、心血管功能损害以及出血症状。血清胆红素明显升高，凝血酶原时间延长，蛋白尿、少尿与氮质血症的程度和病情成正比。本期突出症状为严重的出血如齿龈出血、鼻出血、皮肤黏膜瘀斑，胃肠道、尿道和子宫出血等。心脏常扩大，心搏徐缓，心音变弱，血压降低。常伴有脱水、酸中毒，严重者出现谵妄、昏迷、尿闭、顽固性呃逆、大量呕血、休克等。本期持续 3 ～ 4 天或 2 周。常在第 7 ～ 10 天发生死亡。

（4）恢复期。

体温下降至正常。症状和蛋白尿逐渐消失，但乏力可持续 1 ～ 2 周或更久。此期仍需密切观察心脏情况，个别病例可因心律不齐或心功能衰竭死亡。存活病例一般无后遗症。

2. 治疗情况

（1）中医治疗。

可辨证选择口服中药汤剂。

①湿热郁阻证（多见于感染期）。

【治法】清热化湿、透表解肌。

【参考方药】甘露消毒丹合柴葛解肌汤加减：茵陈、黄芩、葛根、金银花、连翘、柴胡、苏梗、藿香、滑石、甘草等。

②毒扰气营证（多见于中毒早期）。

【治法】清气凉营、泻火解毒。

【参考方药】清瘟败毒饮加减：生石膏、黄芩、生地、连翘、紫草、栀子、青蒿、丹皮、水牛角、土茯苓、甘草等。

③瘀毒入血证（多见于中毒期）。

【治法】凉血止血、解毒化瘀。

【参考方药】犀角地黄汤加减：水牛角、山栀子、生地黄、赤芍、丹皮、大小蓟、白茅根、紫珠草、侧柏炭、地榆、槐花、仙鹤草等。

④阳气暴脱证（多见于休克）。

【治法】回阳救逆、益气固脱。

【参考方药】生脉散合四逆汤加减：红参（另煎兑入）、麦冬、五味子、熟附子、干姜、肉桂等。

⑤余邪未净证（恢复期）。

【治法】清利余热、益气养阴。

【参考方药】茵陈五苓散加减：茵陈、茯苓、泽泻、白术、石斛、麦冬等。

（2）西药治疗。

本病无特效抗病毒药物治疗，主要为对症治疗和支持治疗。

①一般治疗。急性期病人应卧床休息，采取有效防蚊隔离措施。密切观察病情变化，监测生命体征。有频繁呕吐、消化道出血时应禁食、静脉补液，维持水、电解质及酸碱平衡。

②对症治疗和支持治疗。高热时予物理降温，必要时予小剂量解热止痛剂，如对乙酰氨基酚，成人用法为每次 250 ～ 500 mg、每日 3 ～ 4 次，儿童用法为每次 10 ～ 15 mg/kg，可间隔 4 ～ 6 小时 1 次，24 小时内不超过 4 次。禁用阿司匹林。

肝功能损害时，予保肝、降酶、退黄治疗，补充维生素 K 促进凝血因子合成，严重出血时补充凝血因子、血小板、新鲜血浆等，必要时输注红细胞。

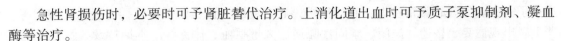

急性肾损伤时，必要时可予肾脏替代治疗。上消化道出血时可予质子泵抑制剂、凝血酶等治疗。

出现脑水肿时，予渗透性利尿剂（3%高渗盐水或者20%甘露醇）脱水治疗。

（三）登革热

登革热（Dengue）是登革病毒经蚊媒传播引起的急性虫媒传染病。登革病毒感染后可导致隐性感染、登革热、登革出血热。登革出血热在我国少见。典型的登革热临床表现为起病急骤，高热、头痛、肌肉、骨关节剧烈酸痛，部分患者出现皮疹、出血倾向、淋巴结肿大、白细胞计数减少、血小板减少等症状。本病主要在热带和亚热带地区流行，我国广东、香港、澳门等地区是登革热流行区。由于本病系由伊蚊传播，故流行有一定的季节性，一般在每年的5～11月份流行，高峰在7～9月份。在新流行区，人群普遍易感，但发病以成人为主；在地方性流行区，发病以儿童为主。

1. 临床表现

潜伏期为3～14日，平均为4～7日。临床上将登革热分为典型、轻型和重型3种类型。

（1）典型登革热。

①发热。起病大多突然，体温迅速达39℃以上，一般持续2～7日，热型多不规则，部分病例于第3～5日体温降至正常，1日后又再升高，呈双峰热或鞍形热。儿童病例起病较缓、热度也较低。发病时伴有头痛、背痛、肌肉关节疼痛、眼眶痛、眼球后痛等全身症状。可有感觉过敏、恶心、呕吐、腹痛，以及食欲差、腹泻和便秘等消化道症状。颜面和眼结膜充血，颈及上胸皮肤潮红。发热期可出现相对缓脉。

②皮疹。于发病后2～5日出现，初见于掌心、脚底或躯干及腹部，渐次延及颈和四肢，部分患者见于面部，可为斑丘疹、麻疹样皮疹、猩红热样皮疹、红斑疹，稍有刺痒，也有在发热最后1日或在热退后，于脚、腿背后、踝部、手腕背面、腋窝等处出现细小瘀斑，1～3日内消退，短暂遗留棕色斑，一般与体温同时消退。

③出血。于发病后5～8日，约半数病例可出现不同部位、不同程度的出血，如鼻衄、皮肤瘀点、胃肠道出血、咯血、血尿、阴道出血等。

④其他症状。全身淋巴结可有轻度肿大，伴轻触痛。可见肝大，脾大少见。个别病例有黄疸。病后患者常感虚弱无力，完全恢复通常需数周。

（2）轻型登革热。

症状体征较典型登革热轻，发热及全身疼痛较轻，皮疹稀少或不出疹，没有出血倾向，浅表淋巴结常肿大，其临床表现类似流行性感冒，易被忽视，1～4天痊愈。

（3）重型登革热。

患者早期表现与典型登革热相似，在病程第3～5日病情突然加重，出现剧烈头痛、恶心、呕吐、意识障碍、颈强直等脑膜炎表现。有些表现为消化道大出血和出血性休克。本型常因病情发展迅速，多因中枢性呼吸衰竭和出血性休克在24小时内死亡。

2. 治疗情况

（1）中医治疗。

登革热病属于中医学的"瘟疫"范畴，可参照温病学"疫疹""湿温""暑温""伏暑"等病证辨证论治。

①急性发热期：湿热郁、卫气同病。

【临床表现】发病初期，发热、恶寒、无汗、乏力、倦怠、头痛、腰痛、肌肉疼痛、口渴，可见出血性皮疹，多伴恶心、干呕、纳差、腹泻，舌红，苔腻或厚，脉濡滑数。

【治法】清暑化湿、解毒透邪。

【参考方药】甘露消毒丹、达原饮等加减。水煎服，日1剂。

【加减】见皮疹者加紫草；口渴者加生地；发热明显者加柴胡。

【中成药】藿香正气系列制剂等。

【注射剂】可使用热毒宁、痰热清、清开灵、血必净注射液等。

②极期。

【临床表现】热退，或发热迁延，烦躁不寐，口渴，多见恶心、呕吐，可见鲜红色出血样皮疹，多伴鼻衄，或牙龈出血，咯血、便血、尿血、阴道出血，舌红，苔黄欠津，脉洪大或沉细滑数。

【治法】解毒化瘀、清营凉血。

【参考方药】清瘟败毒饮加减。水煎服，日1剂。

【加减】神志昏迷、谵妄、抽搐者加用紫雪散、安宫牛黄丸、片仔癀等。

【注射剂】热毒宁、痰热清、清开灵、血必净等注射液。

③恢复期：余邪未尽、气阴两伤。

【临床表现】发病后期，多见乏力倦怠、恶心、纳差、口渴、大便不调，多见皮疹瘙痒，舌淡红，苔白腻，脉虚数。

【治法】清热化湿、健脾和胃。

【参考方药】竹叶石膏汤合生脉饮。水煎服，日1剂。

（2）西药治疗。

患者应住有防蚊设备的隔离病房。急性期应卧床休息，直至体温、血小板计数恢复正常，无出血倾向，才可适当活动。饮食以流质或半流质的富含营养的易消化食物为宜。注意清洁口腔和皮肤，保持粪便通畅。

对高热患者宜先用物理降温，如冰敷、酒精拭浴，慎用止痛退热药物。对高热不退及毒血症状严重者，可短期应用小剂量肾上腺皮质激素，如口服泼尼松。

对出汗多、腹泻者，先口服补液，注意水、电解质与酸碱平衡。必要时应采用静脉补液，纠正脱水、低血钾和代谢性酸中毒，但应时刻警惕诱发脑水肿、颅内高压症、脑疝的可能性。

对剧烈头痛、出现颅内高压症的病例应及时应用20%甘露醇注射液快速静脉滴注。同时静脉滴注地塞米松，有助于减轻脑水肿、降低颅内压。对呼吸中枢受抑制的患者，应及时应用人工呼吸机治疗。

有出血倾向者，给予卡巴克洛、维生素K等一般止血药物，出血量大时可输全血或血小板。

二、呼吸道病毒

急性病毒性上呼吸道感染（Acute Upper Respiratoing Infection）为小儿时期常见病、多发病，一年四季均可发病，每人每年可发病数次。病原体主要侵犯鼻、咽、扁桃体及喉部而引起炎症。若炎症局限于某一局部即按该部炎症命名，如急性鼻炎、急性扁桃体炎等，否则统称为急性病毒性上呼吸道感染。

流行性感冒病毒简称流感病毒。它分为甲（A）、乙（B）、丙（C）3 型，近年来才发现的牛流感病毒将归为丁（D）型。流感病毒可引起人、禽、猪、马、蝙蝠等多种动物感染和发病，是人流感、禽流感、猪流感、马流感等人与动物疫病的病原。

这些疫病典型的临床症状是急性高热、全身疼痛、显著乏力和呼吸道症状。流感病毒主要通过空气中的飞沫、易感者与感染者之间的接触或与被污染物品的接触而传播。一般秋冬季节是其高发期。人流感主要是甲型流感病毒和乙型流感病毒引起的。甲型流感病毒经常发生抗原变异，可以进一步分为 H1N1、H3N2、H5N1、H7N9 等亚型（其中的 H 和 N 分别代表流感病毒的两种表面糖蛋白）。流感病毒对外界抵抗力不强。动物流感病毒通常不感染人，人流感病毒通常不感染动物，但是猪例外。猪既可以感染人流感病毒，也可以感染禽流感病毒，但它们主要感染的还是猪流感病毒。少数动物流感病毒适应人后，可以引起人流感大流行。

1. 临床表现

（1）潜伏期。

流感的潜伏期一般为 1 ～ 7 天，多数为 2 ～ 4 天。

（2）表现。

①单纯型流感。常突然起病，畏寒高热，体温可达 39 ～ 40 ℃，多伴头痛、全身肌肉与关节酸痛、极度乏力、食欲减退等全身症状，常有咽喉痛、干咳，可有鼻塞、流涕、胸骨后不适等。颜面潮红，眼结膜外眦轻度充血。如无并发症呈自限性过程，多于发病 3 ～ 4 天后体温逐渐消退，全身症状好转，但咳嗽、体力恢复常需 1 ～ 2 周。轻症流感与普通感冒相似，症状轻，2 ～ 3 天可恢复。

②肺炎型流感。实质上就是并发了流感病毒性肺炎，多见于老年人、儿童、原有心肺疾患的人群。主要表现为高热持续不退，剧烈咳嗽、咳血痰或脓性痰、呼吸急促、发绀，肺部可闻及湿啰音。胸片提示两肺有散在的絮状阴影。痰培养无致病细菌生长，可分离出流感病毒。可因呼吸循环衰竭而死亡。

③中毒型流感。表现为高热、休克、呼吸衰竭、中枢神经系统损害及弥漫性血管内凝血（DIC）等严重症状，病死率高。

④胃肠型流感。除发热外，以呕吐、腹痛、腹泻为显著特点，儿童多于成人。2 ～ 3 天即可恢复。

⑤特殊人群流感。第一，儿童流感在流感流行季节多发。一般健康儿童感染流感病毒可能表现为轻型流感，主要症状为发热、咳嗽、流涕、鼻塞及咽痛、头痛，少部分出现肌痛、呕吐、腹泻。婴幼儿流感的临床症状往往不典型，可出现高热惊厥。新生儿流感少见，但易合并肺炎，常有败血症表现，如嗜睡、拒奶、呼吸暂停等。对于儿童，流感病毒

引起的喉炎、气管炎、支气管炎、毛细支气管炎、肺炎及胃肠道症状较成人常见。第二，老年人流感。65 岁以上流感患者为老年人流感。因老年人常存有呼吸系统、心血管系统等原发病，因此老年人感染流感病毒后病情多较重，病情进展快，肺炎发生率高于青壮年人，其他系统损伤主要包括流感病毒性心肌炎导致的心电图异常、心功能衰竭、急性心肌梗死，也可并发脑炎及血糖控制不佳等。第三，妊娠妇女流感。中晚期妊娠妇女感染流感病毒后除出现发热、咳嗽等表现外，还易发生肺炎，迅速出现呼吸困难、低氧血症甚至急性呼吸窘迫综合征，可导致流产、早产、胎儿窘迫及胎死宫内。可诱发原有基础疾病的加重，病情严重者可以导致死亡。第四，免疫缺陷人群流感。免疫缺陷人群如器官移植人群、艾滋病患者、长期使用免疫抑制剂者，感染流感病毒后发生重症流感的危险性明显增加，由于易出现流感病毒性肺炎，发病后可迅速出现发热、咳嗽、呼吸困难及发绀，病死率高。

2. 治疗情况

（1）中医治疗。

中医认为，流感属表证和外感热证。病邪侵入人体，先从肺卫开始，按照伤寒学派六经辨证的观点则属于太阳经表证（表热）；根据温病学派卫、气、营、血、三焦辨证的思想，卫分相当于人体的肌表、皮肤、上呼吸道、头部，故称"温邪上受"，即"卫分热证"，是瘟病的初级阶段。太阳经俞不利，卫气与之抗争，故见恶寒发热、鼻塞流涕、咽痛咳嗽等肺卫之证。太阳经络邪阻不舒，则头痛身重，关节酸痛。肺主皮毛，上通于鼻，外邪犯肺，则气道受阻；肺气上逆则咳嗽；鼓邪外出则喷嚏；邪逼液出则流涕。咽喉属于肺系，受风寒则痒，热郁则痛。《黄帝内经》有关于发病的关键在于内因的记载，如《素问遗篇·刺法论》载："正气存内，邪不可干。"吴鞠通对瘟疫病的发病，继承了这个学术思想，认为人体正气在发病上起主导作用，正气不足是瘟疫发病的关键，如《瘟疫论·原病》载："本气充满，邪不易入，本气适逢亏欠，呼吸之间，外邪因而乘之。"可见，正气不足是瘟疫内在发病基础。

（2）西药治疗。

卧床休息，多饮水，给予流质或半流质饮食，适宜营养，补充维生素，进食后以温开水或温盐水漱口，保持口鼻清洁，全身症状明显时予抗感染治疗。早期应用抗病毒治疗。要坚持预防隔离与药物治疗并重、对因治疗与对症治疗并重的原则。基本原则包括及早应用抗流感病毒药物，避免盲目或不恰当使用抗菌药物，加强支持治疗，预防和治疗并发症，以及合理应用对症治疗药物等。在发病 36 小时或 48 小时内尽早开始抗流感病毒药物治疗。虽然有资料表明发病 48 小时后使用神经氨酸酶抑制剂亦可以有效，但是大多数研究表明早期治疗疗效更为肯定。

神经氨酸酶抑制剂的作用机制是阻止病毒由被感染细胞释放和入侵邻近细胞，减少病毒在体内的复制，对甲型、乙型流感均有效。在我国上市的有两个品种，即奥司他韦和扎那米韦。大量临床研究显示，神经氨酸酶抑制剂治疗能有效缓解流感患者的症状，缩短病程和住院时间，减少并发症，节省医疗费用，并有可能降低某些人群的病死率，特别是在发病 48 小时内早期使用。其中，奥司他韦为口服剂型，批准用于 1 岁以上儿童和成人，5 岁（英国）或 7 岁（美国）的儿童和成人，对照研究证明它与扎那米韦疗效没有差别。

偶可引起支气管痉挛和过敏反应，对有哮喘等基础疾病的患者要慎重，其他不良反应较少。

M2 离子通道阻滞剂能阻断流感病毒 M2 蛋白的离子通道，从而抑制病毒复制，但仅对甲型流感病毒有抑制作用。M2 离子通道阻滞剂包括金刚烷胺和金刚乙胺两个品种。神经系统不良反应有神经质、焦虑、注意力不集中和轻度头痛等，多见于金刚烷胺；胃肠道反应有恶心、呕吐，但大多比较轻微，停药后可迅速消失。此两种药物易发生耐药。

三、肠道病毒

肠道病毒包括脊髓灰质炎病毒、柯萨奇病毒（Coxsackie Virus）、致肠细胞病变人孤儿病毒（Enteric Cytopathic Human Orphan Virus，ECHO，简称埃可病毒）及新型肠道病毒共 71 个血清型。肠道病毒属病毒引起的传染病，临床表现轻者只有倦怠、乏力、低热等，重者可全身感染，脑、脊髓、心、肝等重要器官受损，预后较差，并可遗留后遗症或造成死亡。本类疾病分布于世界各地，在热带和亚热带全年都有，在温带夏季多见，在温暖、潮湿、卫生条件差、人群拥挤的地区发病率高。

脊髓灰质炎病毒是引起脊髓灰质炎的病毒。该疾病传播广泛，是一种急性传染病。病毒常侵犯中枢神经系统，损害脊髓前角运动神经细胞，导致肢体松弛性麻痹，多见于儿童，故又名小儿麻痹症。

（一）临床表现

脊髓灰质炎潜伏期为 8～12 天，临床上可分为隐性感染、顿挫型、无瘫痪型、瘫痪型 4 种类型。

1. 前驱期

主要症状为发热、食欲不振、多汗、烦躁和全身感觉过敏；亦可见恶心、呕吐、头痛、咽喉痛、便秘、弥漫性腹痛、鼻炎、咳嗽、咽渗出物、腹泻等，持续 1～4 天。若病情不发展，即为顿挫型。

2. 瘫痪前期

多数患者由前驱期进入本期，少数于前驱期症状消失数天后再次发热进入本期，亦可无前驱期症状而从本期开始。患者出现高热，头痛，颈背、四肢疼痛，活动或变换体位时加重。同时有多汗、皮肤发红、烦躁不安等兴奋状态和脑膜刺激征阳性等神经系统体征。小婴儿拒抱，较大婴儿体检可见：①三脚架征，即患者坐起时需用两手后撑在床上如三脚架，以支持体位；②吻膝试验阳性，即患者坐起、弯颈时唇不能接触膝部；③头下垂征，即将手置患者肩下，抬起其躯干时，正常者头与躯干平行。此时脑脊液出现异常，呈现细胞蛋白分离现象。如病情到此为止，3～5 天后热退，即为无瘫痪型；如病情继续发展，则常在瘫痪前 12～24 小时出现腱反射改变，最初是浅反射，以后是深腱反射抑制，因此，早期发现反射改变有重要的临床诊断价值。

3. 瘫痪期

临床上无法将此期与瘫痪前期截然分开，一般于起病后 2～7 天或第二次发热后 1～2 天出现不对称性肌群无力或弛缓性瘫痪，随发热而加重，热退后瘫痪不再进展。多无感觉障碍，大小便功能障碍少见。根据病变部位可分为以下几型。

（1）脊髓型。

此型最为常见。表现为弛缓性瘫痪，不对称，腱反射消失，肌张力减退，下肢及大肌群较上肢及小肌群更易受累，但也可仅出现单一肌群受累或四肢均有瘫痪，如累及颈背肌、膈肌、肋间肌时，则出现梳头及坐起困难、呼吸运动障碍、矛盾呼吸等表现。

（2）延髓型。

又称球型，系颅神经的运动神经核和延髓的呼吸、循环中枢被侵犯所致。此型较少见。呼吸中枢受损时出现呼吸不规则，呼吸暂停；血管运动中枢受损时可有血压和脉率的变化，两者均为致命性病变。颅神经受损时则出现相应的神经麻痹症状和体征，以面神经及第X对颅神经损伤多见。

（3）脑型。

此型少见。表现为高热、烦躁不安、惊厥或嗜睡昏迷，有上运动神经元痉挛性瘫痪表现。

（4）混合型。

有以上几型同时存在的表现。

4. 恢复期

一般在瘫痪后1～2周，瘫痪从肢体远端开始恢复，持续数周至数月，一般病例在8个月内可完全恢复，严重者需6～18个月或更长时间。

5. 后遗症期

严重者受累肌肉出现萎缩，神经功能不能恢复，造成受累肢体畸形。部分瘫痪型病例在感染后数十年，发生进行性神经肌肉软弱、疼痛，受累肢体瘫痪加重，称为"脊髓灰质炎后肌肉萎缩综合征"，病因不明。

（二）治疗情况

1. 中医治疗

小儿麻痹症是小儿常见的一种急性传染病，随着现代医疗技术的进步，这种疾病的治愈已经有了更好的方法，中医在这方面也有不错的治疗效果。中药治疗小儿麻痹症的方剂如下。

①钩藤、忍冬藤各9 g，全蝎、牛膝、葛根、嫩桑枝、甘草各6 g，秦艽、羌活、天麻、天竺黄各4.5 g。水煎2次，药液混匀，每日2次分服。

②紫菀、麦冬6 g，黄芪15 g，党参、当归身各9 g，白芍、五味子、甘草各4.5 g。水煎2次，药液混匀，每日1剂，2次分服。

③鹅不食草60 g，白酒500毫升。将鹅不食草放入酒中，密封浸泡3小时即可应用。用时以药酒搽患部20～30分钟，每日3～5次。

④荆芥、防风、乳香、没药、透骨草各9 g，蒜把子1把。水煎，烫洗患肢，每日1次。烫洗后要盖被子出汗，避风。

⑤桐油500毫升，当归30 g，生地30 g，白芷15 g，乌头9 g，黄丹90 g，鹅不食草干粉60 g，肉桂15 g，血竭15 g，三七9 g。先把当归、生地、乌头用桐油煎至滴水成珠。去渣，再加黄丹，熬成膏药，稍冷后加入鹅不食草干粉、肉桂、血竭、三七，搅匀摊成膏药，上肢贴肩髃、天宗，下肢贴环跳。每贴用半个月。

⑥补骨脂、菟丝子、首乌、牛膝各 10 g，人参 3 g。水煎，每日 1 剂，3 次分服。此方适用于后遗症期。锁阳、淫羊藿各 10 g。水煎，每日 1 剂，3 次分服。

2. 西药治疗

目前尚无药物可控制瘫痪的发生和发展，主要是对症处理和支持治疗。治疗原则是减轻恐惧，减少骨骼畸形，预防及处理合并症，康复治疗。

①卧床休息。患者卧床持续至热退 1 周，隔离 40 天，以后避免体力活动至少 2 周。卧床时使用踏脚板使脚和小腿有一正确角度，以利于功能恢复。

②对症治疗。可使用退热镇痛剂、镇静剂缓解全身肌肉痉挛、不适和疼痛；每 2～4 小时湿热敷一次，每次 15～30 分钟；热水浴亦有良效，特别是对年幼儿童，与镇痛药合用有协同作用；有条件者可静脉输注丙种球蛋白 400 mg/（kg·d），连用 2～3 天，有减轻病情作用。早期可应用干扰素，100 万 U/d，肌内注射，14 天 1 疗程；轻微被动运动可避免畸形发生。

 第二节　热带药物治疗现状

一、热带药物治疗概况

病毒性疾病在热带地区发病普遍，利用热带药物针对病毒性感染的疾病进行治疗，其作用机理基本分为以下两个方面。

1. 直接抗病毒作用

（1）直接杀灭作用，是指中药对病毒侵入细胞前的杀灭作用。

（2）阻挡浸染作用，是指中药阻止病毒对细胞吸附和穿入的作用。

（3）抑制繁殖作用，即抑制病毒自我复制过程的作用。

2. 间接抗病毒作用

（1）促进免疫器官发育。许多抗病毒中药都含有丰富的营养成分，能很好地促进机体免疫器官的发育，使其具备良好的抵抗病原微生物感染的物质基础。

（2）调节主动免疫功能。现已证明，有 200 余种中药具有影响和调节动物机体免疫机制的功能，其中包括补益类中药、清热解毒类中药、渗湿利水类中药以及少数解表、固涩、止血、泻下、驱虫类中药。

（3）参与机体的免疫反应。可在体内杀伤肿瘤细胞和受病毒感染的细胞，起到免疫监视和抗感染作用。

二、常用热带药物

1. 南五味子

【概述】藤本，各部无毛。叶长圆状披针形、倒卵状披针形或卵状长圆形，长 5～13 cm，宽 2～6 cm，花单生于叶腋，雌雄异株。雄花：花被片白色或淡黄色，8～17 片。雌花：花被片与雄花相似，雌蕊群椭圆体形或球形，具雌蕊 40～60 枚；子房宽卵圆形，花柱具盾状心形的柱头冠，胚珠 3～5 个叠生于腹缝线上。聚合果球形，径 1.5～3.5 cm；小浆果倒卵圆形，时显出种子。种子 2～3 个。花期 6～9 月，果期 9～12 月。

【分布】南五味子喜温暖湿润气候，适应性很强，对土壤要求不太严格，喜微酸性腐殖土。野生植株生于海拔 1000 米以下的环境。在山区的杂木林中、林缘或山沟的灌木丛中，缠绕在其他林木上生长。耐旱性较差，自然条件下，在肥沃、排水好、湿度均衡适宜的土壤上发育最好。

【功效】收敛固涩、益气生津、补肾宁心。用于久咳虚喘、梦遗滑精、遗尿尿频、久泻不止、自汗、盗汗、津伤口渴、短气脉虚、内热消渴、心悸失眠。

【用法用量】内服：煎汤，3～6 g，研末，1～3 g；或熬膏；或入丸、散。外用：适量，研末掺、调敷；或捣敷；或煎水洗。

【使用注意】五味子作为名贵常用中药材具有悠久的历史，是应用面较广、用量较大的中药材品种，是生产健脑安神、调节神经药品及保健品的首选药材。由于它对人体多方面的有益作用，其利用范围越来越广，现已突破原来的药用范畴，在酿酒、制果汁等方面也已被广泛利用，被列为第三代果树，是一种应用价值高、开发前景十分广阔的野生经济植物。

【现代研究】研究显示本品对于肝脏具有保护作用。在利用四氯化碳（CCl_4）建立动物中毒的实验模型中，五味子能改善受试动物的肝功能。这种对抗四氯化碳肝毒性的保护作用，很可能是由于五味子可以提高肝脏麸氨基硫（GSH）浓度以及增进与麸氨基硫还原酶（GSH Reductase）的活性的缘故。

2．五叶藤

【概述】为旋花科番薯属植物五爪金龙〔Ipomoea cairica（L.）Sweet〕的茎叶或根。植物五爪金龙具有清热解毒，利水通淋之功效。主治肺热咳嗽、小便不利、淋病、水肿、痈肿疔毒。

【分布】分布于台湾、福建、广东及其沿海岛屿、广西、云南等地。

【功效】清热解毒、利水通淋。抗病毒作用。

【用法用量】内服：煎汤，4.5～10 g，鲜者 15～30 g。外用：适量，捣敷。

3．石韦

【概述】为水龙骨科石韦属中型附生蕨类植物，植株可达 30 cm。横走根状茎，鳞片披针形，叶远生，干后革质，上面灰绿色，孢子囊群近椭圆形，初时为星状淡棕色，成熟时呈砖红色。

【分布】分布于中国、印度、越南、朝鲜和日本。附生于低海拔林下树干上，或稍干的岩石上，海拔 100～1800 米。喜阴凉干燥的气候。

【功效】利水通淋、清肺泄热。治淋痛、尿血、尿路结石、肾炎、崩漏、痢疾、肺热咳嗽、慢性气管炎、金疮、痈疽。

【用法用量】内服：煎汤，1.5～3 钱；或入散剂。

【使用注意】阴虚及无湿热者忌服。

4．平地木

【概述】本品为紫金牛科植物紫金牛的全株。具有化痰止咳、利湿、活血之功效。平地木的别名较多，如《本草纲目拾遗》："俗呼矮脚樟，以其似樟叶而木短也。"珠果赤色，生于叶下，故又有叶下红、叶底红、叶下珍珠等名。其果实熟后经久不落，霜雪天依然红赤如珠，故称雪里珠、映山红，为形容果盛之貌，又因喜生阴湿处，亦称阴山红。叶多生茎梢，而有铺地凉伞名。

【分布】产于陕西及长江流域以南各地。

【功效】治新久咳嗽、痰中带血、黄疸、水肿、淋证、白带、经闭痛经、风湿痹痛、跌打损伤、睾丸肿痛。

【用法用量】内服：煎汤，6～15 g；或鲜品捣汁服。外用：适量，捣烂敷或煎水洗。

【现代研究】平地木水煎剂对金黄色葡萄球菌、肺炎链球菌有抑制作用，并对接种于鸡胚的流感病毒有一定的抑制作用。除去鞣质后即失去抗菌作用；挥发油及黄酮甙虽有抑制作用，但在体内难以达到有效浓度。岩白菜素对 14 种常见细菌无抑菌作用。紫金牛酚 I 和紫金牛酚 II 是两种抑制结核杆菌效力较强的酚性成分，抑菌效价分别是 12.5 μg/ml 和 25～50 μg/ml。

5. 大叶桉叶

【概述】大叶桉叶为桃金娘科植物大叶桉的叶，叶互生，革质，卵状披针形，长 3～18 cm，宽 3～7.5 cm，长尖，侧脉极多数，纤细，几与中脉成直角。主治：有清热解毒功效，治感冒、急性肠炎、痢疾、肾盂肾炎、丹毒、痈肿、烫伤、创伤感染、下肢溃疡、化脓性角膜炎、萎缩性鼻炎。

【分布】栽培于华南、西南等地，常作行道树。

【功效】疏风发表、祛痰止咳、清热解毒、杀虫止痒。

【用法用量】内服：煎汤，6～9 g，鲜品 15～30 g。外用：适量，煎汤洗；提取蒸馏液涂；研末制成软膏外敷；或制成气雾剂吸入。内服：煎汤，10～15 g（鲜品 25～50 g）。外用：煎水洗、搽或研末制成30%软膏外敷。

【使用注意】毒性：煎剂及醇溶性物质以临床用量（成人每天 0.265 g/kg）的 10 或 20 倍给狗灌胃，未见毒性反应，50 倍剂量时出现呕吐，精神不振。

【现代研究】抗菌作用：从干叶中提得的没食子酸体外试验（平板法），对金黄色葡萄球菌、八叠球菌等抑菌浓度为 2.5 mg/ml，对肺炎球菌、大肠杆菌、弗氏痢疾杆菌、伤寒杆菌、副伤寒杆菌 A 等抑菌浓度为 5 mg/ml。没食子酸和桉叶的提取物，在试管内对流感病毒有一定的抑制作用。煎剂在试管内对金黄色葡萄球菌、溶血性链球菌及痢疾杆菌、伤寒杆菌、大肠杆菌、绿脓杆菌等均有抑制作用。大叶桉酚乙素在管碟法实验中对金黄色葡萄球菌和枯草杆菌有抑制作用，最低抑菌作用浓度均为 63 mg/ml。品种未经鉴定的多种桉叶煎剂对葡萄球菌、痢疾杆菌等细菌亦表现抗菌作用。可用于皮肤消毒或洗涤伤口。

6. 鱼腥草

【概述】本品为三白草科植物蕺菜的新鲜全草或干燥地上部分。鲜品全年均可采割；干品夏季茎叶茂盛花穗多时采割，除去杂质，晒干。鲜鱼腥草茎呈圆柱形，长 20～45 cm，直径 0.25～0.45 cm；上部绿色或紫红色，下部白色，节明显，下部节上生有须根，无毛或被疏毛。叶互生，叶片心形，长 3～10 cm，宽 3～11 cm；先端渐尖，全缘；上表面绿色，密生腺点，下表面常呈紫红色；叶柄细长，基部与托叶合生成鞘状。穗状花序顶生。具鱼腥气，味涩。干鱼腥草茎呈扁圆柱形，扭曲，表面黄棕色，具纵棱数条；质脆，易折断。叶片卷折皱缩，展平后呈心形，上表面暗黄绿色至暗棕色，下表面灰绿色或灰棕色。

【分布】分布于我国西南部、中部、南部及东部各省区，海南乐东和保亭有分布；马来西亚、印度、泰国、越南、朝鲜及日本。喜生于阴湿的地方，如溪沟边和林下。

【功效】清热解毒、消肿排脓、利尿通淋。

【用法用量】用量为 15 ～ 25 g，不宜久煎；鲜品用量加倍，水煎或捣汁服；外用适量，捣敷或煎汤熏洗患处。眼科常制成滴眼剂滴眼。

【使用注意】本品含挥发油，不宜久煎。虚寒证及阴性疮疡忌服。

【现代研究】本品含鱼腥草素、挥发油、蕺菜碱、槲皮苷、氯化钾等。它具有光谱抗菌作用，对金黄色葡萄球菌、肺炎双球菌、甲型链球菌、流感嗜血杆菌、卡他球菌、伤寒杆菌及结核杆菌等多种革兰阳性及阴性细菌，均有不同程度的抑制作用。还具有抗病毒、增强白细胞吞噬能力、提高机体免疫力、抗炎、利尿、镇痛、止血、促进组织再生和伤口愈合、镇咳等功效。

 ## 第三节　热带地区病毒性疾病治疗现状的问题与进展

一、中药治疗病毒性疾病的机制

1．直接抗病毒作用

（1）直接杀灭作用，是指中药对病毒侵入细胞前的杀灭作用。

（2）阻挡浸染作用，是指中药阻止病毒对细胞吸附和穿入的作用。

（3）抑制繁殖作用，即抑制病毒自我复制过程的作用。

2．间接抗病毒作用

（1）促进免疫器官发育。许多抗病毒中药都含有丰富的营养成分，能很好地促进机体免疫器官的发育，使其具备良好的抵抗病原微生物感染的物质基础。

（2）调节主动免疫功能。现已证明，有 200 余种中药具有影响和调节动物机体免疫机制的功能，其中包括补益类中药、清热解毒类中药、渗湿利水类中药以及少数解表、固涩、止血、泻下、驱虫类中药。

（3）参与机体的免疫反应。可在体内杀伤肿瘤细胞和受病毒感染的细胞，起到免疫监视和抗感染作用。

二、中药治疗病毒性疾病的优势

（1）在抗病毒的同时，许多药物兼有解热、抗炎等作用，对病毒引起的感染具有多重作用，如缩短发热的时间、控制炎症的扩散、促进炎症的吸收等，即多途径、多方位起作用。

（2）在抗病毒的同时，部分药物还能增强机体免疫功能，阻止病毒进入细胞组织。

（3）在抗病毒的同时，一般很少伤害正常组织细胞，毒副作用较小。

（4）由于中药采取的是个体化的治疗，对病情更具有针对性。正是由于这种治疗过程中中药有效成分的多元化，病毒难以对其产生抗药性，使得中药在治疗病毒感染性疾病方面具有明显的优势，临床使用前景广阔。

三、热带药物治疗病毒性疾病的前景

多年来，国内外科学家对中药进行了大量的研究，归纳出具有抗病毒作用的中药189种，具有免疫调节作用的中药273种。而生长在热带的南药黎药对抗病毒感染疾病的种类与数量还有待进一步探索与发现，其抗病毒的机制也有待研究与阐明。

参考文献

[1] WEAVER S C，REISEN W K. Present and future arboviral threats［J］. Antiviral Res.，2010，85（2）：328 – 345.

[2] ANDREW M Q K，MICHAEL J A，ERIC B C，et al. Ninth report of the international committee on taxonomy of viruses［M］. London：Elsevier/Academic Press，2012.

[3] 张其威，张楚瑜. 抗病毒研究的最新进展［J］.中成药，2006，27（1）：118.

[4] 中华人民共和国卫生部药典委员会. 中华人民共和国药典·Ⅰ部［M］.北京：化学工业出版社，2005.

[5] 欧敏，董建华，段蕴铀，等. 清肺饮对流感病毒感染小鼠免疫功能的调节作用［J］.北京中医药大学学报，1998，21（6）：19 – 22.

[6] 王志杰. 鱼腥草抗病毒实验研究［J］.预防医学文献，1999，5（4）：43 – 47.

[7] 李京鹤，李志成，陈雯. 鱼腥草注射液治疗急性上呼吸道感染196例疗效观察［J］.时珍国医国药，2006，17（3）：404.

[8] 王娇娇，李海波，鲍欣欣，等. 金银花不同组分对甲型流感病毒神经氨酸酶作用研究［J］.中国卫生标准管理，2017，8（22）：98 – 99.

[9] 卢春化，马艳梅，王红霞. 黄芪多糖对流感病毒感染小鼠急性肺损伤的保护作用的实验研究［J］.现代预防医学，2017，44（11）：2040 – 2045.

[10] 张志安. 藿香、苍术对甲型H1N1流感病毒感染的免疫调节作用分析［J］.深圳中西医结合杂志，2016，26（24）：35 – 36.

[11] 史长城，余陈欢，文欣欣. 中药抗流感病毒有效成分研究进展［J］.中华中医药学刊，2009，27（8）：1666 – 1669.

[12] 张照研，周喆. 银翘散抗流行性感冒的临床运用和实验研究［J］.中医学报，2015，30（3）：438 – 440.

（罗喻超）

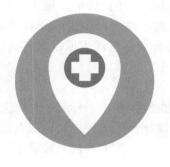

第九章 | 防治地中海
贫血药物

第一节 地中海贫血病介绍

一、疾病概况

地中海贫血（Thalassemia）于 1925 年由 Cooley 和 Lee 首先描述，最早发现于地中海区域，故称为地中海贫血（简称"地贫"），又称海洋性贫血、珠蛋白生成障碍性贫血。广泛流行于地中海沿岸、中东至东南亚地区。在我国，主要分布在长江流域以南各省区，如四川、云南、贵州、湖南、江西、浙江、福建、台湾、广东、广西、海南及香港、澳门等。其中两广、云贵及海南等是高发区，北方则少见。

地中海贫血是一类由于常染色体遗传性基因缺陷，致使血红蛋白中一种或一种以上珠蛋白肽链的合成减少或缺如，从而引起血红蛋白中珠蛋白肽链比例失衡，进而导致血红蛋白不稳定、红细胞被破坏而产生以溶血性贫血为主的症状群，在临床上表现为轻重不等的慢性进行性溶血性贫血。

血红蛋白中珠蛋白由四条肽链组成，即 α、β、γ、δ 链，分别由相对应的基因编码。人出生后体内正常血红蛋白有 3 种：HbA（肽链 α2β2）、HbF（肽链 α2γ2）、HbA2（肽链 α2δ2），其区别仅为非 α 链（β、γ、δ）的不同。刚出生时约有一半血红蛋白为 HbF，但婴儿期后逐渐转变为 HbA，仅极少数红细胞仍含有较多 HbF。正常成人血红蛋白中 HbA含量为 96%、HbA2 含量为 3%、HbF 含量为 1%。

珠蛋白肽链的合成障碍或数量不足可以导致珠蛋白生成障碍性贫血。在 1987 年 11 月于上海召开的全国溶血性贫血专题学术会议和 1988 年 10 月于洛阳召开的全国小儿血液病会议上曾讨论、制定过本病的诊断标准。珠蛋白生成障碍性贫血的诊断标准是：①重型珠蛋白生成障碍性贫血患者可有贫血、黄疸及肝脏肿大等症状，轻型珠蛋白生成障碍性贫血患者临床症状较轻或者无症状；②实验室检查：珠蛋白生成障碍性贫血实验室检查多呈小细胞低色素性贫血，网织红细胞增多，可见靶形红细胞，血红蛋白电泳 HbA2 > 3.5%、HbF 增加或 HbBart > 80%，抗碱 Hb 增加；③家族中可证明患者的父亲或母亲患有珠蛋白生成障碍性贫血。

珠蛋白基因在哺乳类动物中是数次重复的结构，形成一种多重基因群。例如，人的拟β 链珠蛋白基因（β-like globin genes）在整个 65000 个碱基对的长度上，从 5′末端按顺序连锁地存在 ψβ2、ε、Gγ、Aγ、ψβ1、δ 和 β 这 7 个基因；其中 ε 在胚胎期表达，γ 在胎儿期表达，β 和 δ 在成年时表达，ε 在量上极少；ψβ2 和 ψβ1 为假基因状态，无表达。而人的拟 α 链珠蛋白基因（α-like globin genes）至少有 ξ、ψα1、α1、α2 这 4 个基因；ξ 在胎儿期表达，α1 及 α2 在成年时表达；ψα1 为假基因。地中海贫血病正是由于上述这些珠蛋白基因的缺失或点突变造成珠蛋白肽链的合成障碍，致使血红蛋白异常，最终影响红细胞的数量及正常功能而造成贫血。

由于基因缺陷的复杂性与多样性，造成缺乏的珠蛋白肽链类型、数量及临床症状变异性较大。临床上根据所缺乏的珠蛋白肽链种类及缺乏程度对疾病予以命名和分类。通常简单地将地中海贫血分为 α、β、γ 和 δ 这 4 种类型，其中以 β 和 α 型地中海贫血较为常见。本章重点讨论这两种地中海贫血类型。

（一）β 地中海贫血

β 地中海贫血是由于 β 珠蛋白基因突变而导致 β 珠蛋白肽链合成不足而引起的溶血性贫血。由于 β 珠蛋白基因突变部位和类型不同，对珠蛋白合成抑制的程度也不同，常将 β 地中海贫血分为两种类型：β 珠蛋白完全不能合成者称为 β^0 地中海贫血；β 珠蛋白尚能合成但合成量不足者称为 β^+ 地中海贫血。临床上按其贫血严重程度分为轻型 β 地中海贫血、中间型 β 地中海贫血和重型 β 地中海贫血。

1. 发病原因

人类 β 珠蛋白基因簇位于 11 号染色体短臂 15 区 5 带（11p15.5）。β 地中海贫血（简称"β 地贫"）的发生主要是由于基因的点突变，少数为基因缺失。目前已经发现了 889 种突变类型（http://globin.cse.psu.edu/，人类血红蛋白变异和地中海贫血突变的在线数据库）。其中常见的突变有 6 种：① β41-42（– TCTT），约占 45%；② IVS-Ⅱ654（C →T），约占 24%；③ β17（A →T），约占 14%；④ TATA 盒 – 28（A→T），约占 9%；⑤ β71-72（+ A），约占 2%；⑥ β26（G →A），即 HbE26，约占 2%。由于 β 珠蛋白基因发生突变，导致 β 珠蛋白基因的转录、前体 mRNA 的加工、mRNA 的翻译及 β 珠蛋白肽链的完整性发生障碍，导致 β 珠蛋白链的合成不足或完全不能合成，引起 α 珠蛋白链与非 α 珠蛋白链的合成比例不平衡，影响正常的血红蛋白（HbA）的合成。

重型 β 地中海贫血是 β^0 或 β^+ 地中海贫血的纯合子或 β^0 与 β^+ 地中海贫血双重杂合子，因 β 链生成完全或几乎完全受到抑制，以致含有 β 链的 HbA 合成减少或消失，而多余的 α 链则与 γ 链结合而成为 HbF（α2 γ2），使 HbF 明显增加。由于 HbF 的氧亲和力高，致患者组织缺氧。过剩的 α 链沉积于幼红细胞和红细胞中，形成 α 链包涵体附着于红细胞膜上而使其变僵硬，在骨髓内大多被破坏而导致"无效造血"。部分含有包涵体的红细胞虽能成熟并被释放至外周血，但当它们通过微循环时就容易被破坏；这种包涵体还影响红细胞膜的通透性，从而导致红细胞的寿命缩短。由于以上原因，患儿在临床上呈慢性溶血性贫血。贫血和缺氧刺激红细胞生成素的分泌量增加，促使骨髓增加造血，因而引起骨骼的改变。贫血使肠道对铁的吸收增加，加上在治疗过程中的反复输血，使铁在组织中大量贮存，导致含铁血黄素沉着症。

轻型 β 地中海贫血是 β^0 或 β^+ 地中海贫血的杂合子状态，β 链的合成仅轻度减少，故其病理生理改变极轻微。

中间型 β 地中海贫血是一些 β^+ 地中海贫血的双重杂合子和某些地中海贫血的变异型的纯合子，或两种不同变异型珠蛋白生成障碍性贫血的双重杂合子状态，其病理生理改变介于重型和轻型之间。

2. 流行病学

β 地中海贫血广泛流行于地中海流域、中东、非洲以及中国南部等。我国广东、广西、四川、香港、台湾北部、云南、贵州、海南、福建、湖南、湖北是高发区。β 地中海贫血是危害最为严重的血红蛋白病，也是世界上最常见的遗传性疾病之一。患病人数大约占世界人口的 3%，约 1.5 亿人携带 β 地中海贫血基因。

3．临床表现

临床上，根据病情轻重的不同，分为重型：出生数日即出现贫血、肝脾肿大进行性加重，黄疸，并有发育不良。其特殊表现为头大、眼距增宽、马鞍鼻、前额突出、两颊突出，其典型的表现是臀状头，长骨可骨折。骨骼改变是骨髓造血功能亢进、骨髓腔变宽、皮质变薄所致。少数患者在肋骨及脊椎之间发生胸腔肿块，亦可见胆石症、下肢溃疡。轻型：轻度贫血或无症状。中间型：轻度至中度贫血，患者大多可存活至成年。

轻型 β 地中海贫血为杂合子 β 地中海贫血，多数患者没有任何症状，也无贫血，少数有轻度贫血，面色较差，常感疲惫乏力，但生长发育正常，骨骼无畸形。贫血可因感染、妊娠等情况加重，也可并发缺铁性贫血，脾脏可轻度肿大。一般在调查家族史时发现。重型 β 地中海贫血又称 Cooley 贫血，为纯合子地中海贫血，β 珠蛋白肽链合成完全被抑制（β^0 地中海贫血），初生时与正常婴儿无异，但出生后 1～6 个月，随着 γ 珠蛋白基因表达逐渐关闭，由于 β 珠蛋白基因缺陷，患者开始出现贫血临床症状，且呈进行性加重，须定期输血维持生命。早期症状如食欲不佳、喂养困难、腹泻、激惹、发育缓慢、体重不增、面色逐渐苍白，肝脾特别是脾脏进行性肿大，腹部逐渐膨大。三四岁起体征越来越明显，贫血进行性加重，巩膜黄染，生长发育迟缓，身体矮小，肌肉无力，骨骼变形，头颅增大，额部、顶部、枕部隆起，颧骨隆起，鼻梁塌陷，上颌及牙齿前突，形成典型的“地中海贫血外貌”。巨脾可因脾功能亢进而引起粒细胞和血小板减少，时常有感染、发热、鼻出血等。长期多次输血常引起继发性血色病，免疫力低下、反复感染、心肌损害，常使多数患儿夭折。如能活到 10 多岁则常伴性幼稚征，出现第二性征不发育、肾上腺功能不全等症状。中间型 β 地中海贫血是指不依赖输血，临床表现介于重型与轻型之间的 β 地中海贫血。

（二）α 地中海贫血

α 地中海贫血是由于 α 珠蛋白基因缺失或缺陷引起 α 珠蛋白肽链的合成受到部分或完全抑制而引起的遗传性溶血性贫血。其临床表现与 α 珠蛋白链的合成减少程度有关，轻型者可无临床症状或仅有轻微的血液学改变，中间型为 HbH 病，有轻至中度贫血、肝脾肿大、黄疸等症状，重型者为 HbBart's 胎儿水肿综合征，胎儿常于妊娠晚期（30～40 周）死亡或早产后数小时死亡。

1．发病原因

人类 α 珠蛋白基因簇位于 16 号染色体短臂 13 区 3 带（16p13.3）。如同 β 地中海贫血一样，α 地中海贫血的 α 珠蛋白基因缺失或功能障碍可导致 α 珠蛋白链完全受抑制（称为 α^0 基因）α 珠蛋白链缺失，或部分受抑制 α 珠蛋白链合成减少（称 α^+ 基因）。α^0 基因为 α 链两个 α 基因的 mRNA 完全缺失，而 α^+ 基因只有 1 个基因 α 链 mRNA 部分缺失。因此正常人与 α 地中海贫血基因携带者结合，或夫妇双方都是地中海贫血基因携带者，就会产生 4 种表现型：①α^+ 基因与正常 α 基因携带者结合，α/β 链合成比值基本正常，产生静止型 α 地中海贫血（α2 杂合子）。②α^0 基因与正常 α 基因携带者结合，α/β 链合成比值减少到 0.7，产生 α 地中海贫血特征（α1 杂合子）。③α^0 基因与 α^+ 基因携带者结合，4 个 α 基因中只有 1 个 α 基因位点保存，缺乏了 3 个基因位点，α/β 链合成比值减少到 0.3～0.6，产生 HbH 病（α1 与 α2 双重杂合子）。④α^0 基因的纯合子，在一对染色体中四个 α 基因位点全部缺失，完全不能合成 α 链，此种结合形成 γ4 即 HbBart's 胎儿水肿综合征。此外，α⁰ 基因与某些异常血红蛋白的 α 基因（如 HbCosp、HbQ 的 α 基因）结合，也会产生与 HbH 病类似的临床表现和血象，但除了 HbA 减少外，可发现异常 Hb 的存在，如 HbCosp、HbQ 等。

HbBart's 胎儿水肿综合征是由于在胎儿期 α 链合成缺乏，导致未结合的 γ 链聚合成 γ4，即 HbBart's。HbBart's 氧亲和力高，在组织中释放出的氧极少，常使胎儿窒息死亡。如胎儿期未造成死胎流产，由于胎儿长期缺氧，严重影响到胎儿的发育造成胎儿水肿，即使拖到早产，亦常以胎儿水肿综合征在围产期死亡。HbH 病由于 α 链合成不足在出生后几个月 γ 链合成转为 β 链，部分未结合的链聚合成 β4（HbH）。HbH 的氧亲和力较 HbA 高 10 倍，但由于 HbH 病患者中的 HbH 含量一般在 30% 以下，机体有足够的 HbA 可以承担组织供氧，因此患儿能正常发育成长，长期存活。HbH 是一种不稳定 Hb，易在红细胞内形成包涵体，导致红细胞膜氧化损伤，造成红细胞破坏及骨髓无效造血。但由于含 HbH 的红细胞生存时间较重型 β 地中海贫血患者的红细胞长，临床症状没有重型 β 地中海贫血严重。

2. 流行病学

α 地中海贫血主要发生于东南亚（泰国、马来西亚、新加坡、缅甸等）和地中海地区，在美国黑人人群、印度次大陆亦相当常见。我国以南方地区多见，如广西、广东、四川、云南等地，海南、江西、贵州、福建等地亦有报道。

3. 临床表现

α 地中海贫血在临床上一般分为 4 种类型：静止型携带者、α 地中海贫血特征、HbH 病和 HbBart's 胎儿水肿综合征。静止型携带者及 α 地中海贫血特征者无任何症状及特征。HbH 患者出生时与正常婴儿一样，未满 1 岁前多无贫血症状，以后随着年龄增长逐渐出现典型的 HbH 病特征。主要表现为轻至中度的慢性贫血，2/3 以上患者有肝脾肿大，间歇发作轻度黄疸，但无地中海贫血外貌，骨骼系统变化轻微，生长发育正常，可长期存活。合并感染、妊娠或服磺胺类药、氧化剂类药时贫血可因溶血而明显加重。HbBart's 胎儿水肿综合征，往往胎儿在妊娠 30 ~ 40 周成为死胎，流产或早产后胎儿绝大部分在数小时内死亡，流产及早产胎儿小、皮肤苍白、全身水肿、胸腔积液、腹水、心包积液。可有黄疸及皮肤出血点，肝脾肿大明显，心脏明显肥大，胎盘大而脆，易碎裂，脐带亦常有水肿。

二、临床常用治疗方法和药物

目前地中海贫血除了采用造血干细胞移植（包括骨髓、外周血、脐血）外尚无根本治愈的办法。通常的治疗原则是对症治疗，包括输血、防治感染、预防及治疗体内铁负荷过重，必要时考虑脾切除。药物的作用主要在于改善高量输血引起的临床不良症状。目前还发现某些药物可以通过调节珠蛋白基因的表达来改善病情。

如果两名属同一类型的地中海贫血患者结合，便有机会生下重型贫血患者。因此，地中海贫血预防是关键，逐步阻断地中海贫血基因遗传是消灭本病的最佳措施。对于预防来说，要想有效预防本病，需抽血进行肽链检测和基因分析，若证实本身和配偶同属 β 型极轻型或轻型地中海贫血患者，子女将有四分之一的机会完全正常，二分之一的机会成为轻型贫血患者，四分之一的机会成为中型或重型贫血患者。鉴于本病缺少根治的方法，重型β地中海贫血目前总体预后很差，多数于学龄前因继发感染、全身及心力衰竭而死亡，临床控制的效果仍不太理想。故在婚配方面，医生应向有阳性家族史者或患者提出医学建议，进行婚前检查和胎儿产前基因诊断，避免下一代患儿的产生。预防控制的主要措施包括通过社区筛查、遗传咨询和产前诊断手段控制重型β地中海贫血患儿的出生。产前诊断包括取胎儿绒毛、羊水及胎儿脐带血做基因分析。

治疗方面，轻型地中海贫血不需治疗。对α地中海贫血的治疗手段，目前主要还是以传统的输血治疗、脾切除治疗和脾栓塞治疗为主。中间型α地中海贫血（HbH病）与蚕豆病一样应避免感染和使用氧化性药物，中度贫血伴脾肿大者可予切脾手术。输血治疗和脾切除手术都存在着一定的副作用。脾栓塞治疗方法可以使患者的脾组织保留足够的免疫功能，降低感染率，且栓塞后的脾不会发生增生肿大及脾功能亢进的现象，是目前治疗HbH病的主要手段。中间型β地中海贫血一般不输血，但在感染、应激、手术等情况下，可适当给予浓缩红细胞输注。重型β地中海贫血，临床上必须规范中量或高量输血（浓缩红细胞）和去铁联合治疗，两者缺一不可。高量输注浓缩红细胞的作用：①纠正机体缺氧；②减少肠道吸收铁；③抑制脾肿大；④纠正患儿生长发育缓慢状态。造血干细胞移植（包括骨髓、外周血、脐血）是目前根治的唯一治疗方法。药物治疗方面，对于β地中海贫血的治疗策略主要集中在提高患者体内HbF的含量，取得在功能上代偿β珠蛋白不足的效果。主要原理是刺激γ珠蛋白的生成，使患者体内游离的α珠蛋白肽链数量减少。目前的药物包括：羟基脲、DNA甲基转移酶抑制剂、组蛋白脱乙酰基酶（Histone Deacetylase，HDAC）抑制剂。DNA甲基转移酶1（DNMT1）导致γ珠蛋白基因沉默，DNA甲基转移酶抑制剂可以消除DNMT1的功能，从而使患者体内血红蛋白的数量增加，HDAC抑制剂通过结合HDAC中央的锌原子阻碍它对组蛋白H3和H4的脱乙酰化作用，使组蛋白H3、H4以及γ基因启动子序列的乙酰化正常进行，从而让γ珠蛋白能够顺利地表达。

（一）除铁药物（铁螯合剂）的辅助治疗

1. 去铁胺（Deferoxamine，DFO）

去铁胺现在已广泛用于临床。Caro等发现DFO比去铁酮（Deferiprone，DFP）在降低肝脏铁贮存方面更有效。DFO临床应用现状：当患者血清铁蛋白（Serum Ferritin，SF）>1000 μg/L时，开始祛铁治疗；当患者年龄≤3岁时，应减少DFO的剂量，并监测其体格生长情况；当患者继发于铁负荷的心脏病、早期心肌病以及女性计划怀孕患者（SF≥2500 μg/L）、造血干细胞移植（Hematopoietic Stem Cell Transplantation，HSCT）前SF>2500 μg/L、不能皮下注射给药者，可予持续24小时静脉滴注 [50～70 mg/(kg·d)，5～6天/周，2周1疗程]。DFO皮下注射可出现局部反应、疼痛或皮疹，一般无须停药。铁负荷低者使用大剂量DFO可出现白内障、夜盲、视力下降、视野缩小、听力丧失、肝肾功能损害、长骨生长障碍及骨骼病损等。DFO需要从皮下或者静脉给药，使得许多患者不能耐受；再加上其价格昂贵及严重的不良反应，使得患者的依从性更差。以上这些情况限制了其在临床的应用。

2. 去铁酮（DFP）

DFP有许多不良反应，如关节痛、一过性丙氨酸氨基转移酶升高，最严重的不良反应为粒细胞缺乏症和粒细胞减少症等。去铁酮（DFP）的临床应用现状：DFP 有很高的自身转化率，在肝脏内容易被代谢失去活性。研究者为降低 DFP 在肝脏的代谢率，合成了一系列以 DFP 为骨架的衍生物并已进入针对地中海贫血的临床试验阶段。DFP 的衍生物的研究成为此类药物的发展趋势。

3. 地拉罗司（Defera-sirox，DFX）

2015 年，FDA 批准 DFX 可用于 2 岁及以上患者因输血治疗所致的慢性铁过载的治疗和 10 岁及以上非输血依赖型地中海贫血综合征患者慢性铁过载的治疗。有研究显示它在降低肝铁浓度上的效果和 DFO 差不多。地拉罗司临床应用现状：①不良反应：轻微的胃肠道不良反应的出现概率略高于注射 DFO 的患者，观察到患者尿中 β-2 球蛋白存在短暂的升高的情况，长期使用地拉罗司可能造成肾衰竭的风险增加。②优势：未发现有关节痛、粒细胞减少、转氨酶升高、心电图异常等严重不良反应。③注意事项：用药中应每月检测血肌酐和 ALT 水平、每年检测 4 次血浆铁蛋白的浓度、每年测定肝铁浓度、10 岁以上每年测定心脏铁的浓度。

4. 铁螯合剂的联合应用

高红英等选择长期维持高量输血的重型 β 地中海贫血铁过载患者，将其中足量使用铁螯合剂患者分为 DFO 组、DFP 组、地拉罗司（DFX）组、DFP 联合 DFO 组。观察 1 年后通过检测发现，地拉罗司组降低 SF 的效果更好，其次是 DFO 联合 DFP 组。这一研究结果不仅进一步验证了地拉罗司（DFX）的疗效，而且对 DFP 和 DFO 的联合应用具有临床指导意义。张旸等也发现，对于重症地中海贫血患儿应用去铁酮联合去铁胺治疗，可有效增加患儿的尿铁排泄，降低血清铁蛋白的水平，减少体内铁离子蓄积，增加患者治疗满意度，无明显的重症不良反应发生。此研究成果的可重复性，仍需要进一步临床验证，但如果两者或三者联合应用确实可以起到很好的疗效，那就可以尝试。

（二）基因治疗

从分子水平上纠正致病基因的表达，即基因治疗。基因治疗可以分为转基因手术治疗（导入造血干细胞）和药物治疗（调节珠蛋白基因的表达）。地中海贫血作为一种单基因缺陷的遗传病，理论上是基因治疗的理想模型，但由于珠蛋白基因在胚胎至成人发育过程中表达调控的复杂性，真正的转基因治疗仍处于动物试验阶段。但应用药物干预珠蛋白基因表达已获得一定效果。

1. 珠蛋白基因表达调控剂

在人体发育的不同生长阶段，不同的珠蛋白肽链基因会呈现不同的开启和关闭形式，用于调控血红蛋白四聚体组合发展的不同形式。比如，胎儿期主要是为 HbF，在婴儿出生 6 个月之后一直到其成年，其血液中红细胞的组成主要有 3 种血红蛋白，分别是 HbA、HbA2 以及 HbF，其含量分别是 HbA > 95%，HbA2 在 1.0%～3.5%、HbF < 2%。按照这个标准对地中海贫血患儿进行相应的输血治疗，但是，要建立在患儿可承受的范围内。γ 肽链基因活化剂能有效激活 β 地中海贫血患者体内原本关闭的 γ 基因，促进 γ 基因的急剧增长，使得新合成的 γ 链取代有缺陷的 β 链，而且 γ 链还能与过剩的 α 链构成 HbF，提高血红蛋白的含量，同时可以减少 α 链包涵体，进一步改善地中海贫血患者的临床表现症状。

采用某些药物调节珠蛋白基因的表达，改善 α 链和非 α 链合成率的不平衡状态。以平衡 α、β 珠蛋白的肽链水平。现在研究珠蛋白基因表达调控剂多是针对 β 地中海贫血而言的。目前，临床应用于调节珠蛋白基因表达的药物有白消安、羟基脲、丁酸钠、5'氮胞苷、地西他滨、阿糖胞苷、甲氨喋呤、长春新碱、促红细胞生成素（Erythropoietin，EPO）、异烟肼（雷米封）等。其中，羟基脲的应用及实验研究较多。羟基脲低毒，可有效增加 γ 珠蛋白链和 β 珠蛋白链合成，从而导致血液学和临床症状明显改善。但也有报道上述药物（除丁酸钠外）多数有相当大的毒性，且有效剂量接近中毒剂量。但丁酸钠血浆半衰期过短。所以这些药物都难以在临床广泛用于治疗地贫。

据文献报道，这类药物作用机制主要有：①通过调节成人红系干细胞分化过程中的"压缩性开关"影响 F 细胞的生成，主要是改变红系增殖的动力学状态，并"募集"保留 γ 珠蛋白链合成程序的红系干细胞群进入增殖和分化，这种红系干细胞群在红骨髓中保持静止状态，但在急性红系增生的刺激下进入早熟分化。此类代表药物包括以羟基脲为代表的一系列细胞静止剂，以及促红细胞生成素等造血生长因子。②直接作用于 γ 珠蛋白基因启动子或其他可能的正性作用调控元件以活化 γ 珠蛋白基因的表达。通过第二条途径再活化 γ 珠蛋白基因的典型代表是丁酸盐及其衍生物。③抑制 α 珠蛋白肽链合成，来纠正 β 和 α 肽链的合成的速率比。通过第三条途径抑制 α 珠蛋白肽链的代表药物是异烟肼。④胎儿期 γ 珠蛋白基因是去甲基化的，成人期 γ 珠蛋白基因是甲基化的，通过抑制 DNA 甲基化，使 γ 珠蛋白基因持续表达，不断合成 HbF。此类代表药物为 5-氮胞苷和地西他滨。下面对这几种药物分别简要介绍。

（1）羟基脲。

第一，作用机制。提高 γ 链的合成可能与以下机制有关：①羟基脲选择性杀伤晚期红系祖细胞，而使已经存在的包含 HbF 的红细胞亚群即 F 细胞获得生长优势。羟基脲可杀伤大批正常分化的前体细胞，导致急性红系应激，使红系前体细胞自细胞周期的 G0 期募集，红系细胞 γ 链开放，HbF 增加。②羟基脲直接可以诱导 HbF 的转录激活。

第二，临床研究。通过总结既往的研究，得出羟基脲对中间型和轻型 β－地中海贫血的疗效确切，价格低廉，在经济欠发达地区有推广应用的价值。但该药对重型或中间型偏重者作用有限，患者仍不能脱离输血，长期预后差；且长期使用疗效下降，限制了该药的临床应用。许多研究结果证实羟基脲对 β 复合 E 患者有较好的疗效。

第三，不良反应。长期使用该药物对人体的毒性仍然令人担忧，包括患者对药物的清除能力，药物应答的不可预见性，以及相关器官被羟基脲损坏的可逆转性等问题。

（2）丁酸盐及其衍生物。

第一，作用机制。其根本机制也是促进 HbF 的生成，代偿 β 珠蛋白肽链生成不足导致的一系列红细胞损伤。

第二，临床研究。通过总结既往的研究，可以得出：①丁酸盐及其衍生物能够选择性刺激胚胎或胎儿珠蛋白基因，且该作用并不仅限于丁酸盐衍生物，而是短链脂肪酸类化合物和其他丁酸盐结构类似物的共同性质。②对于 C 珠蛋白基因，尚未发现能够在启动子内确定短链脂肪酸类化合物反应模体。③迄今使用的丁酸盐类药物的临床使用也并未能取得稳定一致的效果。

第三，用药安全性。总的来说，除了长期输液和服用不便等使用上的问题外，丁酸盐类药物目前报道毒副作用很小。

（3）α肽链合成抑制剂（异烟肼）。

第一，作用机制。能明显抑制网织红细胞α肽链合成，尤其是地中海贫血患者相对过剩的α肽链合成。

第二，临床研究。既往对异烟肼的研究不多，总结已有的研究得出：它对轻、中度β地中海贫血疗效较好，而对重型β地中海贫血疗效差，可能与重型β地中海贫血患者贫血过重，肽链失衡更为严重有关。仍需要进一步的临床研究。

（4）5-氮胞苷和地西他滨。

5-氮胞苷和地西他滨属于DNA甲基酶抑制剂，5-氮胞苷因其有较强的骨髓毒作用，临床基本已被淘汰；地西他滨是目前已知的最强的DNA甲基化特异性抑制剂，能够通过阻断DNA甲基化从而激活基因转录，但仍需进一步研究最佳用药剂量、给药途径及远期不良反应。黄连春等采用超低剂量地西他滨联合羟基脲治疗中间型β地中海贫血，结果显示超低剂量地西他滨联合羟基脲治疗中间型β地中海贫血效果欠佳，对改善血红蛋白水平有限，但可明显升高血小板浓度。

（5）马利兰。

有文献报道马利兰可使珠蛋白基因表达增加。据报道这种作用或许与该基因区的DNA甲基化程度降低有关。

另外，有学者研究了低剂量羟基脲和丁酸钠联合应用对人红系细胞7种珠蛋白基因（ζ，α，ε，Gγ，Aγ，δ，β）mRNA表达的影响。以两步液体培养法培养的人红系祖细胞为体外模型，用台盼蓝拒染活细胞计数观察羟基脲、丁酸钠单独或联合用药后对细胞生长的抑制作用；用RT-PCR比较用药前后7种珠蛋白基因mRNA的变化。结果发现低剂量联药组的细胞生长抑制率（26.44%）小于羟基脲和丁酸钠常规剂量单药组的抑制率（28.56%和38.80%）（$P<0.05$）。与未用药组（0.653 ± 0.092和0.515 ± 0.048）相比，联药组Gγ-mRNA和Aγ-mRNA的表达分别上调为1.203 ± 0.018和0.915 ± 0.088，差异有显著性（$P<0.05$）；与羟基脲（1.305 ± 0.016和0.956 ± 0.029）、丁酸钠（1.193 ± 0.070和0.883 ± 0.012）常规剂量单药组之间的差异无显著性（$P>0.05$）。不同浓度药物对ζ，α，ε，δ和β-mRNA的诱导作用与各自未用药组之间的差异无显著性（$P>0.05$）。表明羟基脲和丁酸钠低剂量联合用药可上调红系细胞γ珠蛋白基因的表达，尤其增加Gγ-mRNA的转录，且减轻了对细胞生长的抑制，而对ζ，α，ε，δ和β珠蛋白基因无明显诱导作用。

2. 多功能干细胞移植

由于地中海贫血危害很大，临床上常用的定期输血和去铁治疗治疗费用高昂，因此在近些年的地中海贫血治疗中，科学家将目光"瞄准"了近年兴起的诱导多能干细胞技术。诱导多能干细胞通过对成体细胞进行重新编程，从而使细胞成为多能干细胞，重新获得分化成多种细胞的能力。有报道把患者皮肤细胞等体细胞诱导成多能干细胞系，然后通过致病基因的原位修复，进一步分化成有功能的血液干细胞，最终用于地中海贫血患者的移植治疗，从而根治地中海贫血病。但由于实施骨髓和干细胞移植的风险以及昂贵的费用，使该技术在临床上很难普及，目前仅限于个别案例的报道。

正常的 β 珠蛋白基因导入患者的造血干细胞，以纠正 β 地中海贫血的遗传缺陷。必须解决以下 3 个难题：①转移的外源珠蛋白基因能在细胞和整体达到高度表达；②必须分离、纯化获得用于基因转导的人类造血干细胞；③α 基因与 β 基因之间表达协同一致性。此外，转导的外源性基因必须随珠蛋白基因系统在个体发育过程中适时表达。应用功能基因同源重组纠正缺失基因治疗 Hb 病，美国 May C 等（2002）首次报道应用病毒载体（Lentivieral）编码的人 β 珠蛋白基因转导的骨髓细胞（造血干细胞）植入小鼠中间型 β 地中海贫血模型成嵌合体（人 β/鼠 α），可长期有效地改善地中海贫血症状，Hb 增加了 3 ～ 4 g/（d·L），无效造血逐步减轻，铁沉积明显减少等，为重症 β 地中海贫血转基因治疗提供了实验依据。已知 β 珠蛋白基因 50 kb 上游位点控制区（LCR）是功能基因，其缺失可引起人 β 地中海贫血。用敲除胚胎干细胞（ESC）的 LCR（HS-1 ～ 4）18.5 kb，可建立小鼠 β 地中海贫血模型，以此模型为实验对象，采用以下方法进行基因治疗：①1.9 kb 人 Hb 珠蛋白 LCR-HS-3 插入缺失区，即可完全纠正地中海贫血；②以慢病毒为载体，用含 2.3 kb 人 β 珠蛋白基因和 3.2 kb LCR（HS-2，3，4）重组修饰 β 地中海贫血的 ESC，将该种细胞注入四倍体胚泡，产生转基因小鼠，测定其 β 珠蛋白肽链达 25% ～ 78%，完全纠正贫血。

目前，还有学者研究应用 CRISPR/Cas9（成簇的规律间隔性短回文重复序列及其相关蛋白）系统诱导多能干细胞结合校正人 HBB 基因，产生的正常血红蛋白可改善 β 地中海贫血患者的相关症状。CRISPR/Cas 系统是细菌和古生菌的获得性免疫系统，可对多种生物的基因组进行遗传改造。而 CRISPR/Cas9 系统因其便于操作、花费低、高特异性、可同时打靶任意数量基因等优点被广泛应用。但该系统的脱靶效应如果发生在人类身上，后果将难以想象。最新研究通过增加 CRISPR 切除特异性和控制 Cas9 减少脱靶效应，增加 CRISPR/Cas9 基因编辑的安全性。

第二节　热带药物治疗现状

目前发现的可用于治疗地中海贫血的热带药物很少，有待于加强研究。文献中仅中药复方采用了一些热带地区的药物进行配伍使用。传统医学包括中医古籍中对地中海贫血并无专门论述，根据中医证候可将该病归属于"血虚""虚劳""童子劳""虚黄""眩晕""五软五迟"等范畴。目前，国内外对地中海贫血的治疗仍以输血为主要治疗方法，而用传统中医药改善地中海贫血症状具有一定的疗效。尤其是近 30 年来吴志奎和张新华课题组比较系统地阐述了用中药复方"益髓生血颗粒"治疗地中海贫血的研究，在广西高发区，益髓生血颗粒治疗地中海贫血，通过多批次临床试验，疗效肯定，同时依托多项国家自然科学基金，探讨了益髓生血颗粒治疗地中海贫血的生物学基础。但包括中药在内的民族民间药物还有待进一步挖掘研究。

一、热带药物简介

1．黄根（壮药）

【概述】本品为茜草科植物三角瓣花（*Prismatomeris connata* Y. Z. Ruan）的干燥根。气微，味微甘。

【分布】在广西、广东、海南、云南等地有分布。

【功效】中医祛瘀生新、强壮筋骨、利湿退黄。用于风湿骨痛、跌打损伤、肝炎、白血病、再生障碍性贫血、地中海贫血、矽肺。

壮医除湿毒、调龙路、强筋骨。用于再生障碍性贫血、地中海贫血、白血病、矽肺、肝炎，发旺（痹病），林得叮相（跌打损伤）。

【地中海贫血临床应用】

采用黄根加味治疗。取黄根 30～50 g，成人可加至每天 100 g，红枣 50～100 g，猪脊骨 150～200 g，加水 600 毫升，文火煎至 300 毫升，每天 1 剂，分早、晚 2 次服。1 个月为 1 疗程，一般服药 3～6 疗程，并定期做血液检查。

2．砂仁

【概述】本品为姜科植物阳春砂（*Amomum villosum* Lour.）、绿壳砂（*Amomum villosum* Lour. *var. xanthioides* T. L. Wu et Senjen）或海南砂（*Amomum longiligulare* T. L. Wu）的干燥成熟果实。夏、秋两季果实成熟时采收，晒干或低温干燥。气芳香而浓烈，味辛凉、微苦。

【分布】分布于福建、广东、广西和云南。栽培或野生于山地荫湿之处。

【功效】化湿开胃，温脾止泻，理气安胎。用于湿浊中阻，脘痞不饥，脾胃虚寒，呕吐泄泻，妊娠恶阻，胎动不安。

【地中海贫血临床应用】

本品配伍山茱萸、熟地黄、太子参、当归、龟板胶、阿胶、炙黄芪、制何首乌、枸杞、补骨脂组成"益髓生血颗粒方"，能够明显改善地中海贫血患者临床症状与血液指标。

3．何首乌

【概述】本品为蓼科植物何首乌（*Polygonum multijiorum* Thunb.）的干燥块根。秋、冬两季叶枯萎时采挖，削去两端，洗净，个大的切成块，干燥。气微，味微苦而甘涩。

【分布】产于陕西南部、甘肃南部、华东、华中、华南、四川、云南、贵州及海南等地。

【功效】解毒、消痈、截疟、润肠通便。用于疮痈、瘰疬、风疹瘙痒、久疟体虚、肠燥便秘。

【地中海贫血临床应用】

见砂仁项下"益髓生血颗粒方"。

4．补骨脂

【概述】本品为豆科植物补骨（*Psoralea corylifolia* L.）的干燥成熟果实。秋季果实成熟时采收果序，晒干，搓出果实，除去杂质。气香，味辛、微苦。

【分布】产于云南（西双版纳）、四川金沙江河谷。常生长于山坡、溪边、田边。河北、山西、甘肃、安徽、江西、河南、广东、广西、贵州等省区有栽培。印度、缅甸、斯里兰卡也有分布。

【功效】温肾助阳、纳气平喘、温脾止泻；外用消风祛斑。用于肾阳不足、阳痿遗精、遗尿尿频、腰膝冷痛、肾虚作喘、五更泄泻；外用治白癜风、斑秃。

【地中海贫血临床应用】

见砂仁项下"益髓生血颗粒方"。

5. 龟板胶 [*Chinemys reevesii* (*Gray*)]

【概述】本品为龟科动物乌龟的龟板经煎煮、浓缩制成的固体胶。气微腥，味淡。

【分布】全国各地均有分布。

【功效】滋阴、养血、止血。用于阴虚潮热、骨蒸盗汗、腰膝酸软、血虚萎黄、崩漏带下。

【地中海贫血临床应用】

见砂仁项下"益髓生血颗粒方"。

6. 鳖甲 (*Trionyx sinensis Wiegmann*)

【概述】本品为鳖科动物鳖的背甲。全年均可捕捉，以秋冬二季为多，捕捉后杀死，置沸水中烫至背甲上的硬皮能剥落时，取出，剥取背甲，除去残肉，晒干。气微腥，味淡。

【分布】全国各地均有分布。

【功效】滋阴潜阳、退热除蒸、软坚散结。用于阴虚发热、骨蒸劳热、阴虚阳亢、头晕目眩、虚风内动、手足瘛疭、经闭、癥瘕、久疟疟母。

【地中海贫血临床应用】

见砂仁项下"益髓生血颗粒方"。

二、传统中药治疗简介

1. 单味中药提取物

目前文献报道有红参提取物，当归、川芎提取物，山莨菪提取物山莨菪碱（654-2）和黄芪提取物黄芪多糖及三尖杉酯碱等用于地贫临床，能改善贫血症状、Hb 及红细胞（RBC）增加或提高 HbH 病患者的总抗氧化能力、保护红细胞不受损害或能使人类红系 K562 细胞的珠蛋白 mRNA 表达增加。

2. 中药复方治疗

复方是中医药临床的主要形式。在地中海贫血的治疗上，中医药复方自然而然地进入到人们的考虑范畴。在西药治疗没能取得满意疗效的情况下，采用中医药或者联合中医药改善地中海贫血病患的临床症状和生存质量就显得尤为重要。有报道赖祥林等用常用于治疗矽肺的壮药黄根配合红枣加上猪脊骨煎汤治疗地贫，吴月娥等以当归补血汤加味治疗 α 地贫，王小平等以补肾生血汤治疗儿童 HbH 病，卢焯明等采用补气益精生血中药（黄芪、党参、龟板、当归颗粒）治疗小儿 β 地贫，王小超等采用生血汤治疗 HbH 病、于天启等采用参苓白术散加减治疗 β 地贫，李娜等采用补肾益髓法（方药组成：山萸肉、何首乌、熟地黄、补骨脂、黄芪、鳖甲、甘草）等治疗地贫，均有较好的临床疗效，安全性良好。

尤其是中国中医科学院广安门医院吴志奎课题组与广西解放军 303 医院张新华等自1989—2005 年，多次深入广西壮族自治区地中海贫血高发区，通过采用自身对照法用益髓生血颗粒（方剂由山茱萸、熟地黄、太子参、当归、龟板胶、阿胶、炙黄芪、制何首乌、枸杞、补骨脂、砂仁 11 味中药组成）累计治疗 β 地中海贫血 397 例，α 地中海贫血 219例，疗程均为 3 个月，结果发现患者临床症状的明显改善与血液指标的提高相一致。他们又采用益髓生血颗粒对 60 例 β 地中海贫血患者进行随机、单盲、安慰剂平行对照的临床研究方法，发现益髓生血颗粒治疗组有效率 93.33%，其临床症状明显改善，Hb 等疗效性血液指标的提高与安慰剂对照组比较差异有显著统计学意义，且没有发现明显的毒副作用。王文娟等对益髓生血颗粒用药后疗效维持时间进行临床观察，得出停药后仍能维持疗效约 4 个月的结论。并且，吴志奎等研究发现，益髓生血颗粒治疗地中海贫血的作用机制主要有：①益髓生血颗粒治疗 β 地中海贫血不改变患者的基因突变型，明显提高患者的整体效应，提高血红蛋白（Hb）水平；②激活 γ 基因，诱导 γ 珠蛋白的合成，提高地中海贫血患者外周血 γ 珠蛋白转录与表达，诱导 HbF 合成增加；③下调铁蛋白基因表达，促进体内铁吸收和代谢，有效降低体内铁负荷，减少体内铁蓄积；④能显著提高红系特异反式作用因子 GATA-1、GATA-2、NF-E2 的基因表达；⑤促进 β 地中海贫血患者外周血和骨髓有核细胞 AHSP 及其转录因子 mRNA 表达，结合相对过剩的 α 珠蛋白链；⑥可明显减少地中海贫血患者红细胞包涵体；⑦能够改善骨髓造血微环境，调节造血相关细胞因子如GM-CSF mRNA 表达，维持骨髓早期造血细胞的正常结构和生理形态，促进有效红细胞生成和生理功能的恢复。疗效特点表现为多靶点的整体效应。

吴志奎课题组利用益髓生血颗粒治疗 β 地中海贫血的成果，重要意义在于这是首次在国际上用药物对单基因遗传病实现不改变基因结构，而是修饰、调节基因表达与基因产物功能获得无副作用和后遗症的显著疗效。

3. 中西医结合联合用药

有报道临床应用化学药物如红细胞生成素（EPO）、羟基脲、丁酸钠治疗地贫时联合益髓生血颗粒或滋补肾方等对治疗地贫疗效更加明显，作用维持时间长，细胞毒性低。中西药结合组优于单纯西药组，显示中西药联合应用治疗地中海贫血有很好的前景。

 第三节　治疗问题与进展

对于地中海贫血的治疗，目前临床上尚无确切有效的治疗方法，造血干细胞移植是效果最肯定的治疗方法，但存在着干细胞源缺乏、预处理高风险、排异反应、费用昂贵等问题。基因治疗是一个治疗方向，但同源重组问题尚未解决，用于临床尚待时日。临床主要以输血和同时使用除铁剂为主，但定期输血费用较高，一般家庭难以长期承受，同时长期输血易产生一些相应的并发症，对病人及其家庭造成很大的经济负担和精神压力；烷化剂治疗不良反应大；骨髓与干细胞移植受髓源和配型限制，且费用高，很难普及。所以，通过药物刺激或重新激活 γ 珠蛋白基因的表达，增加胎儿 Hb 的合成，改善 α 与非 α 珠蛋白链的合成失衡已成为目前临床上治疗地贫尤其是 β 地贫的可行手段。目前这类药物主要有两大类：一类是通过红系细胞分化动力学改变来增加 γ 珠蛋白基因表达，如红系刺激因子，以及以羟基脲为主要代表的一系列细胞毒类药物；另一类是直接激活 γ 珠蛋白基因启动子或其他可能增强的位点，使 γ 珠蛋白基因激活，包括组蛋白去乙酰化酶抑制剂和去甲基化剂。但由于毒副作用及有限效果等因素的影响，临床应用受到限制。

中医药是我国独特的瑰宝，具有简、便、廉、验的特色，运用中医学探索地中海贫血的治疗方法，具有重要的意义，也比较符合我国的国情。中医药治疗地中海贫血的临床研究从中医治则治法理论分析：一方面，气能生血，有形之血化生于无形之气，健脾补气而生血乃是中医治疗贫血最常用的治法之一；另一方面，地中海贫血为典型的遗传性疾病，而中医认为"肾为先天之本，藏精，生髓"。目前具有疗效机制深入研究的地中海贫血中医临床课题仅见吴志奎、张新华等合作的系列研究，他们以广西地区的地中海贫血病人为研究对象，根据中医肾生髓、髓生血理论，以自拟补肾益髓生血的中药复方"益髓生血颗粒"治疗 β 地中海贫血，经过 30 多年 11 批次的临床验证，取得了可重复的肯定疗效，患者红细胞总数、总血红蛋白水平、抗碱血红蛋白水平、网织红细胞计数等各项血液指标均有不同程度的改善，使贫血症状得到缓解，而且长期应用未发现有明显毒性，同时，他们对益髓生血中药的疗效机理进行了研究，发现其机制与珠蛋白基因表达的上调和铁蛋白基因表达的下调等有关。

目前，有研究显示龟板、黄芪、丹参、党参作用于 K562 细胞后，珠蛋白基因的表达水平增加，尤其是黄芪和龟板诱导基因表达的维持作用时间明显长于丁酸盐；且单味黄芪、龟板、丹参、党参等的动物含药血清也有类似效果。此外，有研究显示苦参主要有效成分苦参碱可上调 K562 细胞 γ 珠蛋白 mRNA 表达；中药佛手的提取物对于 K562 细胞及人红系祖细胞也是良好的 γ 珠蛋白基因诱导剂。自 20 世纪 80 年代开始的药物基因调控治疗，即重新激活已近乎关闭的 γ 珠蛋白基因表达，是目前唯一一进入临床研究的基因治疗方法，尤其是中药能从整体上进行基因功能的调节，获得了低成本、低风险、较明显的疗效，而中药有效成分筛选展现了祖国传统医药与现代科技结合，将是未来的研究热点。

参考文献

[1] 褚娜利，张新华，程艳玲，等．地中海贫血临床用药的研究进展 [J]．环球中医药，2013，6（9）：709－713．

[2] 陈瑶，姚英民．β-地中海贫血药物基因治疗研究进展 [J]．中国优生与遗传杂志，2003，11（2）：123－124．

[3] 刘咏梅，吴志奎，柴立民，等．中药益髓生血颗粒对 β 地中海贫血患者骨髓 α 血红蛋白稳定蛋白及红系转录因子 GATA-1 基因表达的影响 [C] //北京中医药学会 2007 年度学术年会，2008：247－250．

[4] 李津婴，万树栋，闵碧荷．地中海贫血治疗研究方向和药物治疗研究进展 [J]．中华血液学杂志，2002，24（11）：605－607．

[5] 夏爱军，周天红，王丽，等．中药益髓生血颗粒治疗地中海贫血的临床研究 [J]．华南国防医学杂志，2008，22（1）：25－27．

[6] 张新华，黄有文，王荣新，等．中药治疗 β 地中海贫血的临床与实验研究 [J]．华南

国防医学杂志，2002，36（1）：497-498.

[7] 王文娟，吴志奎，张新华，等．补肾益髓法治疗地中海贫血患者58例停药后疗效维持时间观察［J］．中医杂志，2008，49（7）：608-610.

[8] 黄绍良．地中海贫血的临床用药［J］．中国处方药，2005（2）：17-20.

[9] 卢焯明，钱新华，张春红，等．补气益精生血方药治疗儿童β地中海贫血随机对照研究［J］．中国中医药信息杂志，2015，22（12）：9-13.

[10] 张瀚，袁经权，黄小燕，等．中药治疗地中海贫血研究进展［J］．湖南中医杂志，2014，30（4）：163-164.

[11] 吴志奎，蔡辉国，王荣新，等．从中药治疗β-地中海贫血症机理探讨肾生髓的分子基础［J］．医学研究杂志，1998（12）：16-17.

[12] 肖毅，李文益．药物基因调控治疗β-地中海贫血［J］．内科，2006，1（1）：62-64.

[13] 黄跃斌，何印蕾．中草药联合珠蛋白基因诱导剂治疗β-地中海贫血的研究进展［J］．中国社区医师，2014（36）：14.

[14] 黄有文，吴志奎．补肾生血中药治疗β地中海贫血的临床研究和免疫功能测定［J］．实用医药杂志，1999（3）：9-11.

[15] 宋晶晶．地中海贫血治疗研究方向和药物治疗研究进展［C］∥中国医院药学杂志学术年会，2016.

[16] 李建娴，温俊光，温小云，等．地中海贫血的壮医药治疗方法挖掘整理［J］．中国民族民间医药，2017，26（12）：3-5.

[17] 覃志坚，何印蕾．中草药联合珠蛋白基因诱导剂治疗地中海贫血的研究进展［C］∥中华医学会2014全国微生物学与免疫学学术年会，2014.

[18] 程艳玲．从造血干细胞增殖及造血微环境探讨中药治疗β地中海贫血的分子机制［D］．北京：中国中医科学院，2016.

[19] 蔡兴明．羟基脲等药物对重型β地中海贫血的CFU-E的影响［D］．广州：中山医科大学，2001.

[20] 黄欣秋，张新华，王荣新，等．补肾生血药治疗β地中海贫血复合血红蛋白E的临床研究［J］．中华实用中西医杂志，2004：942-943.

[21] 梁茵．β-地中海贫血的铁过量治疗药——Deferiprone［J］．国外新药介绍，2000（1）：26-28.

[22] 常盛．用抗癌药启动β基因治疗地中海贫血及镰刀状细胞贫血［J］．国外医学情报，1983（15）：257-259.

[23] 纪新军．从基因突变与疗效关系研究中国神方补肾生血药治疗β-地中海贫血的分子机理［D］．北京：中国中医研究院，中国中医科学院，1995.

[24] 吴志奎，黄有文，蔡辉国，等．中药"益髓生血灵"治疗β-地中海贫血症临床与分子机理研究［C］∥国际传统医药大会论文摘要汇编，2000.

[25] 王文娟，吴志奎．地中海贫血的中医药研究进展［J］．中国中医药信息杂志，2007，14（9）：90-91.

［26］吴至久，梁丽梅．中医药治疗地中海贫血的研究现状［J］.中国保健营养，2017，27（6）.

［27］程艳玲，吴志奎．中医药治疗 β–地中海贫血的表观遗传学研究［J］.中国中医基础医学杂志，2014（1）：62–64.

［28］吴志奎．中医药对边远民族地区人口与健康的贡献——益髓生血治疗地中海贫血取得重大进展［J］.亚太传统医药，2008，4（11）：4–8.

［29］卢焯明，钱新华，陈致雯，等．黄芪及其复方中药治疗小儿 β 地中海贫血的前瞻性临床研究［J］.中国当代儿科杂志，2012，14（5）：344–349.

（李泽友）